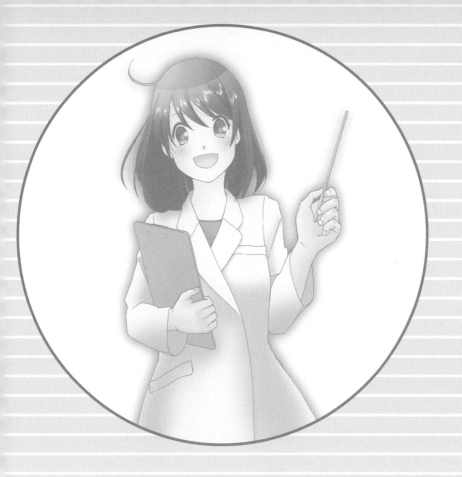

給食経営管理論

給食のマネジメントを総合的に理解するために

宮原公子・細山田洋子 編

化学同人

執筆者一覧

岩崎 由香里	くらしき作陽大学食文化学部現代食文化学科講師	第4章-3, 4
植松 節子	東京聖栄大学健康栄養学部管理栄養学科准教授	第9章
風見 公子	東京聖栄大学健康栄養学部管理栄養学科准教授	第2章
國本 あゆみ	沖縄大学健康栄養学部管理栄養学科講師	第1章-1, 第4章-1, 2, 5, 第5章, 第7章
佐川 敦子	昭和女子大学生活科学部管理栄養学科専任講師	第10章, 第11章-5, 6
田淵 満子	前くらしき作陽大学食文化学部栄養学科准教授	第6章
西村 一弘	駒沢女子大学人間健康学部健康栄養学科教授／社会福祉法人緑風会緑風荘病院運営顧問	第1章-3, 第3章
藤原 恵子	社会福祉法人緑風会緑風荘病院栄養室	第1章-3, 第3章
細山田 洋子	関東学院大学栄養学部管理栄養学科准教授	編集, 第3章-1.3, 第11章-1, 2, 4
松井 佳津子	山陽学園短期大学食物栄養学科助教	第1章-2, 第11章-3
宮原 公子	前 桐生大学医療保健学部栄養学科教授	編集, 第1章-1, 第4章
森本 恭子	美作大学生活科学部食物学科准教授	第8章

（五十音順）

ステップアップ栄養・健康科学シリーズ　編集委員

尼子 克己	仁愛大学人間生活学部健康栄養学科准教授
北島 幸枝	東京医療保健大学医療保健学部医療栄養学科准教授
中島 肇	和洋女子大学大学院総合生活研究科教授

（五十音順）

はじめに

　2000（平成12）年に栄養士法が改正され，それを受けて管理栄養士養成課程カリキュラムが大幅に改正されました．それまでの栄養士法における管理栄養士の定義は，栄養士の業務に加え「複雑又は困難なものを行う適格性を有する者」と不明確なものでしたが，給食経営管理の場における業務が「特定多数人に対して継続的に食事を供給する施設における利用者の身体の状況，栄養状態，利用の状況等に応じた特別の配慮を必要とする給食管理」（栄養士法第1条2項）と明示されました．

　さらに，2002（平成14）年には栄養改善法に代わる健康増進法の制定により，集団給食施設から特定給食施設へと名称が変更され，管理栄養士・栄養士の業務は，戦後の低栄養を改善する意味合いが強かった集団給食施設における栄養管理を中心とした役割から，特定給食施設においては栄養・食事管理と経営管理を中心とする給食マネジメント能力が求められることになりました．このような，モノを中心とした栄養管理からヒトを対象とする考え方への変化の背景には栄養士法の改正がありますが，国民の生活の質を高めるという社会のニーズに応えるために，特定給食施設における管理栄養士の役割が，より重要になってきたことも要因といえるでしょう．個人の状況や環境要因を重視したアセスメントを行い，PDCAサイクルに基づいたマネジメント能力のほかに，「栄養指導の能力」や「コミュニケーション能力」などのスキルも求められています．

　本書では，そのようなスキルを生かすために必要となる管理栄養士の使命と役割を理解し，給食マネジメントの各項目の目的や意義を明確にしたうえで，管理項目間のつながりや文脈を理解できるような記述を心がけました．また，管理栄養士に求められる知識水準を保ちつつ，すでに学習した内容とのつながりを示すことで，学生が自主的に復習，予習に活用できるように配慮しています．さらに「給食経営管理の現場から」と題したコラムでは，現場で活躍中の管理栄養士に取り組みの様子を紹介していただいており，管理栄養士をめざす学生には，大いに参考になるものと思います．本書により，給食マネジメントを総合的・体系的に学び，管理栄養士のおもな活躍の場である特定給食施設において，その役割を十分に果たすことのできる管理栄養士の養成に期待します．

　最後になりましたが本書の出版にあたり，ご執筆いただきました先生方をはじめ，化学同人編集部の山本富士子氏，津留貴彰氏に深謝いたします．

2018年3月

執筆者を代表して　宮原公子，細山田洋子

ステップアップ栄養・健康科学シリーズ
刊行にあたって

　栄養士・管理栄養士養成施設には，毎年約20,000人もの学生が入学しています．高校で化学や生物などを十分に学んでこなかったりすると，入学後に始まる講義や実験には戸惑う学生も多いことと思います．理系とあまり意識せず入学してきた学生も少なからずいるようです．

　ステップアップ栄養・健康科学シリーズは，やさしく学び始めて，管理栄養士国家試験受験に備えて基礎の力が身につくことを目指す教科書シリーズです．高校で学ぶ化学や生物，数学などの基礎を適宜織り込みながら，学生たちが拒否反応を起こさないように，基礎から理解でき，大学で学ぶさまざまな講義の内容に結びつけて修得できるように構成し，記述にも心がけました．

　さらに，別の科目で学んだ内容がまた別の科目にも関連することが思い浮かぶようにもしています．たとえば食品学で学ぶ食品成分の機能と基礎栄養学で学ぶ栄養素の機能，生化学で学ぶ代謝を関連づけられると，臨床栄養学や応用栄養学，栄養教育論で学ぶ栄養療法が理解しやすくなるでしょう．

　子どもたちへの食育，若い女性の極端なやせの増加，運動習慣を含む生活習慣に由来する非感染性疾患の増加，超高齢社会のなかでの介護予防や生活支援の必要性などという社会状況を眺めてみても，栄養士・管理栄養士がこのような社会で貢献できる役割はこれからも非常に大きいものといえます．

　卒業後にさまざまな施設を始めとした社会で活躍していく学生たちに，大学で基礎となる力をしっかりと身につけて学んでほしい．このような願いをもってシリーズ全体を編集しています．多くの栄養士・管理栄養士養成課程で本シリーズの教科書が役に立てば，これ以上の喜びはありません．

ステップアップ栄養・健康科学シリーズ　編集委員

給食経営管理論　目　次

第1章　給食の概念　　1

1　給食とは ……………………………………………………………………………… 2
 1.1　給食の定義　*2*
 1.2　給食の意義と目的　*2*
 1.3　特定多数人への対応と個人対応　*3*
 1.4　給食における管理栄養士・栄養士の役割　*3*

2　給食システム ………………………………………………………………………… 4
 2.1　給食システムの概念　*4*
 2.2　給食システムの構築　*4*
 2.3　トータルシステムとサブシステム　*5*

3　給食施設の特徴と関連法規 ………………………………………………………… 7
 3.1　健康増進法における特定給食施設　*7*
 3.2　各種施設における給食の意義　*10*

コラム　給食経営管理の現場から　子どもの食をめぐる現状：認定こども園の場合　*11*
　　　　　給食経営管理の現場から　各種施設における給食の意義　*17*

第2章　給食の経営管理　　19

1　給食の経営管理の意義と目的 ……………………………………………………… 20
 1.1　経営とは　*20*
 1.2　経営管理とは　*20*
 1.3　経営管理の機能と展開　*21*
 1.4　経営と組織　*22*
 1.5　経営に必要なリーダーシップとマネジメント　*23*
 1.6　マズローの欲求階層説　*24*

2　給食の経営管理の方法 ……………………………………………………………… 25
 2.1　外食産業の歴史と現状　*25*
 2.2　給食の資源と管理　*26*
 2.3　給食運営業務の外部委託　*27*
 2.4　給食運営業務の収支構造　*30*

3　給食とマーケティング ……………………………………………………………… 31
 3.1　マーケティングとは　*31*
 3.2　マーケティングの基本　*31*
 3.3　マーケティングリサーチ　*33*
 3.4　マーケティングを活用したメニューの販売分析例　*33*

コラム　給食経営管理の現場から　給食の外部委託　*30*
　　　　　顧客満足度と従業員満足度　*33*
　　　　　給食経営管理の現場から　給食受託会社における顧客サービスとマーケティング　*36*

第3章　給食の人事，組織管理　　39

1　人事管理の意義と目的 ……………………………………………………………… 40
 1.1　給食業務従事者の雇用形態　*40*
 1.2　給食経営の人事管理　*40*
 1.3　人事考課　*41*

2 組織管理の意義と目的 ··· *42*
 2.1 組織の構築 *42*
 2.2 経営組織構成の原則 *42*
 2.3 給食経営の組織管理 *43*

第4章 栄養・食事管理 *47*

1 栄養・食事管理の意義と目的 ··· *48*
 1.1 栄養・食事管理の役割 *48*
 1.2 給食施設別の栄養・食事管理 *48*
2 給食施設における栄養・食事管理と献立 ···································· *50*
 2.1 献立の意義と目的 *50*
 2.2 献立の機能 *50*
3 栄養・食事のアセスメント ·· *53*
 3.1 栄養・食事のアセスメントの必要性 *53*
 3.2 栄養・食事のアセスメントの手法 *53*
 3.3 栄養アセスメントを基にした給与栄養目標量の設定 *53*
4 食事計画 ·· *56*
 4.1 食事計画の意義と目的 *57*
 4.2 給与栄養目標量の設定の方法 *57*
 4.3 献立作成基準の作成 *59*
 4.4 食品構成表の作成 *59*
 4.5 献立計画と献立作成 *60*
 4.6 栄養補給法および食事形態の計画 *62*
 4.7 個別対応の方法 *63*
5 食事計画の実施・評価・改善 ··· *63*
 5.1 利用者の状況に応じた食事の提供とPDCAサイクル *63*
 5.2 栄養教育教材としての給食の役割 *64*
 5.3 適切な食品・料理選択のための情報提供 *65*
 5.4 評価と改善 *65*

コラム **給食経営管理の現場から** 認定こども園の食事対応例 *49*
 栄養ケア・マネジメント *56*
 給食を活用した栄養教育 *62*
 給食経営管理の現場から 行事食を学んだ授業後の児童の変容 *64*

第5章 給食における品質管理 *69*

1 品質管理の意義と目的 ·· *70*
2 給食経営管理における品質管理 ·· *70*
3 給食の品質基準と献立の標準化 ·· *71*
4. 調理工程と調理作業工程の標準化 ·· *74*
5. 品質改善とPDCAサイクル ··· *75*
 コラム **給食経営管理の現場から** 品質管理における時間と温度の重要性 *74*

第6章 給食における会計・原価管理　77

1. 会計・原価管理の意義と目的 … 78
   - 1.1 原価管理の必要性 … 78
   - 1.2 原価とは … 78
2. 給食経営における会計管理 … 78
   - 2.1 費用分析の方法 … 79
   - 2.2 給食における収入と支出 … 80
   - 2.3 財務諸表 … 81
3. 経営管理における原価管理 … 81
   - 3.1 給食の原価構成 … 82
   - 3.2 原価計算 … 82
   - 3.3 原価管理の評価 … 83

第7章 給食の情報・事務管理　85

1. 事務管理の意義と目的 … 86
2. 給食業務に関連する文書・帳票の種類 … 86
3. IT活用 … 87
   - 3.1 給食業務に活用するコンピューターソフト … 87
   - 3.2 施設における使用例 … 87
   - 3.3 コンピューター化のメリットとデメリット … 87
4. 情報とセキュリティ … 89
5. 個人情報保護 … 89

第8章 給食の生産管理　91

1. 給食における生産管理 … 92
   - 1.1 給食における生産管理とは … 92
   - 1.2 生産管理の意義と目的 … 92
2. 生産管理における食材料管理 … 92
   - 2.1 食材料管理の意義と目的 … 92
   - 2.2 食材の情報収集 … 92
   - 2.3 食材の選択 … 93
   - 2.4 食材料の購入と検収 … 94
   - 2.5 食材の保管・在庫管理 … 98
3. 生産管理における調理管理 … 99
   - 3.1 調理管理の意義と目的 … 99
   - 3.2 給食のオペレーションシステム … 99
   - 3.3 調理提供における工程管理 … 102
   - 3.4 大量調理の特性 … 103
   - 3.5 調理管理における生産性とその要因 … 106
   - 3.6 配膳・配食の精度 … 109
   - 3.7 廃棄物処理 … 110

第9章　給食の安全・衛生管理　111

1　安全・衛生管理 …………………………………………………………………………… 112
　　1.1　安全・衛生管理の意義と目的　*112*　　1.4　食中毒発生時の対応　*116*
　　1.2　給食と食中毒・感染症　*113*　　1.5　感染症とは　*117*
　　1.3　食中毒の予防　*116*
2　施設・設備の保守と安全・衛生管理 …………………………………………………… 118
　　2.1　施設・設備の構造　*118*　　2.4　危機管理対策　*120*
　　2.2　施設・設備の管理　*119*　　2.5　安全・衛生管理の評価　*122*
　　2.3　調理機器・器具などの管理　*120*
3　安全・衛生管理における対策 …………………………………………………………… 125
　　3.1　給食におけるHACCPシステムの運用　*125*　　3.3　学校給食衛生管理基準　*131*
　　3.2　大量調理施設衛生管理マニュアルに基づく衛生管理　*126*　　3.4　衛生教育　*131*

第10章　給食の危機管理　135

1　危機管理の意義と目的 …………………………………………………………………… 136
2　事故・災害時対策 ………………………………………………………………………… 137
　　2.1　事故の種類　*138*　　2.3　災害時の給食の役割と対策の意義　*144*
　　2.2　事故の状況把握と対応　*139*　　2.4　災害時のための貯蔵と献立　*144*
　　コラム　給食経営管理の現場から　インシデントなどの発生における対策立案時の留意点　*139*
　　　　　　給食経営管理の現場から　食中毒予防：ノロウイルス保菌者発生時の対応　*143*
　　　　　　災害拠点病院　*145*

第11章　給食の施設・設備管理　149

1　給食の施設・設備管理の意義と目的 …………………………………………………… 150
2　施設・設備の関連法規 …………………………………………………………………… 150
3　作業区域と機器の設置 …………………………………………………………………… 150
　　3.1　作業区域の区分　*150*　　3.2　作業動線　*154*
4　生産施設・設備計画 ……………………………………………………………………… 154
　　4.1　生産施設の内装と設備　*154*　　4.2　調理機器の種類　*154*
5　食事環境整備の意義と目的 ……………………………………………………………… 155
6　食事環境の設計 …………………………………………………………………………… 158
　　6.1　食堂の構成要素と動線　*158*
　　コラム　給食経営管理の現場から　教室での衛生管理とランチルームの活用方法　*158*

参考文献・参考資料 …………………………………………………………………… 165

巻末資料 ………………………………………………………………………………… 167

索引 ……………………………………………………………………………………… 191

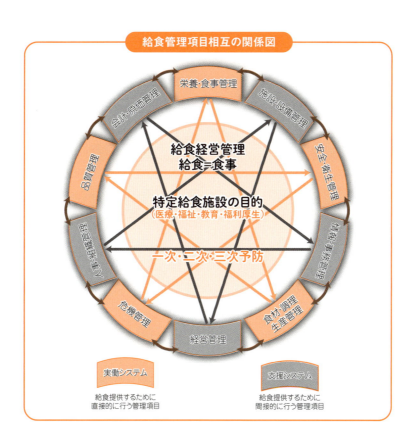

第1章

給食の概念

この章で学ぶポイント

★ 特定給食施設における給食の意義・目的を理解しよう．
★ 給食における管理栄養士・栄養士の役割を理解しよう．
★ 給食関連法規の内容を習得し，給食経営管理における管理栄養士の役割を理解しよう．
★ 各種給食施設の特徴を理解し，それぞれに関連する法令や政令・制度を修得しよう．
★ 給食施設における栄養士・管理栄養士の配置に関する規定を修得しよう．

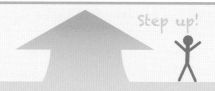

◆ちょっと学ぶ前に復習しておこう◆

健康日本21
厚生労働省が2012年に告示．基本理念は，壮年死亡の減少，健康寿命の延伸，QOLの向上にある．

食育
「食」に関する知識や「食」を選択する能力を習得し，健全な食生活を実践できる人間を育てること．

栄養教諭
教諭資格であり，児童生徒の栄養指導および管理をつかさどる．2005年に栄養教諭制度がスタートした．

介護保険
介護を国民全体で支え合うという考えのもと，2000年から施行された社会保険．

第1章 給食の概念

【関連のある給食経営管理論の項目】
- 関連法規：健康増進法，栄養士法
- 食事計画（➡第4章）：給与栄養量の設定，献立作成基準の策定
- 人事管理（➡第2章）：採用に関する関連法規，労働基準法
- 安全・衛生管理（➡第9章）：大量調理施設衛生管理マニュアル，食品衛生法

国家試験ワンポイントアドバイス
健康増進法における特定給食施設等の栄養管理の基準について問う問題が出題されることがある．

ほかでも学ぶ 覚えておこう キーワード

健康増進法，健康日本21
➡公衆栄養学，社会・環境と健康

1 給食とは

1.1 給食の定義

給食とは，特定多数の人を対象として，健康の保持・増進，QOLの向上を目的に，計画的かつ継続的に食事を提供することである．管理栄養士・栄養士が，それぞれの役割に応じて給食の運営と栄養管理業務を分担することにより，利用者に適した食事を提供し，食事による栄養・健康の管理と教育を行うことを基本とする．

この給食を実施する施設を**給食施設**といい，**健康増進法**第20条第1項において「特定かつ多数の者に対して継続的に食事を供給する施設のうち栄養管理が必要なものとして厚生労働省令で定めるものをいう」と定められている．

そして，厚生労働省令で定める施設は，健康増進法施行規則第5条において「継続的に1回100食以上又は1日250食以上の食事を供給する施設とする」と規定されている．

特定給食施設には，医療施設，学校，事業所，福祉施設などさまざまな施設があり，施設ごとの特性に応じて，給食の目的，条件が異なっている．

特定給食施設における給食は，健康増進法および**健康増進法施行規則**や関係通知をもとに，施設の目的や特徴などを十分に理解したうえで栄養管理を行う．また，食事の提供や栄養指導などを通じて，健康づくりや生活習慣病予防のための栄養教育活動としての役割を果たすことが求められている．

健康日本21など国民の健康づくりを推進する基本法として施行された健康増進法では，特定給食施設として栄養管理を行うことが明確にされている．

健康増進法で定める栄養管理は，「特定給食施設の設置者は，厚生労働省令で定める基準に従って，適切な栄養管理を行われなければならない」（第21条第3項）と規定されている．

1.2 給食の意義と目的

給食は，特定多数の人に対してくり返し継続的に食事を提供するものであるため，直接利用者の健康状態へ影響を与え，疾病の治療や予防さらには健康増進などに大きな役割を担っている．すなわち，利用者のQOLの向上，健康の保持増進，疾病の治療・予防が給食の目的である．

また給食は，使用する食材の量や味付けなどの見本となることから，利用者がより健康的な生活を送るために規則正しい食習慣を身につけ，必要な知識を習得するよい教材となる．

つまり，適切な給食は，利用者の健康づくりに役立つが，不適切な給食

は，逆に悪影響を及ぼすことになるため，提供する食事の品質管理が重要となる．

1.3 特定多数人への対応と個人対応

栄養士法第1条第2項において，管理栄養士業務を「傷病者に対する療養のため必要な栄養の指導，個人の身体状況，栄養状態等に応じた高度の専門的知識及び技術を要する健康の保持増進のための栄養の指導，並びに特定多数人に対して継続的に食事を供給する施設における利用者の身体の状況，栄養状態，利用の状況等に応じた特別の配慮を必要とする給食管理及びこれらの施設に対する栄養改善上必要な指導等を行うことを業とする者」としている．

そのような中，給食は特定多数人に対して食事の提供を行うが，個人のアセスメントや施設の食環境などを考慮して，できるだけ個人対応を行うことも重要となる．

1.4 給食における管理栄養士・栄養士の役割

給食施設における管理栄養士や栄養士の配置は，健康増進法第21条に規定されている．管理栄養士・栄養士のおもな役割は，適正な食事を提供するための栄養・食事管理ならびに利用者個人あるいは集団への栄養教育である．

食事提供のためには，施設設備の計画や調理従事者の教育や配置，食事計画，食材調達，調理作業の管理，食品衛生や労働衛生上の安全性の確保など，さまざまな給食運営管理が求められる．このような管理業務の全体を通して，効率性や採算性を考慮した経営的な能力が必要である．

医学的管理が必要な者への食事提供であるか否かと食数の規模により，管理栄養士を置かなければならない施設がつぎのように規定されている（厚生労働省令第7条）．

　1　医学的な管理を必要とする者に食事を供給する特定給食施設であって，継続的に1回300食以上又は1日750食以上の食事を供給するもの．
　2　前号に掲げる特定給食施設以外の管理栄養士による特別な栄養管理を必要とする特定給食施設であって，継続的に1回500食以上又は1日1500食以上の食事を供給するもの．

そして，第8条にはつぎのように規定されている．

　栄養士又は管理栄養士を置くように努めなければならない特定給食施

食数
提供する食事の数のこと．

国家試験ワンポイントアドバイス
管理栄養士・栄養士の配置規定については，覚えておこう．

設のうち，1回300食又は1日750食以上の食事を供給するものの設置者は，当該施設に置かれる栄養士のうち少なくとも一人は管理栄養士であるように努めなければならない．

栄養士とは異なる管理栄養士の給食業務として，医学的管理が必要な利用者の栄養アセスメントや栄養教育などのほかに，給食施設全体の経営管理にかかわる業務がある．このように，業務と責任範囲は栄養士に比べて幅広いので，着実で責任のある仕事を行うには，給食の専門知識に加えて，幅広い経営知識を身につける必要がある．

● 給食にかかわる管理栄養士の業務
① 栄養管理業務：栄養管理が適切に行われ，利用者の健康増進につながる給食を提供する．
② 栄養指導：利用者（喫食者）に対し食事・運動・休養について個別の相談，および集団指導を行う．
③ 教育・指導
　a. 臨地実習・校外実習生：給食における管理栄養士・栄養士業務の指導を行う．
　b. 調理従事者：調理作業中の安全・衛生・栄養の知識，調理技術の向上をはかることを目的に，定期的に研修会を行う．
④ 調査研究：嗜好調査，残食（残菜）調査，利用者の意識調査などを行い評価・改善をする．
⑤ 経営的業務：原価計算，調理員などの配置，人材育成を行う．
⑥ 事務的業務：業務日誌，栄養出納表などの作成と点検を行う．
⑦ 情報収集：研究会などに参加し，同業者や関連団体との交流により情報収集や意見交換を行う．

残食調査（残菜調査）
献立別あるいは料理別に食べ残した量を測定して記録する調査のこと．嗜好の把握や栄養管理評価に役立つ．

2　給食システム

2.1　給食システムの概念

　給食施設において目的に沿った給食の運営をするためには，給食全般を体系的に構築することが大切である．
　システムとは，ギリシャ語の「結合する」という意味の語に由来するもので，複数の要素が有機的に関連しあいながら形成する，一つの「全体」を示すものである．要素としては，人，金，情報，技術，サービス，設備などがある．

2.2　給食システムの構築

　給食システムの構築には，給食施設設置者の経営理念・戦略に基づき，

給食のコンセプト，運営計画・管理，利用者のニーズも取り入れてシステム設計（**トータルシステム**，**サブシステム**）を立案する．

給食システムの評価指標の目標は，①食事評価（利用者の満足度が高いこと），②経営評価（損益分岐点以上の売上で利益を生んでいること）である．すなわち，給食経営管理のスペシャリストとして，運営は役割の一つである．オペレーションを上手に機能させて，利用者の満足度の高い給食をつくり，管理面では，**マネジメントサイクル**（**PDCA サイクル**）に従って計画した事項を実施，評価，検討したのち，トータルシステム，サブシステムを再検証してシステムを構築できる管理栄養士・栄養士が求められている．そのためシステムの評価として，経営面で利益を生み，利用者の食事評価（食事内容：味，温度，量，色彩，嗜好など）が高いことが求められる．

オペレーション
機械の運転や操作などの意味で，その組織を支える基盤のことをいう．

国家試験ワンポイントアドバイス
給食システムの種類と内容は，しっかりと整理し理解しておこう．

2.3 トータルシステムとサブシステム

給食施設は，複数の専門業務を担当する部門により構成されているが，それらの部門が連携して給食施設の目的とする給食業務を確実に実施することが求められる．給食施設での給食全体がトータルシステムであり，その運営組織を構成する専門業務すべてがサブシステムということになる．トータルシステムは，直接生産に関わる**実働システム**とその業務を支える**支援システム**に分けられる（図 1.1，表 1.1）．

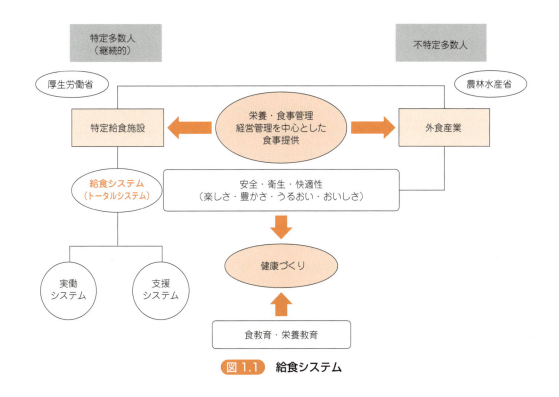

図 1.1 給食システム

第1章 給食の概念

表 1.1 給食システムの種類と内容

	サブシステム		内容
トータルシステム	ラインシステム（実働システム）	①栄養・食事管理システム	栄養管理の進め方の仕組みを系統化したものである 利用者のアセスメント→適正な給与栄養量の決定→献立作成と適正な食習慣確立のための栄養教育
		②食材管理システム	トレーサビリティシステム：食品の生産・流通を管理・公開するシステム 低温流通システム：食品を生産から消費の段階まで低温管理下で流通させるシステム カミサリーシステム：給食施設が協同で流通センターを設置し、購入、保管、配送を行う
		③生産（調理・配食）管理システム	コンベンショナルシステム：クックサーブでは、喫食当日に調理・配食を行う レディフードシステム（新調理システム）： a. クックチルシステム：加熱調理→急速冷却→冷蔵保管→再加熱→配膳・配食 b. クックフリーズシステム：加熱調理→急速冷凍→冷凍保管→再加熱→配膳・配食 c. 真空調理法：下処理後調味液とともに袋詰→低温で加熱→急速冷却または冷凍→冷蔵・冷凍保管・配送→再加熱→配膳・配食 セントラルキッチンシステム：食材の調達と調理が1か所（セントラルキッチン）に集中して行われ、各施設に配送されて、最終的な準備と提供が複数の離れた場所（サテライトキッチン）で行われる アッセンブリーシステム：出来上がった料理として購入し、トレイセット前に調理室で再加熱して提供するシステム
		④提供管理システム	配膳・配食：提供時間に適温の食事を適量盛り付けて提供する
		⑤安全・衛生管理システム	厨房において事故や災害などの発生を防止し、調理従事者の作業が安全に行えること、食中毒や異物混入などの事故を未然に防ぎ、利用者が安全でおいしい食事を摂取することを目的としたもの HACCPシステム：危害分析重要管理点のことで、食品の安全・衛生を確保するシステム
		⑥品質管理システム	給食においては、品質基準を目指して、食事提供の課程や利用者に対する食事の品質変動を少なくするための管理・統制活動 ISO（国際標準化機構）システム：ISO9000シリーズは品質目標を設定し、その目標を成功させるシステム ISO14000シリーズは地球の環境破壊を防ぐことを目的に設定されたシステム 品質マネジメントシステム：適合品質：献立・レシピどおりの外観、おいしいかどうかを示す 設計品質：設計の時点で決められた品質 総合品質：利用者からみた総合的な品質（満足度）
	スタッフシステム（支援システム）	①人事・事務管理システム	利用者の健康保持・増進、QOLを高める食事を効率的に生産するための組織づくり （適材適所）→調理従事者教育（食事づくりの心・料理の技術）→定期的な調理従事者評価
		②施設・設備システム	適正な食事を効率的に生産・提供するために、調理室の設計、調理器具・食器などの購入、メンテナンスなどを、安全性や衛生面に配慮して行う 適正な食事環境の設計、整備を行う ドライシステム：床を乾いた状態で使用することが可能な施設・設備を整え、実際に作業できる方策を講じたシステム
		③会計・原価管理システム	収支バランスを考え、計画的に原価管理を行っていくためのシステム 予算（損益分岐点シミュレーション）→予算の執行→決算（原価管理、利潤追求を評価）→新予算システム
		④情報管理システム	ITを活用して、効率的な事務管理を行う。ネットワーク化により情報収集を行い、世の中の動向に敏感に対応し、競争力を強化した戦略を立てる。 栄養・食事管理、経営管理、利用者等のデータ処理管理を行う。OA化で業務を自動化し業務処理のスピード化、正確化、数値化、生産性の向上を目指す。

富岡和夫，冨田教代編著，『エッセンシャル給食経営管理論（第4版）』医歯薬出版（2016）より改変．

3 給食施設の特徴と関連法規

3.1 健康増進法における特定給食施設

　給食とは，病院，高齢者施設，学校，児童福祉施設，事業所などの施設において，特定多数の利用者に対して継続して提供がなされる食事のことであり，不特定多数の人を対象とする一般の食堂やレストランなどの食事とは異なるものである．給食を運営管理するには，それぞれの施設の利用者に対し，健康や栄養状態を良好にするために，安全で栄養管理された食事の提供を行い，利用者にとって栄養教育となる計画を考えることが大切である．

(1) 健康増進法

　以下，健康増進法による特定給食にとって重要な項を抜粋して述べる．

> 第5章　特定給食施設等
> 第1節　特定給食施設における栄養管理
> (特定給食施設の届出)
> 第20条　特定給食施設（特定かつ多数のものに対して継続的に食事を供給する施設のうち栄養管理が必要なものとして厚生労働省令で定めるものをいう）を設置した者は，その事業の開始の日から1月以内に，その施設の所在地の都道府県知事に，厚生労働省令で決める事項を届け出なければならない．
> (特定給食施設における栄養管理)
> 第21条　特定給食施設であって特別の栄養管理が必要なものとして厚生労働省令で定めるところにより都道府県知事が指定するものの設置者は，当該特定給食施設に管理栄養士を置かなければならない．
> 2　前項に規定する特定給食施設以外の特定給食施設の設置者は，厚生労働省令で定めるところにより，当該特定給食施設に栄養士又は管理栄養士を置くように努めなくてはならない．
> 3　特定給食施設の設置者は，前2項に定めるもののほか，厚生労働省令で定める基準に従って，適切な栄養管理を行わなければならない．

> 健康増進法施行規則
> (特定給食施設)
> 第5条　法第20条第1項の厚生労働省令で定める施設は，継続的に1回100食以上又は1日250食以上の食事を供給する施設とする．
> (特定給食施設の届出事項)
> 第7条　法第21条第1項の規定により都道府県知事が指定する施設

健康増進法
巻末資料②も参照．

健康増進法施行規則
巻末資料③も参照．

は次のとおりとする．

一　医学的な管理を必要とするものに食事を提供する特定給食施設であって，継続的に1回300食以上又は1日750食以上の食事を供給するもの．

二　前号に掲げる特定給食施設以外の管理栄養士による特別な栄養管理を必要とする特定給食施設であって，継続的に1回500食以上又は1日1500食以上の食事を供給するもの．

（特別の栄養管理が必要な給食施設の指定）

第8条　法第21条第2項の規定により栄養士又は管理栄養士を置くように努めなければならない特定給食施設のうち，1回300食又は1日750食以上の食事を供給するものの設置者は，当該施設に置かれる栄養士のうち少なくとも1人は管理栄養士であるように努めなければならない．

（栄養管理の基準）

第9条　法第21条第3項の厚生労働省令で定める基準は次のとおりとする．

一　当該特定給食施設を利用して食事の供給を受ける者（以下「利用者」という）の身体の状況，栄養状態，生活習慣等（以下「身体の状況等」という）を定期的に把握し，これらに基づき，適当な熱量及び栄養素の量を満たす食事の提供及びその品質管理を行うとともに，これらの評価を行うよう努めること．

二　食事の献立は，身体の状況等のほか，利用者の日常の食事の摂取量，嗜好等に配慮して作成するよう努めること．

三　献立表の掲示並びに熱量及びたんぱく質，脂質，食塩等の主な栄養成分の表示等により，利用者に対して，栄養に関する情報の提供を行うこと．

四　献立表その他必要な帳簿等を適切に作成し，当該施設に備え付けること．

五　衛生の管理については，食品衛生法（昭和22年法律第223号）その他関係法令の定めるところによること．

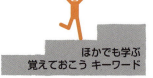

ほかでも学ぶ
覚えておこう キーワード

一次予防，二次予防，三次予防
　➡社会・環境と健康，栄養教育論，臨床栄養学，公衆栄養学

以上のように厚生労働省令により，都道府県知事が定める特定給食施設には，管理栄養士・栄養士が配置されて，適切な栄養管理が施行され，国民の健康増進や疾病の一次予防，二次予防，三次予防が行われる（**表1.2**）．また，法律（国会の衆議院・参議院両院により定められた法），政令（内閣が制定した命令），省令（担当主務大臣が制定する命令），告示（国，地方公共団体などが一般に向けて行う通知）に基づき，適正な給食運営が実施されていることを確認するために，各種行政指導（地方厚生局，都道府

表1.2 特定給食施設における管理栄養士・栄養士の配置

		条件	管理栄養士・栄養士配置努力	管理栄養士・栄養士配置義務
医学的管理が必要な特定給食施設		1回300食または1日750食未満	○	
		1回300食または1日750食以上		○ 管理栄養士
上記以外の特定給食施設		1回500食または1日1500食未満	○	
		1回500食または1日1500食以上		○ 管理栄養士
養護老人ホーム,特別養護老人ホーム				○ 栄養士
経費老人ホーム		50床以上		○ 栄養士
学校給食施設	単独調理場	児童又は生徒が549人以下		○ 栄養教諭等* ・4校に1人 ・学校数が3校以下の市町村　1人
		児童又は生徒が550人以上		○ 栄養教諭等* 1人
	共同調理場	1500人以下		○ 栄養教諭等* 1人
		1501〜6000人		○ 栄養教諭等* 2人
		6001人以上		○ 3人 栄養教諭等*

＊栄養教諭ならびに学校栄養職員

県，市区町村保健所などによる監査）が定期的に実施されている．

(2) 学校給食法

以下，学校給食法における重要項を抜粋して述べる．

学校給食法
巻末資料⑥も参照．

（この法律の目的）

第1条　この法律は，学校給食が児童及び生徒の心身の健全な発達に資するものであり，かつ，児童及び生徒の食に関する正しい理解と適切な判断力を養う上で重要な役割を果たすものであることにかんがみ，学校給食及び学校給食を活用した食に関する指導の実施に関し必要な事項を定め，もつて学校給食の普及充実及び学校における食育の推進を図ることを目的とする．

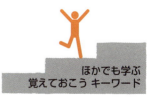
ほかでも学ぶ
覚えておこう キーワード

学校教育法
➡栄養教育論

（学校給食の目標）

第2条　学校給食を実施するに当たっては，義務教育諸学校における教育の目的を実現するために，次に掲げる目標が達成されるよう努めなければならない．

1　適切な栄養の摂取による健康の保持増進を図ること．
2　日常生活における食事について正しい理解を深め，健全な食生活を営むことができる判断力を培い，及び望ましい食習慣を養うこと．
3　学校生活を豊かにし，明るい社交性及び協同の精神を養うこと．
4　食生活が自然の恩恵の上に成り立つものであることについて理解を深め，生命及び自然を尊重する精神並びに環境の保全に寄与する態度を養うこと．
5　食生活が食にかかわる人々の様々な活動に支えられていることについて理解を深め，勤労を重んずる態度を養うこと．
6　我が国や各地域の優れた伝統的な食文化についての理解を深めること．
7　食料の生産，流通及び消費について，正しい理解に導くこと．

以上のように，学校給食は単に食事の提供を行うことだけではなく，成長期にある児童生徒に対して，生涯の健全な精神と正しい食習慣を構築する基盤形成という，重要な役割をもち運営されている．

給食施設を理解するうえで，特定給食施設における健康増進法と，学校給食法を理解することは，きわめて重要である．

3.2　各種施設における給食の意義

特定給食施設は施設の種類が多く，給食の目的は対象や施設の特性により異なるが，健康の保持・増進のみならず，生活習慣病の予防や治療，心身の健全な発育や発達など，給食による役割も施設により多種多様である．健康増進法では「国民保健の向上を図ることを目的とし，国民は生涯にわたって，自らの健康状態を自覚するとともに，健康の増進に努めなければならない」と示されているが，管理栄養士・栄養士が担うべき役割は非常に大きい．

(1) 医療施設（病院給食）医療保険：診療報酬の入院時食事療養費と入院時生活療養費

● 病院給食の目的

病院給食とは，医療の一環として疾病の治療や健康の回復を目的に，入院患者を対象として提供される給食であり，一般病床では**入院時食事療養費**，療養病床では**入院時生活療養費**が算定され，入院時食事療養費・入院時生活療養費ともに届け出が必要なⅠと届け出が必要ないⅡに分類されて

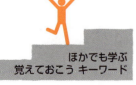

ほかでも学ぶ
覚えておこう キーワード

入院時食事療養費，入院時生活療養費
　➡臨床栄養学

Column 給食経営管理の現場から
子どもの食をめぐる現状：認定こども園の場合

　認定こども園*には，教育標準時間認定の1号認定，保育認定である2号と3号（0，1，2歳児）の子どもがいる．基本的に1号認定の子どもはおやつを食べる前に降園し，また，長期休みも基本的には登園しない．そのため，食育を行ううえで課題となるのが1号認定児と2号，3号認定児の食経験の差である．園での食事回数が多い2号，3号認定児のほうが，苦手な食べ物への抵抗感が薄い傾向にある．この差を埋めていくためにさまざまな食育を行い，子どもたちに食べる楽しみを知ってもらうことが，こども園にいる栄養士の役割の一つである．

　効果的な食育の一つに栄養士の保育参加がある．たとえばその日の食育に，関係する歌を探し，それにあわせて栄養士が衣装を着て子どもたちと一緒に踊り，その後，関連した調理活動を行うというものである．この活動によって，一度も給食を時間内に食べ切れなかった1号の子どもが食べ切れるようになり，さらにおかわりまでしたという例がある．食育を絡めた遊びで楽しい気持ちを引き出し，栄養士が参加することで特別感が生じたと考えられる．栄養士と保育士が連携し，お互いの間にある垣根を外していくことで，より良い食育につながるであろう．

●牛尾朋子（幼保連携型認定こども園関東学院のびのびのば園，管理栄養士）

＊認定こども園の種類
1号認定：教育標準時間認定・満3歳以上
　⇒ 認定こども園，幼稚園
2号認定：保育認定（標準時間・短時間）・満3歳以上
　⇒ 認定こども園，保育所
3号認定：保育認定（標準時間・短時間）・満3歳未満
　⇒ 認定こども園，保育所，地域型保育

いる．
　医療法施行規則第19条により，100床以上の病院には栄養士の配置が義務付けられ，健康増進法施行規則第7条により，医学的管理を必要とする特定給食施設で1回300食以上または1日750食以上の施設では，管理栄養士の配置が義務付けられている．2014（平成26）年の診療報酬改定において，全国の病院の90％以上が栄養管理実施加算を算定できるようになったことを受け，栄養管理実施加算が廃止され，すべての病院の入院基本料の算定要件に常勤の管理栄養士による栄養管理が義務付けられた．しかし，有床診療所（20床未満の入院病床）では管理栄養士の雇用が困難ということから，2016（平成28）年の診療報酬改定において，有床診療所は栄養管理を実施した際に算定することが可能な，栄養管理実施加算に戻った．
　患者給食は病院の給食食事療法の方針に沿って，個々の年齢や病状に応じ，医師より発行された食事箋に基づいた栄養量や内容の食事が提供されている．
　生活習慣病による患者の増加や，超高齢社会を迎え高齢者が増加してい

ることなどの社会的な背景により，病院の給食管理業務はこれまで以上の合理化が求められる．近年では給食管理業務は病院の状況により，外部委託または食器洗浄業務のみ，配膳作業のみなどの，部分委託が増えている．また1996（平成8）年より，調理は病院外の調理加工施設を使用し，病院内で再加熱を行う**院外調理**が認められた．一部の病院では導入されており，合理化による人員の削減を実施している．

いずれにしても，患者への質のよい食事の提供と，個人の病状や食欲に合わせた栄養管理を行うことが，治療の効果を高めるためには重要である．また，治療食においては，退院後の食事療法の指標になるので，おいしさの追求や調理技術の向上なども大切である．

① **特別食加算が算定可能な食種**

厚生労働省が外来栄養食事指導料，入院栄養食事指導料，集団栄養食事指導料および在宅患者訪問栄養食事指導料に規定する特別食は，以下のとおりである．

腎臓食，肝臓食，糖尿食，胃潰瘍食，貧血食，膵臓食，脂質異常症食，痛風食，てんかん食，フェニールケトン尿症食，楓糖尿症食，ホモシスチン尿症食，ガラクトース血症食，治療乳，無菌食，小児食物アレルギー食（外来栄養食事指導料及び入院栄養食事指導料に限る），特別な場合の検査食（単なる流動食及び軟食を除く）であり，高血圧症の患者に対する減塩食は含まれていない．また，呼称はこの特別食に記載されているものを原則としているが，近年は成分栄養管理（エネルギーコントロール食，たんぱく質コントロール食など）を実施する施設が増えている．ただし，この特別食で示す名称の食種との対応を，明らかにしていなければならない．

② **入院時の経腸栄養用製品の使用に係る給付の見直し**

2016（平成28）年の診療報酬改定において，経腸栄養食品と薬価適用栄養剤の場合との均衡を図る観点から，市販の経腸栄養用製品（以下「流動食」）のみを経管栄養法で提供する場合の入院時食事療養費などの額について，現行より1割程度引き下げることになった．ただし，入院時生活療養（Ⅱ）については，すでに給付水準が低いなどの理由から，見直しの対象外となった．

③ **入院時食事療養（Ⅰ）及び入院時生活療養（Ⅰ）**

2016（平成28）年の診療報酬改定において，市販の流動食のみを経管栄養法で提供する場合には，特別食加算（76円/1食）は算定不可となった．

高血圧患者や循環器疾患患者に対する減塩食を，腎臓病食に準じて塩分6g未満の指導を行った場合には栄養食事指導料の算定が可能である．

2016（平成28）年の診療報酬改定において，がん患者と低栄養患者ならびに摂食嚥下機能障害の患者に対する栄養食事指導料の算定が可能になった．

「入院時食事療養費に係る食事療養及び入院時生活療養費に係る生活療養の実施上の留意事項について」の一部改正について（平成28年3月4日 保医発0304第5号）の「2 入院時食事療養又は入院時生活療養」の（2）より，『『流動食のみを経管栄養法により提供したとき』とは，当該食事療養または当該食事の提供たる療養として食事の大半を経管栄養法による流動食（市販されているものに限る．以下この項において同じ．）により提供した場合を指すものであり，栄養管理がおおむね経管栄養法による流動食によって行われている患者に対し，流動食とは別にまたは流動食と混合して，少量の食品又は飲料を提供した場合（経口摂取か経管栄養の別を問わない．）」でも，「流動食のみを経管栄養法により提供した」ものとして扱うこととなる．
また，「3 特別食加算」の（1）では，「流動食（市販されているものに限る．）のみを経管栄養法により提供したときは，算定しない」とされている．

【食事療養】(1食につき)
1 入院時食事療養(Ⅰ)
 (1) (2)以外の場合　　640円
 (2) 流動食のみを経管栄養法で提供する場合　　575円
2 入院時食事療養(Ⅱ)
 (1) (2)以外の場合　　506円
 (2) 流動食のみを経管栄養法で提供する場合　　455円

【生活療養】(1食につき)
1 入院時生活療養(Ⅰ)
 (1) 食事の提供たる療養
  イ　ロ以外の場合　　554円
  ロ　流動食のみを経管栄養法で提供する場合　　500円
2 入院時生活療養(Ⅱ)
 (1) 食事の提供たる療養　　420円

(2) 高齢者・介護福祉施設（老人福祉施設）介護保険：介護報酬による加算，自己負担金

● 高齢者・介護福祉施設の種類

　高齢者・介護福祉施設（老人福祉施設）は，介護老人保健施設（介護保険法により規定されている）を除き老人福祉法により規定され，給食対象者は，60歳以上または65歳以上の身体や精神に障害をもつ者や経済的な理由がある者で，施設への入所や通所している者である．給食対象者の特徴は，要介護状態などにより違いがある．以下におもな施設や通所サービスを示す．老人福祉法は「老人の福祉に関する原理を明らかにするとともに，老人に対し，その心身の健康の保持及び生活の安定のために必要な措置を講じ，もって老人の福祉を図ることを目的」としている（老人福祉法第1条）．2000（平成12）年に介護保険制度が創設され，介護報酬が体系化されたことで，高齢者福祉施設は現在，老人保健法と介護保険法の両者により規定されている．

- 施設サービス：養護老人ホーム，特別養護老人ホーム，軽費老人ホーム，老人短期入所施設，介護老人保健施設など．
- 通所（在宅）サービス：老人福祉センター，老人デイサービスセンターなど．

① **養護老人ホーム**（老人福祉法）

　対象者は65歳以上で，身体的・精神的・環境上および経済的理由により，居宅において養護を受けることが困難な者である．

② **特別養護老人ホーム**（老人福祉法）

　対象者は65歳以上で，身体的または精神的に著しい障害がみられ，常時居宅において受け入れることが困難な者である．

③ **軽費老人ホーム**（A型・B型）（老人福祉法）

　対象者はいずれも60歳以上の低所得層（60歳以上の配偶者とともに利

要介護

介護保険サービスを利用するために，要支援度・要介護度が認定される．要支援度は1と2の2段階で，要介護度は1から5までの5段階あり，認定レベルによって介護サービスの内容，負担額などが変わる．

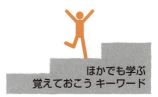

介護保険制度，老人保健法
→社会・環境と健康

用する場合はこのかぎりではない）で，家庭環境・住宅事情などの理由で，居宅で生活するには困難な者である．B型は自炊できる程度の健康状態にある者である．

④ **介護老人保健施設**（介護保険法）

対象者は，病気や障害により，要介護1以上になった者である．

● 高齢者福祉施設給食の特徴と意義

高齢者福祉施設給食の目的は，高齢者に必要な栄養量の供給とともに，食事が楽しみでなくてはならないことである．適切な食事の摂取により健康の維持や増進を測ることが，**生活の質**（quality of life：QOL）の向上にもつながる．

食事を楽しむ工夫として，年間の行事や季節感を取り入れた行事食の計画および実施が重要である．また，嗜好の個人差，咀嚼力の低下，身体機能の低下，認知症など，高齢者の抱えるさまざまな問題を考慮した食事の提供が必要であり，個別の対応が望まれる．高齢者に増えている摂食嚥下障害の人に対しては，キザミ食やミキサー食，ソフト食など状態に合わせた介護食の工夫をするとともに，介護用の食器の選定も必要になる．

> **ソフト食**
> 第4章を参照．

介護老人保健施設の食事は自己負担であるが，診療報酬の特別食加算に当たる療養食加算（1日18単位，短期入所23単位）は介護報酬から支払われ，自己負担金は1割負担（世帯収入が単身280万円／年以下，2人以上346万円／年以下）と2割負担（1割負担者以上の世帯収入）があり，そのほかにも摂食嚥下機能低下がある場合には，経口移行加算，経口維持加算の算定が可能である．

(3) 児童福祉施設

児童福祉施設の給食対象者は，0歳から18歳未満の身体や精神に障害をもつ人や家庭環境に問題がある人となっている．児童福祉施設は児童福祉法第45条の規定により児童福祉施設の設備および運営に関する基準が定められている．この規定により，都道府県が定める基準を児童福祉施設最低基準といい，これが保育所の認可基準になっている．給食の対象者は施設への入所や通所をしている人である．助産施設においては，胎児と乳児の母親である妊産婦を直接的な対象としている．

● 児童福祉施設の種類と関連法規

・第一種助産施設（医療法施行規則第19条，児童福祉施設の設備及び運営に関する基準第15条）
・乳児院（児童福祉施設の設備及び運営に関する基準第21条）
・保育所（児童福祉施設の設備及び運営に関する基準第33条）
・児童養護施設（児童福祉施設の設備及び運営に関する基準第42条）
・福祉型障害児入所施設（児童福祉施設の設備及び運営に関する基準第49条）

・医療型障害児入所施設（医療法施行規則第19条）
・児童心理治療施設（児童福祉施設の設備及び運営に関する基準第73条）
・児童自立支援施設（児童福祉施設の設備及び運営に関する基準第80条）

● 児童福祉施設給食の意義や目的

児童福祉施設に通所または入所する児童の心身の健全な成長のためにも，必要な栄養量の給与が大切である．また，給食を提供する環境は家庭的な雰囲気を重視し，給食は身体的状況を考慮し，子どもたちの嗜好や食の娯楽性を取り入れたものとする．同時に，食を通して，正しい食習慣の育成を図るとともに，心豊かな人間性の育成も目的である．また，一部の子どもでは生活習慣病や肥満の問題が見受けられるが，予防の観点からも，エネルギーや脂質の過剰な摂取には注意を払うことが必要である．

給与栄養目標量については目安とし，個々の成長や特性に配慮して随時調整をして対応を行わなくてはならない．

感染症予防についても食中毒などには十分な配慮が必要だが，とくに乳幼児は抵抗力が弱いので食品衛生上の注意がより重要である．

食中毒
第9章も参照．

(4) 障害者福祉施設

障害者福祉施設は，身体障害，知的障害，精神障害などの障害がある人を対象にした施設であり，地域社会での生活や就労などの自立を支援する．

「障害者の日常生活及び社会生活を総合的に支援するための法律に基づく障害者支援施設の設備及び運営に関する基準」を2016（平成18）年に厚生労働省令によって定め，障害者福祉施設は運営されている．

障害者福祉施設では，栄養士配置加算があり，（Ⅰ）22単位／日，（Ⅱ）12単位／日，食事提供体制加算68単位／日となっている．

● 社会福祉施設の種類

肢体不自由者更生施設，聴覚・言語障害者更生施設，視覚障碍者更生施設，内部障害者更生施設，身体障害者養護施設，身体障害者授産施設，知的障害者更生施設，知的障害者授産施設，救護施設，更生施設（生活保護法）．

● 社会福祉施設給食の意義と目的

これらの施設の給食で栄養基準量を定める際は，障害の程度のみならず，機能訓練の程度，精神的なストレス，体格，行動などを十分に考慮する．また，咀嚼・嚥下機能の障害，消化吸収機能の低下などがみられる人も多く，偏食や拒食などの問題も多くあるので，食品の選択や献立の内容，調理の工夫など個別に柔軟に対応することが必要である．

保護施設を利用する人は，身体的，精神的なストレスを抱え，不規則な食生活をしていた人も多くみられるので，心身の回復や健康のために，正しい食生活を身につけさせることが必要になる．そのためには，家庭的で季節感を取り入れた変化に富む献立の工夫をし，バランスの取れた給食の

学校給食法
巻末資料⑥も参照.

学校給食衛生管理基準
巻末資料⑪も参照.

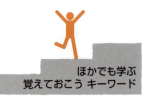

学校給食法，食に関する指導の手引き
　➡栄養教育論

提供により，正しい食習慣の必要性を認識させる．

(5) 学校給食施設
● 学校給食の目的と意義

　学校給食法は1954（昭和29）年に策定された．当初は戦後の学校給食の復興や発展が基盤となっていたが，社会環境に伴う食生活の変化により，その都度必要な改定を行ってきた．その後，2006（平成20）年6月には，児童生徒の食環境などに合わせた大幅な改定が行われ，学校給食が教育の一環として実施されることが示された．この改定により，**栄養教諭**などが専門性を生かして学校給食を活用した実践的な食に関する教育を実施することが明確になった．栄養教諭は，地域の食産物の給食への活用により，地域の食文化，食料の流通や消費について，食生活が自然の恩恵によるものであることなどを理解できるように指導することが示されている．また，**学校給食衛生管理基準**（第9条）が追加され，より適切な衛生管理の徹底が実施されている．

　学習指導要領〔2007（平成21）年3月〕において，学校における食育の推進がより明確となり，小中学校の教科に食育の観点が加えられた．さらに新学習指導要領〔2017（平成29）年3月〕においても踏襲されている．

　「**食に関する指導の手引き**」〔2005（平成19）年3月〕では，学校での食育は栄養教諭を中核として，関係教職員の共通理解のもとに，学校教育活動を通して連携や協力をしながら進めることが必要であるとされている．

● 学校給食を実施する学校および規定する法律
・学校教育法〔昭和23年3月31日法律第26号にて規定される義務教育諸学校（小学校，中学校，中等教育学校の前期課程または特別支援学校の小学部もしくは中学部）〕
・学校給食法（昭和29年6月3日法律第160号）
・夜間定時制高等学校「夜間課程を置く高等学校における学校給食に関する法律」（昭和31年6月20日法律第157号）
・特別支援学校（盲学校，聾学校及び養護学校）の幼稚部・高等部「特別支援学校の幼稚部及び高等部における学校給食に関する法律」（昭和32年5月20日法律第118号）

(6) 事業所
● 事業所給食の意義

　事業所給食は，16歳から65歳前後までの幅広い年齢層の勤労者を対象とし，栄養バランスの取れた適正な栄養量を供給することにより，健康の維持・増進に寄与している．また，そこで働く人びとの労働意欲や作業能率を高め，生産性の向上をめざしている．福利厚生の一環として，食事を安い価格で提供し経済的負担の軽減を行い，食事の時間を社内の交流の場

Column

給食経営管理の現場から

各種施設における給食の意義

　高齢者施設では，施設の給与栄養目標量を算出し献立作成，調理を行っているが，利用者の個人差が非常に大きい．そのため，管理栄養士には身体状況（BMI，病状）や服薬内容（禁忌食品の有無），摂食能力（麻痺の有無，座位保持，咀嚼力，嚥下力など），摂取量などさまざまな角度から個々の利用者をアセスメントし，食事提供内容を決定していくことが求められる．たとえば，食欲がない人や体力の低下により通常量を食べきれない人には食事量を通常の半分（ハーフ食）にし，不足する栄養分は少量で栄養価の高い栄養補助食品などを利用して補う．また，咀嚼や嚥下機能が低下した人には常食ではなく，圧力鍋や食材を軟らかくできる酵素を利用して調理した軟菜食や，ミキサーにかけた食材をゲル化させた食事（ムースやゼリー状）を提供する．利用者においしく食べていただくためには，硬さや栄養価だけではなく見栄えへの配慮も欠かせない．

　個々に合った量と形態を見極め，低栄養状態の改善や誤嚥性肺炎の予防，持病の悪化防止，そして食べることの楽しみを見いだす食事の提供が求められている．

●井上佐知子
（社会福祉法人さくら会，管理栄養士）

として人間関係の円滑化にも貢献している．

　対象者の年齢層や労働内容を考慮して，適正な栄養量の提供を行うとともに，単においしさだけでなく質も考慮した給食が求められる．また，事業所給食はライフステージに合った健康面への配慮も大切であり，生活習慣病予防などの栄養教育の教材としての役割も担っている．

● 関係する法律

　労働安全衛生規則，事業附属寄宿舎規定，健康増進法．

● 事業所給食の種類

① オフィス給食

　事務や営業職などの仕事をしている人が対象となる．おもに昼食のみの給食を提供する．中食や周囲の飲食店との差別化を図ることが必要で，健康面に配慮した変化に富むおいしい給食の提供が求められる．

② 工場給食

　工場などで製造部門に携わる従業員がおもな対象である．給食は一般的に勤務者の多い昼食が主体なるが，3交代制勤務の事業所では朝食，昼食，夕食，深夜食の4回食となる．工場での労働は機械化が進んでいるところも多いので，身体活動レベルに合う給食の提供が望ましい．

③ 寮（寄宿舎）・研修所などの付属施設給食

　寮は独身者を対象としたものが多く，給食の対象者は若年層が中心とな

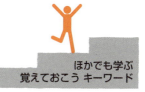

ほかでも学ぶ
覚えておこう キーワード

ライフステージ別の健康面への配慮
➡応用栄養学

るが，単身赴任の中高年層も対象に含まれる．給食の多くは朝食，夕食の2回となっている．

　研修所での給食は，研修期間に限って提供される．多くは期間中の朝食，昼食，夕食の3回である．

● 提供形態

　定食方式（単一献立方式，複数献立方式），カフェテリア方式，弁当方式（給食センターなど）がある．

カフェテリア方式
第4章を参照．

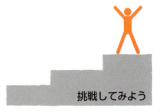
挑戦してみよう

復習問題を解いてみよう
https://www.kagakudojin.co.jp

第2章

給食の経営管理

この章で学ぶポイント

★給食の中で経営管理がどのように活用されているか理解しよう．
★利用者に魅力的な献立を提供し，販売促進していくマーケティングの手法を学ぼう．

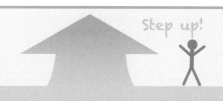

◆ちょっと学ぶ前に復習しておこう◆

給食	特定給食施設	給食システム	関連法規
特定多数の人を対象に，健康の保持・増進，QOLの向上を目的として，計画的・継続的に食事を提供すること．	医療施設，学校，事業所，福祉施設などがある．	給食施設の目的に沿って運営するために，体系的に構築された仕組み．	栄養士法，健康増進法，学校給食法，老人福祉法などの法律がある．

第2章 給食の経営管理

1 給食の経営管理の意義と目的

従来の給食施設で働く管理栄養士の多くは，栄養管理を重視した献立作成や栄養教育の知識・行動が最も必要な能力とされてきたが，これからはそれに加え，包括的に給食経営全体を見るための**経営管理**（management）の能力が必要とされている．つまり，給食を計画的に継続していくためには利用者の**ニーズ・ウォンツ**を満たした食事とサービスを提供し，効率よく，適切に原価管理をするシステムの構築とそれを運営していく**マネジメント**能力が要求されている．

本章では経営管理の基礎を学ぶ．経営管理は，経営資源である人，物，金，技術，情報，時間などを活用するあらゆる業務において大切なマネジメント（管理）である．

1.1 経営とは

経営とは，**組織**（経営体）を取り囲む利害関係者の利益・幸福の極大化をめざし，目的や理念，方針に基づいて，定められた計画を達成することである．そしてそのために，**経営資源**をもっとも効率的に活用し，継続的・計画的に事業を遂行する．給食会社や病院，高齢者施設のなかの給食部門も組織（p.44）として考えることができる．経営目的，経営理念は，**トップマネジメント**（p.22）が決定することではあるが，給食部門においても，経営目標を立てて計画的，経済的に実施していくことが重要となる（図2.1）．

1.2 経営管理とは

経営管理とは，組織活動を円滑に行うとともに，組織の目的を達成するために，人，物，金，技術，情報，時間などの経営資源を調達し，調整・

【関連のある給食経営管理の項目】
- 人事管理（→第3章）：給食業務従事者の教育・訓練
- 品質管理（→第5章）：給食の品質基準と献立の標準化
- 施設・設備管理（→第11章）：生産施設・設備設計
- 会計・原価管理（→第6章）：給食における原価管理

経営目的
目的は，経営において最終的にどうありたいのか示したものである．そのなかで目標は，目的を達成するための目印や通過点である．目標はその目的達成の過程で実現させたり，成し遂げたり，到達しようとめざすものである．

経営理念
経営理念とは事業経営を行うにあたっての経営の基本的なあり方を表明したものである．組織は何のために存在するのか，経営をどういう目的で，どのようなかたちで行うことができるのかを明文化している．

経営方針
企業などが，事業を進めていくにあたりめざす方向のことである．

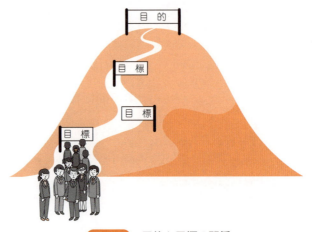

図2.1 目的と目標の関係

総括したうえで効率的に配分して適切に組み合わせる、といった諸活動のことである．

たとえば経営者が、「新しく病院ができるから、患者の給食施設が必要だ．自分たちの経営目的、経営理念、経営方針に沿った給食を提供しよう」と考えて、実施できるようにすることが経営である．経営管理は、具体的に経営者が考える目的（給食）を達成するための目標を設定し、その目的に近づけるように実施していくことである．すなわち、給食を、どれだけの数、いつまでに、何人の従業員で、決められた予算でおいしく円滑につくれるようにするのが経営管理である．そしてその状態を評価し、新しい対策を考えるのも、経営である．

1.3 経営管理の機能と展開

ファヨールは、管理活動は、技術・商業・財務・保全・会計活動とともに企業活動の一つであると定義した．そして、とくに管理を重視し、管理機能は① **計画**，② **組織**，③ **指揮・命令**，④ **調整**，⑤ **統制**の五つの管理要素で構成されると定義した（表2.1）．

これを実際に遂行していくのが、**PDCAサイクル**である（図2.2）．これは、**マネジメントサイクル**の一つで、**計画**（plan），**実施**（do），**検証**（check），**改善**（action）のプロセスを順に実施することであり、ステップアップしながら進めていくことが大切である．計画，実施，検証と進めて、次の改善に移るときに初めの計画を継続、修正、破棄のどれにするか

ファヨール
アンリ・ファヨール（1841-1925）は、フランスの鉱山技師、地質学者、企業経営者で経営学者である．管理過程学派の始祖で、「管理原則の父」とも呼ばれる．

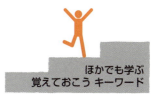

PDCAサイクル
➡公衆栄養学，栄養教育論，臨床栄養学

表2.1 管理の5原則

計画	未来に向け、仮説を立て、目標・方針を定め、これを達成するための活動計画を立てる．
組織	それぞれの責任分担を決定し、組織づくりをする．
指揮・命令	従業員の指揮をとり、命令し機能させる．
調整	すべての活動と努力を結集し団結し調和させる．
統制	規準や命令に従って行われるように監視する．

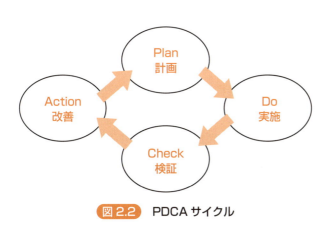

図2.2 PDCAサイクル

を再計画し，より高い目標へと展開していく．

1.4 経営と組織

組織とは特定の目的を達成するために，複数の人が専門的な役割を分担し，相互の関係をもった部門で構成されている結合体のことである．よって一人では構成できず二人以上から組織となる．経営戦略（p.20）を実行するうえでは，経営資源（p.26）を効率よく配分し，能力のあるリーダーのもとで，① 共通の目的，② 協働意欲，③ コミュニケーション，という三つの要素をもって進める必要がある．そして，組織の拡大にともない業務内容は複雑になるため，必然的に，④ 共通のルール，⑤ 業務の分割，⑥ 責任，権限の委譲が行われる．

業務を円滑に遂行する際，一人のリーダーがマネジメントできる人数には限りがある．そのため企業内の指揮命令がスムーズに進むように，**トップマネジメント**，**ミドルマネジメント**，**ローワーマネジメント**，**ワーカー**という階層に分けられ，おのおのに適した役割が与えられ，管理されている（図2.3）．そして，協働作業を円滑に進めるために**組織編成の原則**がある（表2.2）．

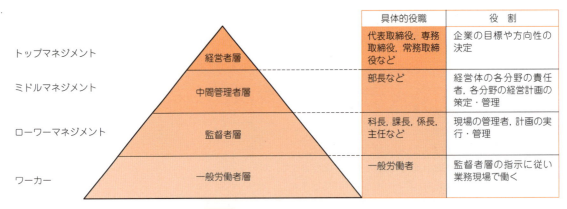

図2.3 職務の階層とおもな役割

表2.2 組織編成の原則

命令一元化の原則	組織目標に集中するために指示・命令・報告の系統を一つにするという考え方．
管理（統制）範囲の原則	管理（統制）する部下の範囲を限定することによって管理効率を上げるという考え方．一般的には8～15名程度と言われている．
責任と権限の原則	管理責任者には，果たす責任とそれに応じた権限を明確にする．
例外の原則	日常反復的なルーチンワークに関しては，仕事を委任し，例外事項に関してのみ管理責任者が仕事にあたる．
専門化の原則	組織の職能を細分化，専門化し，レベルの高い成果を上げる．

また，組織は規模が拡大することにより，従業員，商品，管理の増大がみられ，**組織形態**も発展していく（**表3.3**を参照）．

1.5 経営に必要なリーダーシップとマネジメント

経営管理には人的資源が重要であると述べたが，組織には中心となる**リーダー**がトップマネジメント階層だけではなく，ミドル，ローワーマネジメント階層のそれぞれの部門にも必要である．管理栄養士は，給食部門において長になることも多い．強いリーダーシップをもち，マネジメント能力のあるリーダーのもとではよい人材が育つ．リーダーに求められる資質を図2.4にまとめた．

たとえば給食施設である程度の経験を積んだ管理栄養士の場合，誠実で仕事に情熱をもち，正直で，ほかのメンバーから見ても仕事能力が高ければ尊敬される．さらに，メンバーとコミュニケーションをよくとり，メンバー個々が会社の目標に共感できるよう，やる気〔モラール（morale）〕をもたせる働きかけ（動機付け＝モチベーション）の表現能力があれば，その部門の実績が上がる．仕事はメンバー任せにするのではなく，自らも率先して取り組み，行動の見本となり，メンバーがそれを手本とすることで，最後には，リーダーが行動しなくてもメンバーが個々で行動できるようになる．それらを通じて信頼が得られ，未来への先見性やビジョンをもち，経営理念や，給食部門の目的にあった成功へとメンバーを導くことが

信用と信頼の違い
信用は信じられることであり，信頼は信じて頼られることである．信頼のほうが精神的な意味合いが深い．

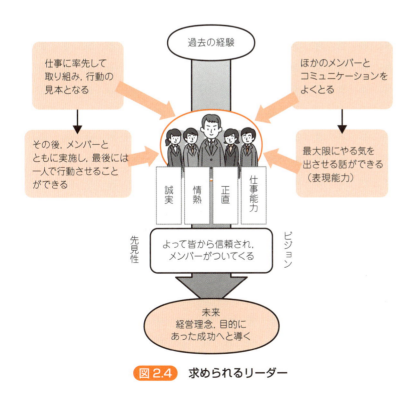

図2.4 求められるリーダー

できる．これら諸行動を**リーダーシップ**という．

1.6 マズローの欲求階層説

経営管理でリーダーシップを発揮するためには，従業員が経営へ参加する意識を高める動機付けが大切である．**マズローの欲求階層説**（図2.5）は，経営管理のなかでもよく論じられる．人間の欲求には以下に示す5段階の階層があり，一つの欲求が満たされると，次の階層の欲求が現れるというものである．

第1段階　生理的欲求：食べる，飲む，寝る，といったとても原始的な欲求であり衣食住についての欲求である．

第2段階　安全・安定の欲求：安全・安定を求める欲求であり，他者からの攻撃や自然災害，お金や家族を失ったりする危険から逃れようとする欲求である．

第3段階　社会的欲求：所属と愛の欲求ともいい，何かに所属していたい，そのメンバーから愛されたいという欲求である．

第4段階　自我・自尊の欲求：周囲から価値のある存在と認められたいという欲求であり，名誉や名声，権力や権威を得たいという欲求である．

第5段階　自己実現の欲求：自分自身の最大限の力を発揮して，自分に最適な活動をしたいという欲求であり，自分をさらに高めて成長させる欲求である．

以上のように，5段階に欲求が分かれており，第1段階が満たされなければ第2段階が，第2段階が満たされなければ第3段階が満たされず，第4段階が満たされなければ第5段階の欲求は湧かない．そこで，第1段階から第3段階までの欲求を満たしてメンバーが一生懸命働ける環境をつくるために，生活に必要なお金を給料や手当てで保証したり，安全への考慮，各種保険の完備が必要となる．その状況で第4段階の自我・自尊の欲求が湧き，名誉や名声を得るために働けるようになる．また，成果として業績を上げれば昇進できるしくみも必要で，そのためには，不公平のない人事

マズロー

アブラハム・マズロー（1908-1970）はアメリカ合衆国の心理学者．自己実現理論を唱えた．人間性心理学の生みの親とされている．

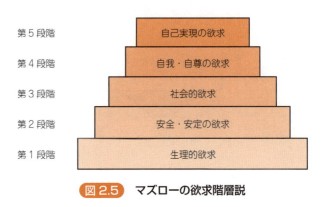

図2.5　マズローの欲求階層説

評価制度（p.41）を構築して，表彰制度，昇進制度もつくっておく必要がある．ここまでできて初めて，第5段階の自己実現の欲求が湧くようになる．リーダーの大切な仕事は，メンバーにモラールをもたせ，モチベーションを上げることである．

2 給食の経営管理の方法

本節では，経営管理の方法を給食施設での具体例で確認しながら学んでいこう．

2.1 外食産業の歴史と現状

給食の経営管理を理解するうえで外食産業の歴史や現状を理解しておくことは重要となる．外食産業市場全体の動向を確認し，給食も**外食産業市場**の一部であることを知り，顧客のニーズやウォンツを把握することで給食の管理・運営に役立てていく．表2.3に示したとおり，東京オリンピックや大阪万博では，外国人を含め多くの人が集まった．そして，その多くの人びとの食事をどのように円滑に提供するかが考えられた．

外食産業においては，欧米からの最新の給食システムや給食機器の導入，おいしく食べるための冷凍食品の開発などに大きな進歩がみられた．それとほぼ同時に，すかいらーくなどのファミリーレストランやマクドナルドなどのファストフード店が続々と誕生し，1980年代には外食市場が年率

表2.3 外食産業の歴史

年	おもな出来事	おもな外食産業の出来事
1964年	東京オリンピック	帝国ホテル村上シェフがオリンピック村に冷凍食品を導入し，大量供食を可能とした．
1970年	大阪万博（外食産業のはじまり）	万博アメリカ館の給食〔ロイヤルホストが請け負い，セントラルキッチン（CK）の発展〕，すかいらーく1号店（国立店），ケンタッキーフライドチキン1号店（名西店）
1971年		マクドナルド1号店（銀座三越店）
1980年代	女性の社会進出が顕著となる	外食市場年率10%以上の伸び
1988年		外食市場，オーバーストア現象
1990年代		外食市場横ばいか下降傾向
1993年	特定保健用食品第一号	舌で食べる時代から頭で食べる時代へ突入
2000年以降	2007年問題，団塊の世代定年時代，高齢化会	配食ビジネス（食の自立支援事業の一環として保険給付サービスの開始） 1980年半ばに比べ，2015年の中食市場の70%以上の伸び率

2007年問題
団塊の世代の最年長層が60歳の定年を迎えるのが2007年で，以後，3～5年にわたって団塊の世代の退職が続き，それによって生じる，社会的，経済的なさまざまな影響や問題を総称している．

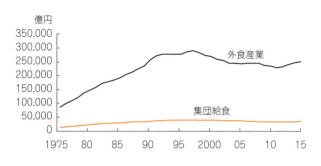

図2.6 外食産業市場における集団給食の推移

オーバーストアとは
特定地域の消費購買力に対してその地域の小売店舗面積が適正規模を超えている状態をいう.似通った業種・業態の店舗が沢山できることで起こる.

業種・業態とは
業種は流通業において,小売店を取扱商品の種類によって分類したものをいう.たとえば,八百屋,魚屋,酒屋,米屋などに分けられる.
業態は,営業形態による分類をいう.たとえば,百貨店・コンビニエンスストア・ディスカウントストアなどに分けられる.広い意味では,事業分野による区分(サービス業・小売店・飲食店など)も業態に含まれる.

10%以上の伸びを記録した.1980年代後半には,外食市場がオーバーストア現象を起こしたものの1997(平成9)年まで伸び続け,外食産業は29兆円,集団給食は3.9兆円の市場規模となった.30兆円市場を目前にしたものの,1997年を頂点として下降傾向に転じた.しかし2013年頃から,ふたたび上昇傾向に転じている(図2.6).

また,女性の社会進出や高齢社会への突入という,大きな流れでとらえることも給食産業の将来を考えるヒントになる.時代とともにマスメディア(テレビやインターネットなど)が発展し,顧客も多くの情報を取り入れ,ただ単においしさを食事に求めるのではなく,いわゆる「舌で食べる時代から頭で食べる時代」へと変化している.消費者は,低エネルギー食,ヘルシー食,特定保健用食品など食品の効能に多くの要素を求めるようになっている.

給食のライバルとなるものは,ほかの給食会社だけではなく,コンビニエンスストアや周囲の飲食店など,業種・業態を超えたところにもあるため,広く外食産業全体を見渡す必要がある.

給食施設は,外食産業のなかで給食主体部門の**集団給食**に位置づけられる(表2.4).**営業給食**は,飲食店などで不特定多数の利用者を対象とする.2019(令和元)年では,外食産業市場は26兆円となり,その12.9%にあたる約3.4兆円を集団給食が占める.これは前年比で0.2%減である.

2.2 給食の資源と管理

給食施設において,**経営資源**の活用が重要な鍵となる.とくに有形資源である主体的に行動する「人」(**人的資源**)の管理が大切である.人的資源を組織化して協働させ,能力を発揮してもらい,それに物,金を動かして**無形資源**を有効的に活用し管理する(表2.5).

給食施設の経営資源を活用しながら,給食経営管理のPDCAサイクル(図2.7)を用いて具体的に管理する.給食の各管理(たとえば栄養・食事管理や品質管理など)をPDCAサイクルで回しながら,給食施設全体

表2.4 外食産業市場における給食の位置づけ

				2019年
外食産業 260,493 (1.3)	給食主体部門 210,521 (1.4)	営業給食 176,987 (1.8)	飲食店 145,441 (1.7)	
			食堂・レストラン	102,906 (1.6)
			そば・うどん店	13,133 (0.9)
			すし店	15,457 (0.2)
			その他の飲食店	13,945 (4.9)
			機内食など	2,749 (1.3)
			宿泊施設	28,797 (2.0)
		集団給食 33,534 (-0.2)	学校	4,840 (-0.9)
			事業所 17,260 (-0.3) 社員食堂等給食	11,879 (-0.4)
			弁当給食	5,381 (-0.2)
			病院	7,881 (-0.3)
			保育所給食	3,553 (1.6)
	飲料主体部門 49,918 (0.5)		喫茶・居酒屋など 21,894 (0.8) 喫茶店	11,780 (1.2)
			居酒屋・ビアホールなど	10,114 (0.4)
			料亭・バーなど 28,024 (0.3) 料亭	3,349 (0.2)
			バー・キャバレー・ナイトクラブ	24,675 (0.3)
料理品小売業 78,126 (1.6)			弁当給食を除く	72,745 (1.7)
			弁当給食(再掲)	5,381 (-0.2)
外食産業(料理品小売業含む) 333,184 (1.4)				

数字単位:億円,( ):% 対前年増減率
(一社)日本フードサービス協会附属機関外食産業総合調査研究センターの推計(2020年)

表2.5 給食施設の経営資源

経営資源		給食施設の例
有形資源	人	もっとも重要な要素.役員,従業員,利用者,取引先など.
	物	食材,給食施設,機器,什器,食器,土地,車など.
	金	経営資金,売上金など.
無形資源	技術・ブランド	調理技術,献立作成技術など.
	情報	市場,利用者,競争相手のコンビニ,給食会社の情報など.
	時間	事業開始,メニュー開発のタイミングなど.

の経営管理においてもPDCAサイクルを進めていく.このとき,PDCAサイクルの始めである計画は,**6W1H1B**で考えるのが通常である(表2.6).

2.3 給食運営業務の外部委託

従来,給食運営業務は直営が多かったが,表2.7に示す理由により業務を**外部委託(アウトソーシング)**することが多くなった.委託側(施設側)からみると,給食業務を給食受託会社に委託すれば,その費用はすべて**変動費**となる.よって,業務内容がよい場合は同じ給食会社で継続延長が可能であり,悪い場合は給食会社を変更することも容易にできる.給食

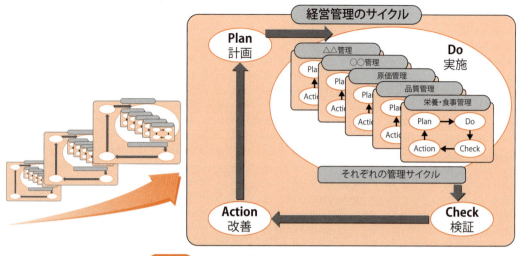

図2.7 給食経営管理のPDCAサイクル

表2.6 給食施設での6W1H1Bの例

6H1W1B		具体例
who	誰が	管理栄養士が
what	何を	○○なメニューを
when	いつ	1か月以内に
where	どこで	当事業所給食施設で
whom	誰に	もっとも人数の多い30代男子利用者に
why	なぜ	売上計画を達成するため
how	どのように	商品開発して（嗜好と健康を考慮して，献立を立て何度も試作を繰り返して）
budget	予算	1食いくらで

表2.7 アウトソーシングによる利点と理由

利点	理由
経営資源の補てん	おもに人，本業と関連の低い業務や間接部門の業務，専門性の求められる業務をアウトソーシングすれば，経営資源を中核事業に集中させることが可能.
固定費を変動費に変換する（経費削減効果）	削減するのが難しい固定費を，コストダウンできる変動費に変えることで経費削減が可能.

表2.8 アウトソーシングに適した業務と給食業務の例

アウトソーシングに適した業務	給食業務の例
1 専門性が高い業務	献立作成，調理
2 一定期間に集中して忙しくなる業務	食事の前後のみ多忙な作業
3 定型的なルーチンワーク	洗浄
4 設備投資が必要な業務	価格が高い大型調理機器

受託会社の競争が激しくなっているのは，それが理由である．また，表2.8 には給食業務のアウトソーシングに適した例を示す．表2.9 には，給食におけるアウトソーシングで用いられる最低限覚えるべき英単語を示した．

委託側と受託側の関連を図2.8 に示す．**クライアント**が給食業務を委託する場合は，給食受託会社である**コントラクター**が数社で競い合い，会社の概要や魅力的なメニューなどを含む運営計画をプレゼンテーションする．これを**コンペ**という．そして，コンペを勝ち抜いたコントラクターとクライアントの経営者どうしで委託契約書を交わす．実際の業務は，クライアント側の担当部署の長とコントラクター側の**オペレーター**であるエリアマネージャーなどが業務の委託を確認し（表2.10），コントラクター側は人材を派遣して業務を受託する．オペレーターは，クライアント側の給食施設に派遣した人材がしっかりと業務をこなしているかを定期あるいは不定期に確認し，衛生，品質管理，サービスなどを点検する．派遣された人材は，通常業務のなかでクライアント側の担当部署と協議をしながら進め，**カスタマー**に食事を提供する．

コンペ
コンペティション（competition）の略で，課題に対しての設計作品の公募をさす．給食受託会社は，通常1年契約で施設の給食業務を受託するため，多くのコンペに参加して施設と契約し，事業が成り立っている．

表2.9 給食におけるアウトソーシングで用いられる英単語

言葉	英語	読み方	意味
委託側（施設側）	client	クライアント	依頼人，顧客
受託側（給食会社側）	contractor	コントラクター	契約者，請負人
利用者	customer guest	カスタマー ゲスト	顧客，得意先 客，来客
調理従事者	operator	オペレーター	管理者
外部委託	outsourcing	アウトソーシング	外部委託，外注

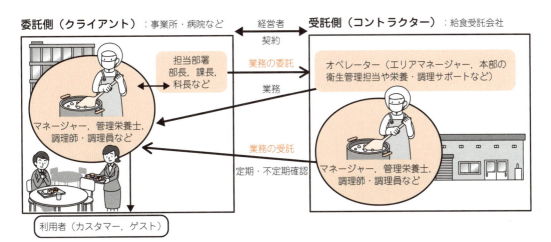

図2.8 委託側と受託側の関連

表2.10　委託のおもな契約内容

1. 委託業務の範囲（業務の分担区分）
   ① 全面委託（給食部門全部の仕事を委託する），② 部分委託（労務委託：調理，洗浄，掃除など管理部門以外を委託する．管理委託：管理部門だけ委託するなど．）
2. 業務の委託料（経費の負担区分）
3. 責任者および配属従業員の構成，管理
4. 設備の貸与と保守管理
5. 衛生管理と事故責任・損害賠償
6. 業務の代行
7. 食事の種別・内容・金額
8. 食事提供の時間帯
9. 検査・報告業務
10. 契約解除，契約期間
11. 個人情報の取り扱い

食単価契約と管理費契約，利用者にはどちらが得か

利用者は，管理費契約の場合は，食材料費のみとなり安価で食事ができて得である．これは，福利厚生の一部であると考えられる．そのため，施設によっては，給食費が契約社員は食単価契約，社員は管理費契約と二重の価格になっている場合もある．

給食施設

第1章を参照．

2.4　給食運営業務の収支構造

　給食施設の収入は，表2.11 に示すとおり施設により異なる．支出は，食材料費，人件費，経費から成り立っている（詳細は第6章の原価を参照）．給食施設は，一定期間に集中して忙しくなる業務のため，社員とパートの割合など，人件費を考える必要がある．また，カミサリー（p.94）などを利用して，安価な食材料費で品質のよい食材を仕入れることも大事である．

Column　給食経営管理の現場から

給食の外部委託

　業者選定には入札方式やプロポーザル方式があるが，受託会社の食事提供サービスに対する考え方や積極性を知ることができるプロポーザル方式にて，業者選定をしている施設が多い．

　なぜなら，給食を外部委託する場合には，各施設の給食の目的や給食に対する理念，特定の対象者となる利用者のニーズを理解し，共感して食事提供をしてもらうことがもっとも大切だからである．

　高齢者施設の場合，常食だけをおいしくできても顧客の満足度は得られない．軟らかい食事やムース状の食事をつくることも求められ，さまざまな調理の技術が必要とされる．もちろん，受託側には技術のみならず，限られた時間とお金のなかで，効率よく食事を用意するための人員配置や食材を選定するノウハウが求められる．

　献立作成は，受託側に任されることも多い．安全，安価で品質のよい食材を使用し，各施設の目的に沿った献立の作成は当然である．さらに，長期入所になることも多い高齢者施設では，季節感のある食事や楽しみ，生きがいを感じられる献立をつくり出す感性や能力を，受託側栄養士には備えてほしい．

●井上佐知子
（社会福祉法人さくら会，管理栄養士）

表2.11 各施設のおもな給食費の収入

病院	診療報酬〔入院時食事療養費(内,患者標準負担額1食につき460円) 入院時生活療養費（内,患者標準負担額1食につき460円）〕
高齢者福祉施設	利用者負担
児童福祉施設	児童養護施設・乳児院（公費） 認可保育所（公費および保護者）
学校	公費および保護者負担（食材費分）
事業所	管理費契約：食材費以外の費用を企業や組織体が負担．食材費は利用者が負担 食単価契約：すべての費用を利用者が負担

予算を立て，それに沿って，支出を帳簿管理しなければならない．

3 給食とマーケティング

3.1 マーケティングとは

アメリカ・マーケティング協会はマーケティングを「生産者から消費者にいたる財ならびにサービスの流れを推進する諸ビジネス活動」と定義している．

簡単にいうとマーケティングとは，顧客のニーズやウォンツを分析し，商品を開発し，商品購入を促すことである．たとえば「のどが渇いた」がニーズで，「お茶が飲みたい」がウォンツである．漠然とした願望がニーズで，これを満たす特定のものがウォンツと考えればよい．給食においては，**顧客満足度**を高める料理の開発をし，それが売れるために，どのように販売するかを考えることである．ここでは，マーケティングの基本的な方法と給食のメニューにおける具体的な方法について説明する．

3.2 マーケティングの基本

マーケティングを実施するには，まず**ベネフィット**（商品やサービスを利用することで顧客が得られる価値）や，**差別化と強み**（顧客に競合より高い「価値」を提供すること）をみる．次に**セグメンテーション**（顧客をグルーピングすること），**ターゲティング**（グルーピングした顧客のどれかに絞り込むこと），**ポジショニング**（自社商品と競合他社商品との市場での位置づけ）を確認し，**4P**の方法を用い実践する（表2.12）．4Pとは，商品（Product），価格（Price），流通（Place），プロモーション（Promotion）の頭文字からとられている．表2.13に，給食における4Pの具体例を示す．この四つのPを組み合わせながら，組織に最適なマーケティング手法を考えるのが，マーケティングの基本（**マーケティングミックス**）である．

国家試験ワンポイントアドバイス
4Pに関する出題は頻出である．

表 2.12　マーケティングの基本用語

ベネフィット	意味	商品やサービスを利用することで顧客が得られる価値のこと.	
		・ファンクショナル（機能的）ベネフィット	例：注文から料理ができるまでの時間が早い．量が多くて満腹感を感じる．味が良い．
		・エモーショナル（情緒的）ベネフィット	例：思い出の料理．並んででも食べたい食事．量やトッピングをアレンジできる食事．期間や数量限定の食事．
	給食で考えるべきこと	管理栄養士が給与栄養目標量に力を入れて食事をつくっても，利用者は早くできることや，味に価値を置いているかもしれない．また，自分だけに特化した料理を望んでいるかもしれない．顧客は給食に何を価値として望んでいるかを知る必要がある．	
差別化と強み	意味	顧客に競合より高い「価値」を提供すること． 同じ内容の食事だったら，価格競争になり安いほうが売れる．しかし，高くても売れるようにするためには，自社の給食を選んでもらう理由，つまり競合店（コンビニエンスストアや飲食店など）との違いを顧客に訴える必要がある．自社の強みが他社との差別化になる．三つの軸で考える． ① 手軽軸：より低価格で，より便利に買いやすくする． ② 商品軸：最新・最高技術の商品，サービスを提供する． ③ 密着軸：顧客のことをよく知り，望み・わがままをかなえる．	
	給食で考えるべきこと	例：① 手軽軸：注文から料理ができるまでの時間が早くて，安い． 　　② 商品軸：価格はやや高いが，オーガニック野菜や高級食材を使用して，非常においしい． 　　③ 密着軸：ご飯はいつも半分であることを知り，何も言わなくともそれが出てくる．顧客のベネフィットを考えながら，他社との差別化と強みをつくる．	
セグメンテーション ターゲティング ポジショニング	意味	セグメンテーションとは，顧客をグルーピングすること．	
		ターゲティングとは，グルーピングした顧客のどれかに絞り込むこと．	
		ポジショニングとは，自社商品と競合他社商品との市場での位置づけ．	
		競合他社に負けないようにするためには，ターゲティングを絞り，きめ細やかな注意を払うことが大切となる．	
	給食で考えるべきこと	キャンペーンを考える場合などは，ターゲティングを絞り，献立を作成することが大切である．男性のメタボリックシンドローム対策ではおいしく満足できる低エネルギー食，女性には料理数が多く人気の野菜が多数ある食事フェアなど．	
4P		商品，価格，流通，プロモーションの頭文字がすべてPから始まるため，4Pと言う．競合と差別化し，顧客に「価値」を提供する具体的な方法．	

表 2.13　給食における 4P の具体例

戦略		英語	給食における具体例	
4P	商品	product	何を	新メニューの開発，イベント食の開催など
	価格	price	いくらで	料理の価格の再決定など
	流通	place	どこで	食堂の移転，料理が混雑せず取れる動線への変更など
	プロモーション	promotion	どのようにして	広告・宣伝，イントラネットによるイベントメニューの紹介

3.3 マーケティングリサーチ

マーケティングリサーチとは，市場全般の動向を科学的にとらえるため，あるいはマーケティング施策を考えるために，情報や資料を収集し，分析を行うことである．給食施設でマーケティングリサーチを行う具体的な場面としては，新規施設の契約，新メニューの導入，新市場への参入，メニューの再開発などがある．リサーチする対象は，顧客だけではなく，競合給食会社の状況や給食施設周辺のコンビニエンスストア，スーパーマーケットなどの外食産業全般も含まれる．

3.4 マーケティングを活用したメニューの販売分析例

たとえば給食受託会社で食単価契約をしている施設などでは，利益をあげるために，顧客満足度が高いメニュー開発に力を注いでいるが，単にメニュー数を増やせばよいのではない．また，漠然と人気のあるメニュー，人気のないメニューと捉えるのではなく，**プロダクト・ポートフォーリオ・マネジメント**（PPM）と呼ばれる手法で販売分析をし，数字で捉える必要がある．

PPMは市場成長率を縦軸に，市場占有率（マーケットシェア）を横軸に取り分析する経営分析・管理の方法である．商品のライフサイクルを導入期，成長期，成熟期，衰退期に分けて売上高でみたものが市場成長率，

Column　顧客満足度と従業員満足度

給食受託会社での臨地実習の際によく聞く言葉にCSがある．これは，Customer Satisfactionの略で，顧客満足度と呼ばれる．給食における顧客は利用者であるが，単に料理の味だけではなく，食環境やサービスなどを総合した，利用者からの評価尺度である．給食の経営管理では，利用者に食べていただくことが最優先されるので，顧客満足度は押さえておくべきもっとも重要なことといえる．

そのためこれまではCS第一主義の会社が多かったが，近年はESも大切とされている．ESとはEmployee Satisfactionの略で，従業員満足度のことである．従業員の満足度が上がればモチベーションが上がり，サービスや食事の質も向上し，よりよい業績，成果を生み出すことができる．ESとCSの関係は，両天秤のように考えるとよい（図2.9）．

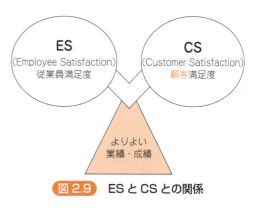

図2.9　ESとCSとの関係

経験曲線効果
ある製品の生産を始めてから，累積生産量の増加に伴って単位あたりの総コストが低下していくことをモデル化したもの．

単位当たりのコストで示しているのが**経験曲線効果**で，市場占有率と解釈する（図2.10）．

PPMは4象限に分けられ，図にしたものを**PPMマトリックス**という（図2.11）．市場成長率・市場占有率ともに高い「花形」と，市場成長率は高いが市場占有率の低い「問題児」，市場成長率・市場占有率ともに低い「負け犬」，市場成長率は低いが，市場占有率の高い「金のなる木」（または農耕馬という）に分けられる．最終的には金のなる木をめざす．金のなる木

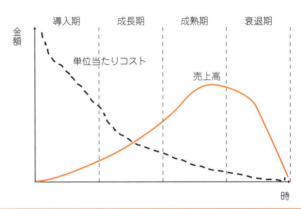

導入期	商品の認知度が低く，需要量も低い段階．そのため利益は出ないが，市場開拓のため製品の認知を上げることが課題となる．
成長期	商品の認知度が高くなり，売上高，利益ともに急上昇するが，市場参入業者も増える．市場におけるシェアの拡大・確立が課題となる．
成熟期	マーケットシェアや競争相手がある程度安定し，自社の売上高も安定して利益が最大になる．
衰退期	売上高，利益，競争相手ともに衰退が表れる．経営的には撤退のタイミングの検討が必要となる．

図2.10 商品のライフサイクルと経験曲線効果

キャッシュインとキャッシュアウト
お金が手元に入ってくることをキャッシュイン，反対に手元からお金が出ていくことをキャッシュアウトという．

	問題児 (Question mark) キャッシュイン 小 キャッシュアウト 大	花形 (Star) キャッシュイン 大 キャッシュアウト 大
	負け犬 (Dog) キャッシュイン 小 キャッシュアウト 小	金のなる木 (Cash cow) キャッシュイン 大 キャッシュアウト 小

（縦軸：市場成長率 低い→高い，横軸：市場占有率 低い→高い）

花　形	継続して投資し，金のなる木を目指す．
問題児	市場占有率を高めて，花形を目指す．
負け犬	早期に撤退の検討をする．
金のなる木	稼げるだけ稼いで，利益を他の事業へと分配する．

図2.11 PPMマトリックス

をめざす理由は，市場占有率が高く，事業の利益が出しやすく，問題児や花形事業に利益を分配することができるからである．負け犬にプロットされる商品は，早期撤退も考えなければならない．

メニュー分析に用いられる代表的な手法として，メニューの**ABC 分析**と，PPM をメニュー用に改正した**メニューエンジニアリングマトリックス（MEM）**がある．

まず，メニューの ABC 分析は，メニュー価格に販売個数をかけて売上高を算出し，売上高の合計を 100％として構成比を示し，売上高の高い順に並べて累積構成比を出す（表 2.14）．表 2.14 では，構成比の累計が 0～75％までが「A ランク」（人気のメニュー），76～95％までが「B ランク」（普通のメニュー），96～100％までが「C ランク」（人気のないメニュー）とした（構成比の累計が，0～70％までが「A ランク」，71～90％までが「B ランク」，91～100％までが「C ランク」とする場合もある）．人気のメニューの A ランクはそのままの状態を維持し，売り切れないように管理する．C ランクは大幅な変更および廃止を含め，メニューの存続を考えなければならない．

次に，MEM（図 2.12）はメニュー販売個数の平均を求め，販売個数平均の 70％ライン（縦軸）を設定する．各メニューの価格から原価を引いて個別粗利益を求め，個別粗利益に販売個数をかけて粗利益合計を算出する．すべてのメニューの粗利益合計を販売個数の合計で割った数値が粗利益平均となる（横軸）．これで分かれた 4 象限に，おのおののメニュー

表 2.14 ABC 分析とメニューエンジニアリングマトリックス

メニュー名	メニュー価格（円）	販売個数（個）	売上高（万円）	構成比（％）	累積構成比（％）	ABC 分析の結果	原価（円）	個別粗利益（円）	粗利益合計（万円）	プロットする象限
定食 A	500	3,200	160	16.0	16.0	A	250	250	80	A
丼もの	500	3,000	150	15.0	31.0	A	200	300	90	A
定食 B	600	2,400	144	14.4	45.4	A	350	250	60	A
ラーメン	400	2,800	112	11.2	56.6	A	150	250	70	A
カレー	400	2,200	88	8.8	65.4	A	150	250	55	A
スパゲッティ	400	1,750	70	7.0	72.4	A	200	200	35	B
そば	300	2,200	66	6.6	79.0	B	100	200	44	A
うどん	300	1,800	54	5.4	84.4	B	100	200	36	B
サラダ A	100	5,000	50	5.0	89.4	B	30	70	35	D
サラダ B	150	3,000	45	4.5	93.9	B	50	100	30	D
小鉢 A	100	4,000	40	4.0	97.9	C	30	70	28	D
小鉢 B	150	1,400	21	2.1	100.0	C	50	100	14	C
合計		32,750	1,000	100.0			1,660		577	

メニュー販売個数の平均 = 32,750 ÷ 12 ≒ 2,729（個）
販売個数平均の 70％ライン = 2,729 × 0.7 ≒ 1,910.3（個）
粗利益平均 = 5,770,000 ÷ 32,750 ≒ 176.2（円）

第2章 給食の経営管理

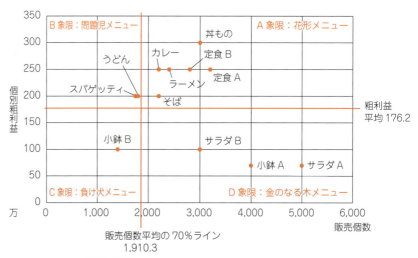

図2.12 メニューエンジニアマトリックスの例

Column

給食経営管理の現場から

給食受託会社における顧客サービスとマーケティング

　給食受託サービス業が始まってから40年以上が経ち，顧客である契約先のニーズも価格優先の時代から，質優先の時代へと移行しつつある．近年は「食の安全・安心」が大きな関心となり，マーケティングにおいてもその対応が高い比重を占めている．給食受託会社のフードサービスにおいては，契約先との取り決めを基本とし，その内容を遵守しながら契約先である顧客の満足度と同時に食事サービスを受ける利用者の満足度を上げることが求められる．

　食の安全を守る衛生管理においては，HACCPを適用して製造過程の精度化を図るための基準が，公益社団法人日本給食サービス協会により設けられている．実際の運用で使用される管理マニュアルなどは各社で作成されているが，年々高度な管理が求められている．コスト管理面では，セントラル・バイイングシステムによる食材や物品の購入により，安定供給や品質管理はもとより価格コントロールが容易となり，顧客サービスの向上に貢献している．また喫食者満足度に直結するメニューは，病院や介護施設など各施設のニーズに合ったメニュー開発が行われており，とくに近年は，嚥下困難食関連のソフト食，ムース食などの開発・検討が活発に行われている．企業によっては社内の全国料理コンテストを行い，管理栄養士・栄養士や調理師などの日常業務へのモチベーションや作業能力の向上に役立てたりしている．また，入賞したメニューを全国の施設メニューとして共有したり，マーケティングの資料に反映させるなどさまざまな取り組みや検討が行われている．

●金子裕子
（日清医療食品株式会社顧問，管理栄養士）

参考資料
・高城孝助，「フードサービスマネジメントについて」，日本フードスペシャリスト協会 講演資料．
・公益社団法人 日本給食サービス協会 ホームページ．http://www.jcfs.or.jp/

をプロットする．

- A象限：花形メニュー　販売個数が多く人気があり，さらに粗利益も高く，利益の高いメニューである．小さなミスでも悪評判に結びつくことがあるため大切にしなければならない．
- B象限：問題児メニュー　販売個数が少なく人気はあまりない商品であるが，高い粗利益が得られる商品である．つまり実力があるにもかかわらず，人気のないメニューである．ディスプレーの仕方，POPやメニューブックの配置戦術などで販売個数が増え人気が出れば花形メニューになる可能性があるため，売り方，セールスプロモーションを考え，メニュー改正時には一番力を入れるべき象限である．
- C象限：負け犬メニュー　人気もなく粗利益も低いため，存続を考えなければならないメニューである．
- D象限：金のなる木（農耕馬）メニュー　販売個数が多く人気はあるが，粗利益が低い．よりよくするために量や質，見た目も重視し食材の仕入方法なども検討して粗利益が高くなるように改善していく必要がある．

今後ますます管理栄養士は，時代とともに進化する経営管理的手法を身につけ，給食施設をマネジメントしていかなければならない．

セールスプロモーション
商品を購入する消費者に自社の製品や商品を認識してもらい，それを購入してもらうために広告宣伝活動を行うこと，またはその活動自体のことをいう．

復習問題を解いてみよう
https://www.kagakudojin.co.jp

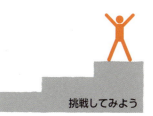
挑戦してみよう

第3章

給食の人事，組織管理

この章で学ぶポイント

★給食業務従事者の採用に必要な知識を修得し，雇用形態や雇用関連法規について理解しよう．

★給食業務従事者の能力開発，能力評価，マネジメントについて理解しよう．

★組織における階層や権限を理解し，各種組織形態の仕組みを学ぼう．

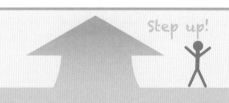

◆ちょっと学ぶ前に復習しておこう◆

経営
事業を継続的に運営するために示された目的，理念，方針に基づき，定められた目標を達成すること．

組織
経営における目的を達成するために，二人以上の人が互いに連携し構成される．

リーダーシップ
経営目的や組織の目標の達成を目指し，メンバーを導くための行動や能力．

【関連のある給食経営管理論の項目】
- 経営管理（➡第2章）：給食管理のマネジメントサイクル
- 品質管理（➡第5章）：調理工程と調理作業の標準化
- 生産管理（➡第8章）：生産計画と人員配置，適材適所の配置による生産性の向上

1 人事管理の意義と目的

給食経営管理において必要な資源の中でも，人（man），物（material），金（money）はとくに三大経営管理資源の **3M** といわれる．そのはじめには人が置かれており，人の充実がなければほかの資源を有効に活用することはできない．そのため，給食経営管理における**人事管理**はきわめて重要である．

給食従事者の人事管理には，従業員の採用，配置，異動，退職，人事考課，昇進・昇格，教育などのほかに，労務管理である労働条件や労使関係，福利厚生などがあり，人材を最大限に有効活用することを目的としている．

1.1 給食業務従事者の雇用形態

給食業務に従事する職員は，施設を運営している経営者に直接雇用されている場合と，業務委託を受けている受託会社に雇用されている場合がある．双方ともに**正規職員**（正社員）と**非正規職員**（パートタイマーなど）が存在する（表3.1）．

① 正規職員（正社員）

一定時間以上の勤務時間を労働とし，その対価を固定給（基本給，諸手当，賞与など）として受け取り業務を遂行するものをいう．

② 非正規職員（パートタイマーなど）

パートタイマーやアルバイトと称され，おもに時間給制で賃金が支払われることが多く，諸手当や賞与がない場合もある．

1.2 給食経営の人事管理

給食業務従事者の教育と訓練の方法は，**OJT**（On the Job Training，

表3.1 給食業務従事者の雇用形態

正規職員	正社員	一般的にはフルタイム（週に40時間＝1日8時間×5日以上）で働き，月給制である．日本の場合終身雇用制が多い．
非正規職員	パートタイマー	一定の時間数を働くが，フルタイムより少ない時間数（たとえば週に30時間など）で契約が交わされる．時給制で賃金が支払われることが多い．
	アルバイト	学生などが多く，不定期にシフト制で労働する．時給制で賃金が支払われることが多い．
	派遣社員	従業員が産休・育休などで長期休暇を取る際に派遣会社より紹介を受けて雇用する．雇用主は派遣会社に派遣料金を支払い，本人は派遣会社から給与を受け取る．
	契約社員	限定された仕事（データ入力，コンサルタントなど）をするために雇われる．また，プロジェクトを完遂するために雇われることも多い．仕事量に対する契約金が賃金となる．

表3.2 教育・訓練の利点・欠点

	利点	欠点
OJT	・業務に直結したスキルを身につけることができる ・費用がかからない ・継続的に指導ができる ・教育効果の評価ができる	・上司や先輩に指導されるため、指導者のスキルに左右される ・指導者以上のスキルが身につきにくい ・レベルが統一しにくい
OFF-JT	・専門の講師による標準化されたスキルを学ぶことができる ・専門家による高度なスキルや最新の知見を学ぶことができる ・日常業務に縛られない広範囲の教育ができる	・費用がかかる ・出張,移動に時間がかかる ・対象者の理解力により成果にばらつきが出る ・教育効果がわかりにくい
自己啓発	・個人のスキルアップができる	・業務に直結し難いこともある

職場内教育),**OFF-JT**(Off the Job Training,職場外教育),**自己啓発**の三つに分けられ,それぞれに利点と欠点がある(**表3.2**).

自己啓発
Self Development. 自分の意志で自分自身の能力を高めること. 企業によっては,研修などを用意し自主的に学ぶことを支援している場合もある.

1.3 人事考課

(1) 人事考課の機能

人事考課は,従業員の能力や,日々の業務に対する態度や取り組み姿勢などについて,評価項目に基づいて評価をし,その結果は,昇進・昇格などの判断材料となる.人事考課による適正な評価によって,組織の目的達成や従業員の勤労意欲の向上につなげることが期待できる.

人事考課には,従業員の現在の能力や働きぶりを把握して評価する機能と,人事考課で得られた情報に基づいた報酬の決定,人材の雇用や適正配置,教育・訓練などへ反映させる機能があり,すべての人事管理にフィードバックすることが基本的な役割である.

(2) 評価の要件

人事考課の結果は,昇進・昇格など処遇の判断材料となることからも,従業員にとって大きな影響を及ぼす.そのため評価は,「客観性」,「公平性」と「透明性」などが求められ,従業員の「納得性」を得る必要がある.組織は,評価に対する従業員の不平や不満を最小限にするために,従業員に対して評価の基準や手続きを明確にし,すべての従業員が同じ評価基準のもとで公平に評価され,人事の評価の基準,手続きや結果を被評価者に公開するなどして,従業員からの納得性を得る仕組みを構築する.

評価の考え方は,失敗や欠点に注視する減点主義ではなく,優れている点に着目して加点する加点主義が重視されている.

(3) 評価要素

評価の要素は,従業員の知識やスキルなどの「能力」や「労働意欲」の

要素(インプット),仕事に対する「職務行動」と,「成果」にあたる結果(アウトプット)からなる.

① 能力評価:職務を遂行するうえで必要な能力について評価する.
【項目例】理解力,判断力,表現力,指導力,企画力,業務知識,専門知識,スキル
② 情意(態度)評価:業務に対する取り組み姿勢について評価する.
【項目例】規律性,積極性,協調性,責任感,意欲
③ 成果評価:担当業務の実績や成績について量や質,目標の達成度や難易度をふまえ評価する.

(4) 人事考課の進め方

質の高い適正な評価を実施するためには,人事考課の管理システムが必要となる.組織が求める人材像を設定し,何を,どのように,何のために評価するのか,評価結果をどのように活用するのかについて原則を定めて管理する.実施にあたり,評価能力と評価の正確性を高めるための評価者訓練の実施や,評価の誤りや不均衡是正のために複数人による評価の実施なども行われている.

2 組織管理の意義と目的

2.1 組織の構築

組織とは2人以上の人びとが集まり,意識的に調整された活動やコミュニケーションによって構成される仕組みと定義されている.経営組織は,経営活動を規模に見合うかたちで効果的に遂行させ,経営目的を達成させるものである.そのためには,組織の管理担当者が常に経営規模と業務の流れの適合度を観察し,問題点の発見に努め,組織の改編や改善をしていくことが重要となる.

組織を支える要素として重要なことは,組織内の人員が共通の目的を理解し,共同的意思や意欲がもてることと,組織内での意思の疎通が図られることであり,このような認識をもつことが円滑な運営につながる.

給食施設は,施設の種類による違いはあるが,管理栄養士,栄養士,調理師,調理員などが協働して給食を提供する組織である.給食組織の第一の目的は,健康管理の観点から,利用者の身体状況に適した満足感の得られる食事の提供である.加えて,組織として食材などの**原価管理**が実施できることも忘れてはならない.

原価管理
第6章を参照.

2.2 経営組織構成の原則

経営組織は,つぎの五つの原則によって構成される.

① 階層構造の原則

一般的に組織では，職務の権限や委譲が**上意下達方式（トップダウン）**で行われる．経営組織を経営者層，管理者層，監督者層，作業者層までの4段層に分け，各段階に応じて職務や権限を明確にする（**図2.3参照**）．また，トップの指示が作業者層まで一貫して流れるようにする．

② 権限委譲の原則

日常的に反復して発生する事項や業務の処理は，定型化された手続きにより行われることとする．これらに対する意思決定の権限は部下に委譲し，業務の効率化をはかる．

権限の委譲により，管理者はより重要な事項の処理を，自らの責任として遂行できる．

③ 専門化の原則

専門化された業務は，担当者の専門性を生かせるような業務形態にする．担当者は専門知識を習得し，業務に専門知識を生かせる能力が必要である．

④ 命令一元化の原則

組織の構成員に対して，直接的に指示，命令を行う管理者は1人である．また，指示や命令に対する報告も，単一の系統で行われることで，業務が正確に効率よく実施できる．

⑤ 管理範囲の原則

1人の管理者が管理できる部下の人数は業務の内容により異なり，業務内容が複雑になるほど少なくなる．一般的には10人前後が適当であるといわれている．

2.3　給食経営の組織管理

(1) 給食組織と関連分野との連携

① 組織の形態

組織が大きく複雑になると，部門内での判断によって業務が進められることがあり，このような事態が増えると，他部門との連携が難しくなる．その結果として，組織全体の作業効率の低下を招くことになるため，注意が必要である．また，同じ業務を複数で担当する場合などに，自己中心的な考えになる者が増えることもある．

組織のなかでの**指示**や**命令**は，職位の上位者から下位者へ，また業務の実行の結果や情報を**報告**として下位者から上位者へ伝える．同位者間では**連絡**し合うことで情報共有や進行状況などの把握を行う．これらの一連の流れは組織の運営には欠かせない．

② 組織構造

経営組織の全体像を正確に把握することにより，組織の複雑化による弊害を防ぐことができる．組織の形態は，**ライン組織**（直系組織），**ライン**

報告・連絡・相談
とくに下位者からの「ホウ・レン・ソウ（報告・連絡・相談）」が重要と言われている．

アンドスタッフ組織（直系参謀組織），**ファンクショナル組織**（職能別組織），**事業部制組織**，**マトリックス組織**，**プロジェクト組織**などに分けられる．おもな組織形態を表3.3に示す．

③ 業務と職務内容

給食組織ではトップを管理栄養士・栄養士とし，調理師，調理員，調理補助員などの調理従事者により構成される．業務の内容により，メンバーの構成は異なる．

(a) 病院

病院での管理栄養士は医療スタッフの構成員であり，医師を中心とした組織の一部として，看護部門，検査部門，薬剤部門，事務部門，リハビリ部門などと協働する．病院給食は治療の一環であるため，栄養・給食部門は院長直属か診療部門に所属することが望ましい．栄養管理委員会や給食委員会などを設置して運営を行う．

(b) 学校

適正な栄養の摂取により，健康の保持増進をはかるために，学校長を中心に，副校長，教務課長，教務主任，学年主任，栄養教諭，家庭科教員，給食調理スタッフ，事務部門などと連携しながら給食の運営を行う．

(c) 事業所

従業員の心身の健康増進を目的とする**事業所給食**は，従業員の福利厚生の一環として実施されているため，厚生部門に属する．そのほかの関連部門には，人事課，営繕課，経理課，組合などがあるが連携して行う．

(d) 社会福祉施設

管理栄養士・栄養士は，施設長，医師，薬剤師，ケースワーカー，ケアマネジャー，看護師，リハビリ部門，介護福祉士，事務部門などと栄養ケアマネジメントを実施し，栄養評価に基づいた給食の運営を調理スタッフと連携して行う．

(e) 児童福祉施設

管理栄養士・栄養士は，施設長や園長，保育士などと連携や相談を行い，それらの結果を踏まえて調理スタッフとともに給食の運営を行う．

④ 給食委員会：栄養管理委員会

給食施設の円滑な運営と，満足度の高い給食の確立に寄与するため設置される組織に，**給食委員会**（栄養委員会，食堂委員会）がある．委員会は一般的に，利用者の代表（労働組合），給食関係諸部門（厚生担当，栄養士，調理師）で構成される．

病院では，患者や診療の情報を把握する医師や看護師と管理栄養士，調理師がメンバーとなる．学校では，学校長が給食運営の責任者となり，教育委員会のもとで運営委員会が構成され，PTAとの連携も行われることがある．

表3.3 組織形態

組織の種類	概要	長所	短所
ライン組織	・ラインとは，業務の遂行に直接関係し利益を生み出す製造や販売部門を指す．ライン組織は比較的小規模な組織に適している．トップからの命令系統が一元化しており，規則・秩序が守られる．責任権限が明確である．	・組織の秩序や規律が守られる． ・指揮命令系統が明確なので，責任と権限が一致する．	・組織の規模が大きくなると，上司の責任が重くなる． ・他部門との連携がとりにくい． ・専門能力をもつ者を活用しにくい． ・階層が多くなり意思決定やコミュニケーションに時間がかかる．
ラインアンドスタッフ組織	・規模の拡大に伴い，ライン部門に助言や支援をするスタッフ部門が形成されている．ただし，ラインへの命令権はない．直接的な利益も生み出さない．人事，総務などがそれにあたる．命令の統一性，専門家の活用など，ライン組織，ファンクショナル組織の長所が生かせる．	・命令の統一性がある． ・専門家の活用ができる．	・スタッフを重要視すると，命令系統が乱れる． ・スタッフの意見を軽視すると専門家による専門性が生かせない．
ファンクショナル（職能別）組織	・製造，販売，人事・総務，経理・財務などの諸活動を，職能別に分類し，専門化を志向した組織．営業部，人事部などは職能別組織の一つである．中規模な組織に適している．部下が複数の上司をもつこともある．	・専門家による生産性が高い． ・専門家の育成がしやすい．	・業務の細分化による，部門間の調整が困難になる． ・個別の最適化になりやすい．
事業部制組織	・製品別，顧客別，または地域別に利益責任と業務遂行に必要な職能をもつ，自己完結的な複数の組織単位によって構成される組織構造である．大規模で経営内容が多様化した組織に向いている．	・部門分化により意思決定が迅速となる． ・成果が明確になる． ・経営者の育成ができる．	・経営資源の配分が重複される．
マトリックス組織	・プロジェクト組織*と職能別組織を組み合わせた組織で，二つの部門に同時に所属し，両方のリーダーから指示・命令を受ける．恒久的な組織ではなく，テーマに応じて組み替える柔軟な組織にするのが通常である．	・複数の目的を達成する場合に適する． ・状況の変化への柔軟な対応が可能である．	・指令命令が複雑になる．

■，□は部門を表す．

*新しい課題や問題が発生したときに，複数の部門から適切な人材を集めて，一時的にチームを編成する組織である．チームへの参加には，所属している部門の業務と兼任する場合もあれば，プロジェクトに専任する場合もある．プロジェクトには指揮命令をするリーダーの下で業務を行う．

委員会は定期的，または問題発生時に開催される．内容は日常の運営に関する検討のほか，利用者の満足にかかわる事柄への積極的な検討も望まれる．給食委員会でのおもな議題にはつぎのようなものがある．
- 給食や献立に関する検討
- 給食の経費に関する検討
- 給食の方法に関する検討
- 栄養に関する検討
- 衛生，施設，設備に関する検討
- 各種調査に関する検討
- 利用者の苦情に関する検討

(2) リーダーシップとマネジメント

リーダーシップとは周囲に影響を与えて，ある一定の方向に牽引するために必要な能力である．その際にリーダーは，個々の従業員の能力や向かう方向（組織の目標や経営目的）などにより，さまざまなスタイルのリーダーシップを発揮することが大切である（表3.4）．

表3.4 リーダーシップの種類

独裁型	迅速な対応が要求される場合に求められる．
参加型	ほかのスタッフに意見を聞いてから，判断して決定を下す．
民主型	多数決スタイルにより採択された決定事項を，スタッフとともに実行する．
合意型	集団側にすべての決定権があり，合意することが求められる．

マネジメントとは経営者や管理者が管理をすることを意味し，プロセス（過程）とファンクション（機能）による活動である．

a. マネジメントの基本となる五つのプロセス：① 計画する（planning），② 組織する（organization），③ 人の採用と配置をする（staffing），④ 指揮する（direct），⑤ 統制する（control）．

b. マネジメントに必要な三つのスキル：① テクニカルスキル（専門分野の能力），② ヒューマンスキル（他者との良好な関係を構築する能力），③ コンセプチュアルスキル（組織を運営する能力）．

c. マネジメントを行う際に管理者が常に行う三つの機能：① 問題点を分析すること，② 決定すること，③ コミュニケーションすること．

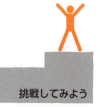
挑戦してみよう

復習問題を解いてみよう
https://www.kagakudojin.co.jp

第4章

栄養・食事管理

この章で学ぶポイント

★給食施設における栄養・食事管理プロセスを理解しよう．
★給食施設利用者の栄養評価と食事診断に基づいた栄養介入（食事管理）の目標を理解しよう．
★給食施設利用者に応じた給与栄養目標量を設定し，栄養・食事管理（献立計画や調理特性）について学ぼう．
★提供する給食は，栄養教育の教材であることを理解し，利用者に応じた献立作成ができるようになろう．

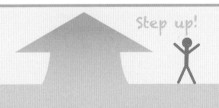

◆学ぶ前に復習しておこう◆（ちょっと）

献立
料理の種類や組み合わせを考え順序を決めたもの．

日本人の食事摂取基準
健康な人を対象に，国民の健康の保持・増進，生活習慣病の予防，重症化予防のための指標となるもの．

PDCAサイクル
Plan（計画）→ Do（実施）→ Check（検証）→ Action（改善）を繰り返すことによる改善手法．

日本食品標準成分表
日常的に食される食品100g当たりの栄養成分値をまとめたもの．

第4章 栄養・食事管理

1 栄養・食事管理の意義と目的

1.1 栄養・食事管理の役割

栄養・食事管理の役割には，利用者の健康の維持・増進，疾病の予防や治療などを目的として，利用者に適したエネルギーと栄養素量の食事を提供する**栄養補給**がある．そして，提供した食事が，食品の種類，料理の組み合わせ，味，適正な食事量などの経験を通じた学びとなり，望ましい食事を学習する場となるような要素を含む**栄養教育**となる．

また，食事は私たちの生活において，人とのコミュニケーションの場となり，食文化の伝承や癒しの場ともなる．すなわち，給食施設で提供する食事は，利用者の心身両面の健全な発達・発育，疾病の予防や治療に貢献するとともに，社会性を養うなど，人びとの**生活の質**（**QOL**）を高めることも目指している．

1.2 給食施設別の栄養・食事管理

栄養・食事管理は，給食施設の利用者に適したものとすることが重要である．給食施設は下記の六つに分類されるが，それぞれの施設における栄養・食事管理のポイントを示す．

(1) 事業所

事業所における従業員の仕事の内容，活動量，勤務スケジュールに応じた食事を提供する．利用者が必要とする栄養量を確保し，健康の維持増進に寄与することにより，勤労意欲を増進させ，生産性を高める．

(2) 医療施設

入院患者一人ひとりの病状や，栄養状態のアセスメント結果に基づいて計画された**栄養治療計画**に対応した適切な給食を行う．それによって疾病の治癒，回復を図る．さらに，提供された食事を教材として栄養教育を実施することで，退院後の食事療養および食生活改善につなげる．

(3) 高齢者介護福祉施設

入所者一人ひとりの栄養状態や，摂食機能などを把握し，アセスメント結果から作成された**栄養ケア計画**に基づいて，適切な給食を実施し，高齢期の低栄養状態や機能低下を防止する．また，食事を通して高齢者の自立を支援し，QOLを向上するとともに家庭への復帰をめざす．

(4) 学校給食施設

心身の健全な発達・発育を図ることを目指して，発達段階に応じた食事を提供する．また，給食を生きた教材として，栄養面の知識だけでなく食文化の伝承・正しい食事習慣・食事マナーを身につけさせるなど教育の一環として**食育**（食に関する指導）を実施する．

【関連のある給食経営管理論の項目】
- 品質管理（➡第5章）：品質設計，品質評価
- 安全・衛生管理（➡第9章）
- 生産管理（➡第8章）

国家試験ワンポイントアドバイス
各給食施設における栄養・食事管理の特徴が出題されることがある．

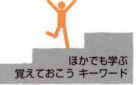

ほかでも学ぶ 覚えておこう キーワード

栄養ケア計画
　➡臨床栄養学

学校給食摂取基準
巻末資料⑩を参照．

食育
さまざまな経験を通じて「食」に関する知識と「食」を選択する力を習得し，健全な食生活を実践できる力を育むこと．

(5) 児童福祉施設

給食は，必要な栄養素を給与することで，児童が心身ともに健全な発育・発達することを目指す．また，食事を通して豊かな人間性の形成，正しい食習慣の育成につなげる．

(6) 障害者福祉施設

障害者福祉施設とは，身体障害，知的障害，精神障害を対象とした施設

Column

給食経営管理の現場から

認定こども園の食事対応例

アレルギー児への対応

こども園の開園から5年間の食物アレルギー児を総計した結果，卵16人，牛乳・乳製品2人，小麦1人，そば2人，落花生2人，大豆2人，ごま1人，ナッツ類4人，甲殻類1人，果物類1人であった．2016年度のアレルギー児の数は全園児の約5％にあたり，乳児に多かった．

現在の横浜市の保育園では基本的に，市が作成した「保育所における食物アレルギー対応マニュアル」をもとにアレルギー対応を行っている．そして，医師の指示がない限りは園での対応は行わないことになっている．マニュアルでは安全な給食対応のためには単純化が望ましく，原則的に除去対応を推奨しているが，園によっては代替食を提供する場合もある．また，アレルゲンがほとんどないと考えられる調味料などに関しては，基本的に除去は行わない．医師がそれらを摂取不可能なほど症状が重篤であると判断した場合には，各園が調理設備や人員配置を考慮したうえで，保護者と相談し弁当持参などの対応を取ることが多い．

外国籍児への対応

近年は外国籍の保護者が増えてきている．日本語も英語もあまり通じない場合や，父親のみ日本語が通じるなどさまざまなケースがあり，それぞれの家庭に配慮し情報を伝えていくことが求められている．離乳食についての保護者とのやりとりでは，英語での資料作成やコミュニケーションなどをしたことがある．しかし，伝えたと思っても伝わっていない，重要性が伝わらないなど悩む日々もあった．さらに外国籍児は食文化の違いも多く，給食の際に戸惑う姿も見られる．徐々に給食を楽しめるようになる子が多いが，その点においても配慮が必要になってきている．

そのほかにも園ではここ数年，「日本の郷土料理」と「世界の料理」の取り組みを行っている．

日本の郷土料理は，日本をもっと知ってほしいとの思いから始め，2016年度は1年間の取り組みを1冊にまとめて卒業園児にプレゼントした．2017年度は1年間で47都道府県の郷土料理をすべて給食で提供し，さらに意欲を高めてもらえるような取り組みを進めている．

世界の料理は，年に6か国の料理を提供している．年長児にはランチルームでレストランをオープンし，掲示物などを貼ることでいつもと違う空間で食事をしてもらっている．日本と世界の両方の取り組みをともに写真で掲示し，保護者への情報発信も行っている．また，保護者には簡単な給食レシピの提供も行ったところ，簡単でおいしいと好評である．情報発信はおもに掲示物や月に1度の給食だよりを用い，懇談会などで栄養士が保護者向けに話をすることもある．

●飯塚裕子（幼保連携型認定こども園 関東学院のびのびのば園，管理栄養士）

であるため，個々の対象者の健康状態や生活習慣などに配慮し，無理なく食べられるような献立，調理法とすることが必要である．

2 給食施設における栄養・食事管理と献立

給食施設における献立は，給食業務の要である．献立作成は，管理栄養士・栄養士の業務の中枢をなし，内容が評価される．

2.1 献立の意義と目的

献立とは，給食施設の栄養・食事計画に基づいてつくられた食品構成と，食品の種類と栄養量，利用者の嗜好，経済条件，施設設備，作業能力などを考慮した提供方法によって，主食・主菜・副菜・その他の料理を合理的に組み合わせることをいう．

献立は，栄養量という数値を料理という具体的な食品やその組み合わせに置き換えるための**栄養管理計画書**であり，管理栄養士，栄養士の業務の中心的な役割を担っている．同時に，利用者が食べて満足するために料理に対する豊富な知識と優れた感性が必要とされる．常に利用者の視点に立った**献立計画**を立案することが重要である．

そして，決定された献立に従い，品質管理，作業管理が行われ，給食が運営される．こうして提供された料理は，提供する側だけでなく利用者の評価および利用者の栄養状態の評価などを含めて分析・改善され，つぎの献立計画に取り入れられる．**献立作成**とはこのような一連の管理業務である．

2.2 献立の機能

献立には，以下にあげるようなさまざまな給食実施に対する機能がある．

① **計画書としての機能**：具体的な計画書類となり，品質管理・作業管理の計画の基礎となる．
② **実施の指示書としての機能**：献立表に記載された内容に従い，材料の発注，購入，調理が実施される．
③ **実施記録としての機能**：実施後の献立表は，給食の実施記録として保存され，実施給食の評価，検討，つぎの献立作成に活用される．
④ **標準指導書としての機能**：食材料の購入計画と保管計画，およびコスト管理，調理作業管理（マニュアル），料理の品質管理（形態，色彩，味，温度，分量，盛り付けなど），さらに配膳，供食，下膳（げぜん）などの給食の運営における標準指導書となる．
⑤ **栄養教育の実物教材としての機能**：献立を栄養教育の実物教材とするためには，給食経営管理・運営全般，栄養教育の中で活用される献立

計画の立案が必要である。利用者の健康な生活・食生活のデザインを献立として具現化し、給食を提供するとともに栄養教育が直接的、間接的に行えるようにすることが重要となる。

表4.1 に示した栄養・食生活デザイン提示案の内容はつぎのようになる。

・**主題**
利用者の実態を把握し、給食の提供をとおして、健康課題解決に結びつけることができるように、主題を設定する。

・**献立名**
実物教材になるよう、献立内容を検討して立案する。健康な生活・食生活のモデルとなるように、基本的な組み合わせを取り入れる。

・**献立の設定の理由**
献立の設定の理由は、明確に示して栄養教育へとつなげる。
　○実態・課題……利用者を取り巻く食環境および栄養アセスメントから実態を把握し、課題を抽出する。
　○必要性……エビデンスに基づいた根拠から主題設定の必要性を示す。
　○方向性……実態から抽出された課題と指導の必要性に基づいて、栄養教育の方向性を決定する。

・**栄養・食生活デザインの要素**
献立の中に要素を加えることで、献立の実物教材としての役割を明確化する。

・**応用献立**
基本の献立から、年間をとおして教育が展開できるように、季節ごとの献立を立案しておくと、計画的・系統的な展開が可能となる。

・**栄養・食生活デザインとの関連**
献立を教材とした指導内容が、栄養教育関連目標のどの目標に該当しているかを明確にすることで、栄養・食生活デザインが具現化される。

・**栄養教育・栄養管理の根拠となるアセスメント**
教育用献立を立案するにあたり、活用している栄養アセスメントの種類を示しておく。この栄養アセスメント結果を反映した献立であることを明確にする。

・**その他の給食経営管理・運営全般との関連**
給食施設ごとに、給食の目的、経営上の特性などが異なっているため、指導献立内容を、その給食施設の特徴に合わせることが必要である。

・**栄養教育目標（行動目標，学習目標）**
栄養教育を達成するためには、行動目標、学習目標を明確にしておくことが大切である。その結果を評価し、献立の立案にフィードバックしていく。

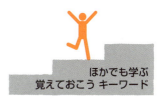

栄養アセスメント
➡応用栄養学
栄養教育目標（行動目標，学習目標）
➡栄養教育論

第 4 章　栄養・食事管理

表 4.1　献立計画：栄養・食生活デザイン提示案

献立表

献立名	材料名	数量 g 人分	調理の要点	教材研究
主食				
主菜				
副菜				
その他				

献立名	品質管理 (g)		
	設計品質	品質管理	適合品質

献立の栄養価

エネルギー kcal	たんぱく質 g	脂質 g	炭水化物 g	食物繊維 g	カルシウム mg	鉄 mg	ビタミン			ナトリウム（食塩相当量）g
							A µgRE	B_1 mg	B_2 mg	C mg

宮原公子編著，「楽しく学ぶ献立の教材化の理論と実践」東山書房（2014）を参考に作成．

主題	評価の観点	季節：
献立名（料理名）		
ねらい（　　目標）		
献立の設定の理由		
栄養・食生活デザインの要素	○ ○ ○	
配膳図		〈応用献立〉 春： 夏： 秋： 冬：

〈栄養・食生活デザインとの関連〉

栄養教育関連目標

	食と健康	食と環境	食と文化
指導内容			

〈栄養教育・栄養管理の根拠となるアセスメント〉

〈その他の給食経営管理・運営全般との関連〉

栄養教育目標（行動目標，学習目標）：

- **献立表**

  献立作成の項目である献立名，材料名，数量，調理の要点などに加えて，教材研究（食材の由来や指導に必要な資料）を示す．

- **品質管理**

  献立表に品質管理の項目を加え，計画段階の設計品質と提供時の適合品質を1人分の重量で示し評価する．

- **献立の栄養価**

  栄養価（給与栄養量）を示し，栄養管理・品質管理の評価へとつなげていく．利用者にとって，栄養価などの情報提供を行うことは，利用者が適切な食品・料理選択を行うための知識になり，自己管理能力を身につけることにつながる．

3 栄養・食事のアセスメント

栄養・食事のアセスメントとは，利用者の性別，年齢，身体活動状況に加えて，食物摂取状況，健康度，運動・飲酒・喫煙などの生活習慣を総合的に判断し，評価することである．

3.1 栄養・食事のアセスメントの必要性

栄養・食事アセスメントは，利用者の身体の状況，栄養状態，生活習慣などを定期的に把握し，これらに基づいた適当な熱量および栄養素の量を満たす栄養・食事計画のために必要である．また，給食施設においては，個人のアセスメントと集団のアセスメントの両面をとらえて行う必要がある．

3.2 栄養・食事のアセスメントの手法

給与栄養目標量の設定には，個人の状況に配慮する必要があるため，栄養・食事計画を策定する際は，十分なアセスメントを行わなければならない．

栄養アセスメントの手法を用いて，実態把握，分析，計画，活用，実施，評価，改善をしていく．把握すべき情報は，施設の種類により異なるため，施設の利用者の実態に応じた情報収集を心がける．栄養アセスメントの手法には，栄養・食生活調査，身体計測，臨床診査，臨床検査，栄養情報がある（表4.2）．

3.3 栄養アセスメントを基にした給与栄養目標量の設定

個人または集団のアセスメントは，各給食施設における給与栄養目標量の算出に活用する．算出の際には，施設の食環境，地域性，経済性なども

> **国家試験ワンポイントアドバイス**
>
> 栄養・食事のアセスメントを行うときに把握しておくべき項目を覚えておこう．

秤量法
食品の重量を秤などで測る方法.

表 4.2　栄養アセスメント手法の種類と内容

栄養アセスメント手法	具体的な内容	配慮事項
栄養・食生活調査	秤量法,食事思い出し法,食物摂取頻度法など	給食と給食以外の食事をできるだけ正確に把握する.
身体計測	身長,体重,身体活動レベル,体脂肪率,腹囲など	必要に応じて計測項目を加える.
臨床診査	運動,飲酒,喫煙などの生活習慣	必要に応じて,咀嚼・嚥下能力なども把握する.
臨床検査	生化学的検査値,血圧など	疾病の状況把握に必要な項目を把握する.
栄養情報	国民健康栄養調査,食育白書,食中毒情報など	最新の情報を収集するよう心がける.

考慮しながら行う.

(1) 食事摂取基準

各給食施設において給食を実施するためには,栄養・食事アセスメントの結果から**日本人の食事摂取基準（2025年版）**（以下,食事摂取基準）に基づいて,その給食施設の給与栄養目標量を算出する必要がある.食事摂取基準は,健康な人を対象に国民の健康の保持・増進,生活習慣病の発症予防及び重症化予防に加え,高齢者の低栄養予防やフレイル予防をめざしており,年齢区分や身体活動レベルごとのエネルギーおよび各栄養素の1日あたりの摂取量を数値化している.

(2) 食事摂取基準を活用するための概念

食事摂取基準は,エネルギーについては推定エネルギー必要量,栄養素については推定平均必要量,推奨量,目安量,耐容上限量,目標量の5種類の指標がある.

① エネルギー

推定エネルギー必要量（estimated energy requirement：**EER**）は,エネルギー出納が0（ゼロ）となる確率がもっとも高いと推定される,習慣的な1日あたりのエネルギー摂取量である.食事摂取基準は,エネルギーの摂取量および消費量のバランス（エネルギー収支バランス）の維持を示す指標として,体格（**BMI**）を採用しており,成人における目標とすべきBMIの範囲が提示されている.

② 栄養素

健康の維持・増進と欠乏症予防のために,**推定平均必要量**（estimated average requirement：**EAR**）と**推奨量**（recommended dietary allowance：**RDA**）が設定されている.しかし,これらが設定できない栄養素については**目安量**（adequate intake：**AI**）が設定されている.また,生活習慣病の一次予防を目的として**目標量**（tentative dietary goal for preventing life-style related diseases：**DG**）が,過剰摂取による健康障害を未然に防

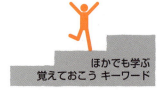

栄養アセスメント手法
　➡応用栄養学,栄養教育論
日本人の食事摂取基準
　➡応用栄養学

国家試験ワンポイントアドバイス
食事摂取基準に基づく給与目標量の設定方法について出題されることがある.

BMI
body mass index で体格の指数の一つである.
BMI＝体重(kg)÷(身長(m))^2

ぐために**耐容上限量**（tolerable upper intake level：**UL**）が設定されている（図4.1）．

a. 推定平均必要量
ある対象集団における必要量の平均値の推定値．当該集団に属する50％の人が必要量を満たすと推定される1日の摂取量．

b. 推奨量
ある対象集団において測定された必要量の分布に基づき，母集団に属するほとんどの人(97〜98％)が充足している量として定義．理論的には「推定必要量の平均値＋推定平均必要量の標準偏差の2倍（2SD）」として算出される．

c. 目安量
特定の集団における，ある一定の栄養状態を維持するのに十分な量として定義．

d. 目標量
生活習慣病の予防を目的として，現在の日本人が当面の目標とすべき摂取量．

e. 耐容上限量
健康障害をもたらすリスクがないとみなされる習慣的な摂取量の上限を与える量．

③ 給与栄養目標量の設定方法

給食施設においては，食事の種類をできる限り集約し，対象者全員に適切な許容範囲内での食事を提供することが重要である．個人の情報がほとんどない状況においては，その施設を今まで利用してきた人びとの状況から判断して対応する場合もある．

a. 高齢者介護福祉施設，事業所，高等学校寄宿舎など
食事摂取基準を基に，年齢，性別，身体活動レベル別の人員構成と推定

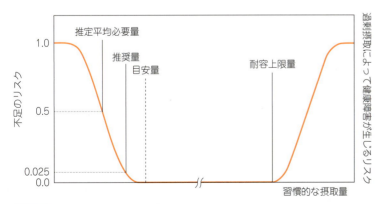

図4.1　食事摂取基準の各指標（推定平均必要量，推奨量，目安量，耐容上限量）を理解するための概念図
「日本人の食事摂取基準（2025年版）」，p.7より．

第4章 栄養・食事管理

Column

栄養ケア・マネジメント

平成17年介護保険法改正により，介護保険施設入所者などに対して適切な栄養管理を実施することが改めて定められた．入所者全員に対して個々に応じた給与栄養量を決定し給食を提供することで，高齢者の低栄養・フレイルティ（虚弱）の予防をめざす．

【栄養ケア・マネジメントの流れ】
栄養スクリーニング（栄養状態リスクのレベルチェック）
↓
栄養アセスメント（栄養リスク者を振り分ける）
↓
栄養ケア計画（長期目標と短期目標の設定）
↓
栄養ケア記録作成（栄養補給，食事相談，関連職による栄養ケア）
↓
栄養ケアモニタリング（アウトカム，評価，計画の変更）

フレイルティ
老化に伴う機能の低下による衰弱状態，健康障害に陥りやすい．虚弱ともいう．

エネルギー必要量の分布の確認を行う．荷重平均値に近く，最頻値を基準に設定し，主食量の調整を行う．

b. 学校，児童福祉施設，自衛隊，病院の一般食など

給食施設を監督する関係省庁から示された食事摂取基準を参考に，各施設や地域の特性を考慮して弾力的に決定する．学校は文部科学省，児童福祉施設は厚生労働省，自衛隊は防衛省，病院の一般食は厚生労働省が関係省庁である．

c. 病院および老人保健施設などの特別食

医師の診断による食事指示書（食事箋）に従い，治療の一環として給与栄養目標量を設定する．

4 食事計画

食事計画とは，給食施設における給食の実施に向け，栄養計画に基づいた対象者の給与栄養目標量および食品構成の設定，献立計画に従った献立作成，供食のための生産管理，栄養教育を行う一連の業務計画をいう．

給食施設における食事計画では，次の点に留意する．

・給食施設の目標を栄養計画，献立計画に反映させる．

- 食品構成を作成する際には，給与栄養目標量や献立パターン，食材料費を考慮する．
- 主食，主菜，副菜を上手に組み合わせて献立作成を行う．
- 献立作成にあたっては，栄養教育教材となる食生活指針などを基にする．
- 栄養的な数値に合わせて，利用者の QOL の向上を意識する．

食生活指針
農林水産省ホームページを参照.
http://www.maff.go.jp/j/shokuiku/shishinn.html

4.1 食事計画の意義と目的

食事計画の目的は，利用者の栄養・食事アセスメントをもとに算出された給与栄養目標量に従い，提供する献立計画を立案し，各給食施設の目的（目標）を達成し，さらに利用者が満足できる食事内容にすることである．

4.2 給与栄養目標量の設定の方法

国家試験ワンポイントアドバイス
給食施設において食事計画に必要な項目について出題されることがある．

栄養・食事アセスメントにより個別に給与栄養目標量を設定することが望ましいが，作業工程が複雑になり，利用者の経済的負担が大きくなる．そこで，目標量の種類区分を可能な限り少なくすることで，作業をスムーズにできる．この区分を集約するためには，まずエネルギーを設定することがもっともよいと考えられる．

(1) 給与エネルギー目標量の算出

エネルギーは，利用者ごとに，性別，年齢，身体活動レベル，身長を把握し，推定エネルギー必要量を算出する．利用者全体のエネルギーの分布状況を確認し，おおむね± 200 kcal/日の範囲で，食種を何種類に区分するかを決める．すべての利用者が推定エネルギー必要量の± 10%程度の範囲に入るようにする．この範囲にとどめることが難しい利用者は個別対応とする．

① 推定エネルギー必要量

推定エネルギー必要量は，栄養アセスメントにより得られた性別，年齢，体重および身体活動レベル（表 4.3）をもとに，基礎代謝基準値（表 4.4）を用いて算出する．

$$推定エネルギー必要量 = 基礎代謝基準値（kcal/kg 体重/日） \times 体重（kg）\times 身体活動レベル$$

② 利用者の構成と推定エネルギー必要量

利用者ごとの推定エネルギー必要量が算出できたら，性別・年齢別・身体活動レベル別に人員表を作成する．利用者全員の推定エネルギー必要量の分布図を，100 kcal 間隔程度で作成して確認する．そして，± 200 kcal/日の範囲で，何種類に区分できるかを設定する．

(2) エネルギー産生栄養素の給与目標量の設定

食事摂取基準で定義されているエネルギー産生栄養素は，**たんぱく質**，

表4.3 身体活動レベル

	Ⅰ（低い）	Ⅱ（ふつう）	Ⅲ（高い）
1～2（歳）	—	1.35	—
3～5（歳）	—	1.45	—
6～7（歳）	1.35	1.55	1.75
8～9（歳）	1.40	1.60	1.80
10～11（歳）	1.45	1.65	1.85
12～14（歳）	1.50	1.70	1.90
15～17（歳）	1.55	1.75	1.95
18～29（歳）	1.50	1.75	2.00
30～49（歳）	1.50	1.75	2.00
50～64（歳）	1.50	1.75	2.00
65～74（歳）	1.45	1.70	1.95
75以上（歳）	1.45	1.65	—

表4.4 基礎代謝基準値（kcal/kg体重/日）

年齢	男子	女子
18～29	23.7	22.1
30～49	22.5	21.9
50～64	21.8	20.7
65～74	21.6	20.7
75以上	21.5	20.7

脂質，炭水化物の3種類である．このエネルギー産生栄養素の目標量をエネルギーで分類した食種の区分ごとに設定する．

① たんぱく質

たんぱく質は利用者に摂取不足も過剰摂取も生じないように，推奨量または食事摂取基準の目標量である13～20％のエネルギーを設定する．各エネルギー区分に属する利用者の推奨量（RDA）は最大値を選択する．

② 脂質

脂質は生活習慣病の一次予防の観点から食事摂取基準の目標量である20～30％のエネルギーを設定する（表4.5）．脂質は％エネルギーで示されているため，各エネルギー区分の脂質重量を求めて使用する．

表4.5 脂質の給与目標量（例）

区分	20～30%	
	下限	上限
1600 kcal	44 g	53 g
2000 kcal	56 g	67 g
2400 kcal	67 g	80 g

脂質（総脂質）エネルギー ＝ 推定エネルギー必要量〔EER（kcal）〕×（脂肪エネルギー比率（％）÷100）

脂質（総脂質）重量（g）＝ 脂質エネルギー（kcal）÷9

③ 炭水化物

炭水化物は脂質と同様に，生活習慣病の一次予防の観点から，食事摂取基準の目標量である50～65％のエネルギーを設定する（表4.6）．炭水化物は％エネルギーで示されているため，各エネルギー区分の炭水化物重量を求めて使用する．

表4.6 炭水化物の給与目標量（例）

区分	50%	65%
1600 kcal	200 g	260 g
2000 kcal	250 g	325 g
2400 kcal	300 g	390 g

(3) ビタミン・ミネラルなどの給与目標量の設定

ビタミン・ミネラルなどはエネルギーで分類した区分ごとにビタミン・ミネラルなどの食事摂取基準を確認し，設定する．おもにビタミンA，B，C，カルシウム，鉄，食塩，食物繊維を設定する．

4.3 献立作成基準の作成

利用者の特性や嗜好を把握し，各施設の実態（施設・人・経済状況など）にあわせた献立作成の基準を定めておくことが効果的な食事計画につながる．

献立作成基準を作成する際には，主食・主菜・副菜のパターンを検討しておくことで献立の偏りを防ぐ必要がある．

また，給与栄養目標量，食品構成を考慮しながら献立計画に反映させることが大切である．

4.4 食品構成表の作成

(1) 食品構成表

各施設の献立作成基準が決定したら，1人1日あたり，どのような群をどれくらい給与すればよいかという目安を表にする．その食品群ごとに作成したものを**食品構成表**という．この表を活用することで，献立作成の作業効率が向上する．

(2) 食品の分類

食品の分類は，施設により異なっている．**日本食品標準成分表**においては，18群になっており，食教育などに使用されるときには6群（小学校では3色食品群）などがあり，施設の食教育状況に合わせて分類する．

しかし給食施設においては，給食実施にかかわる報告書の提出が義務づけられているため，都道府県ごとに規定されている栄養管理報告書の様式に準じて分類しておくことが望ましい．

(3) 荷重平均食品成分表

食品構成表に基づいて，食品ごとに平均的栄養成分値を示したものを**荷重平均食品成分表**という．施設ごとの一定期間の食品使用実績により栄養成分値を算出して，表の作成に活用する．給食施設ごとの食品群別荷重平均成分表の算定方法は次のとおりである．

- 日本食品標準成分表を用いて，一定期間（年間）の各食品の使用量の比率を用いる．
- 日本食品標準成分表を用いて，食品群別に算出した栄養素の値を用いる．
- その給食施設において実情に応じて作成することが望ましい．

近年，コンピュータによる献立作成の普及により，作成する機会は減っているが，理解しておくことが大切である．

(4) 食品構成の作成方法

① 食品構成における栄養比率

各給食施設におけるエネルギーの給与栄養目標量から，エネルギー産生栄養素であるたんぱく質，脂質，炭水化物の配分比率を決定する．炭水化物の食事摂取基準から**穀類摂取エネルギー量**，たんぱく質の食事摂取基準

食品の分類

18群…日本食品標準成分表において用いられている．

6群…六つの基礎食品群のこと．中学校の家庭科などで活用されている．

3群…3色食品群のこと．小学校の食に関する指導などで活用されている．

日本食品標準成分表

文部科学省ホームページも参照．
http://www.mext.go.jp/a_menu/syokuhinseibun/1365297.htm

から**動物性・植物性たんぱく質量**などを考慮する．これらが食品構成表の作成にあたって適正な栄養素量を設定するための目安となる．

② 栄養比率に基づいた食品構成の設定

食品構成は一定のサイクルで，栄養比率に基づいて食品群別の摂取量を設定する．

【穀類摂取量】

炭水化物エネルギー比 50 ～ 65％から，穀類摂取量を設定する．これは主食にあたるごはん，パン，めん類などの使用量に相当する．

【たんぱく質摂取量】

たんぱく質エネルギー比 13 ～ 20％から，たんぱく質摂取量を設定する．これは主菜に相当する．肉，魚，卵などの動物性たんぱく質と豆腐などの植物性たんぱく質で摂取することになるが，食事摂取基準ではこれらの比が示されていない．しかし，動物性たんぱく質の過剰摂取による生活習慣病予防の観点から摂取比率を意識することが望ましい．

【総脂質摂取量】

脂質エネルギー比 25 ～ 30％から，**総脂質摂取量**を設定する．これは主食，主菜，副菜などに使用するすべての食品に含まれる脂肪量から摂取することになる．食事摂取基準では，生活習慣病予防の観点から**飽和脂肪酸**の目標量が設定されており，**n-3 系脂肪酸**，**n-6 系脂肪酸**は目安量が設定されているため，これらの摂取比率を意識することが望ましい．

【栄養比率から求めにくい食品群の摂取量】

種実類，いも類，砂糖類，菓子類，果実類，野菜類，きのこ類，海藻類，調味料類など，栄養比率から求めにくいものは，施設の実態に合わせて，栄養アセスメントの結果を参考に年齢構成，嗜好などに応じて設定する．

③ 食品構成に基づいた食材料費

食品構成と給与栄養目標量が決定したら，献立を作成し給食を実施する．その際には，食品構成の群別に食材料費を適正に割り当てて実施することが，給食経営において重要である．食材料費の割り当てには，利用者の嗜好，市場価格などの調査結果を反映させていくことも大切である．

4.5　献立計画と献立作成

献立計画とは，給食の目標を実施できるように設定し，献立のなかに反映していくことである．

(1) 献立計画

献立計画は，献立を計画的・系統的に作成するために，年間目標に従って大目標を設定し，小目標には給食が実物教材として実施できるように設定していく．献立計画では，給食目標を栄養教育として献立に反映させることが重要である．そして，行事食，郷土食，旬の食材，またカフェテリ

たんぱく質の摂取比率
動物性たんぱく質と植物性たんぱく質のバランスの取れた摂取が必要といわれている．目安は 1：1．

脂肪酸の種類
飽和脂肪酸…酢酸，パルミチン酸，ステアリン酸．多く摂取するとLDLコレステロールが増加．
n-3 系脂肪酸…EPA，DHA．魚類に多く含まれる．
n-6 系脂肪酸…リノール酸．食用油に多く含まれる．

アやバイキング，選択給食などのパターン別給食を取り入れ，献立を工夫し，食事内容を豊かなものにする．

(2) 献立作成

給食施設における**献立作成**は，食事計画を提供可能な献立の形で具体的に示すことである．

① 献立

献立とは，2.1 節でも述べているように給食施設の利用者の給与栄養目標量などに基づいて主食，主菜，副菜，その他の料理を合理的に組み合わせて，順番を定めたものである．

その内容を示したものを**献立表**といい，料理名のみが書かれたものを**メニュー**，料理名，材料名，使用量，作り方など献立の内容が書かれたものを**レシピ**という．給食施設においては，レシピは調理作業指示書として活用される．

② 献立作成の条件

- 栄養のバランスがとれ，給与栄養目標量を満たしている．
- 旬の食品を取り入れ，季節感や素材のよさを伝えている．
- 衛生面・安全面に十分配慮している．
- 給食費の予算内でできている．
- 楽しく食事ができる．
- 献立を活用して，利用者に対する栄養教育ができる．

③ 献立の基本構成

献立の基本構成は，**主食**，**主菜**，**副菜**を組み合わせたものであり，献立作成の条件が整ったものとする．

- 主食……ごはん，パン，めん類などの穀類．おもにエネルギー源として摂取できる料理．
- 主菜……肉，魚，卵，大豆など．おもにたんぱく質が摂取できる料理．
- 副菜……野菜を中心とした料理．おもにビタミン，無機質が摂取できる料理．

(3) 献立作成の手順

主食，主菜，副菜を順番に決定していき，給与栄養目標量を満たすように作成する．

1. 主食を決定する．
2. 主食に合った主菜を決定する．
3. 主菜に合った副菜，汁物を決定するが，1，2で不足する栄養素を補うようにする．

(4) 献立内容の充実

献立内容を豊かなものにするためには，給食年間計画の中に各施設に合わせた行事食，郷土食，パターン別給食を取り入れる．

① 行事食

行事食とは，年間に行われている行事（正月，節分，ひなまつりなど）に合わせて提供する食事のことである．地域ごとに提供される食事に特色があるため，それに合わせて各給食施設の食事に取り入れることで，季節感を出し，変化をつけることができる．

② 郷土食

郷土食は，その地域で古くから生産されている食品などを活用したその地域独自の料理のことである．長く地域の人びとに食べられていることから，その地域に住んでいる利用者の嗜好に合わせやすいという特徴がある．

③ パターン別給食

- **定食献立**：主食，主菜，副菜などを組み合わせて提供する．利用者は選択することができないため，多数の人の嗜好に配慮して提供する．
- **カフェテリア方式**：主食，主菜，副菜，汁物などに分けられた区分のなかから，料理を1品ずつ選ぶ方式と，提供される料理から組み合わせて選ぶ方式がある．選ぶときに，目標の給与栄養量に近づけるために，料理の栄養成分を知らせ，選択の仕方を栄養教育しておく必要がある．
- **バイキング方式**：提供される料理から，利用者が自由に取り分けて食する方式である．盛り付けなどの人件費は節約できるが，提供量，摂取量の把握が難しいため，適切な栄養管理を行いにくいという欠点があり，選択の仕方を事前に十分栄養教育しておく必要がある．
- **選択メニュー**：2種類以上の献立を提供することで，利用者には選択の楽しみを与え，満足度を高めることができる．しかし単品料理などの選択が可能となり，栄養素などのバランスが崩れやすくなるため，注意が必要である．

4.6 栄養補給法および食事形態の計画

医療施設や高齢者介護福祉施設などにおいては，二次予防，三次予防を

日本各地の郷土料理
農林水産省ホームページを参照．
http://www.maff.go.jp/j/syokuiku/kodomo_navi/cuisine/

Column

給食を活用した栄養教育

給食施設における栄養教育のメリットは，教材として給食を活用できることである．給食を活用することで指導効果は大きくなる．そのためには，食文化や心の豊かさ，環境問題などの，教えたいと考える内容を献立作成に取り入れておく必要がある．

その給食施設のニーズに応じて，年間目標，月間目標などを設定しておくと，指導が効果的なものになる．

目指して，栄養補給法や食事形態を検討する必要がある．

栄養補給法には，**経口栄養法**，**経腸栄養法**，**経静脈栄養法**がある．

① 経口栄養法：口から摂取する方法．
② 経腸栄養法：鼻，胃あるいは腸管にチューブを挿入して流動性の食物を補給する方法．
③ 経静脈栄養法：静脈に直接栄養成分を補給する方法．

食事形態には，咀嚼，嚥下機能の状態により**キザミ食**，**ミキサー食**，**ソフト食**，**ゼリー食**などがある．

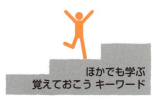

栄養補給法
➡臨床栄養学

ソフト食
噛む力や飲み込む力が低下した人への食事．食材をやわらかく調理し，見た目はもとの食材がわかるようにすることで食べる楽しさを残す食事．

4.7 個別対応の方法

給食施設は，多数の「個人」が集まった「集団」である．食事摂取基準では，年齢，性別，身体活動レベルごとに基準が設定されている．本来は，個別に対応することが望ましいが，集団の給食を提供する際には，可能な限りまとめることになる．しかし，ほかの人と目標量が大きく外れている場合には，個別に考えていく必要がある．

また，疾患がある場合や肥満している場合などは，栄養・食事アセスメントの結果を反映して個別対応とする．

5 食事計画の実施・評価・改善

食事計画は，予定通りに実施され，利用者がそれを受け入れることで，利用者の健康の維持・増進など，給食の目的達成へとつながる．

食事計画が計画通りに実施・運営されたか，給食を実施した結果どうだったか，実施上の問題の有無について検討する．評価には，提供する側と，利用者側からの評価がある．その結果をもとに，問題のある食事計画については，内容を検討し，修正・調整を行う PDCA サイクルの流れに沿って実施することが重要である．．

5.1 利用者の状況に応じた食事の提供と PDCA サイクル

利用者の状況に応じた食事提供を行うには，PDCA サイクルを活用することで，適切な栄養・食事管理の実施をすることができる．

・Plan（計画）：対象となる個人または集団の栄養アセスメントを行い，食事提供に必要な要素を抽出し，栄養・食事計画を作成する．
・Do（実施）：栄養・食事計画に沿って，調理および食事の提供，品質管理，栄養教育などを行う．
・Check（検証）：実施給与栄養量，摂取量，献立内容，品質管理，身体状況，栄養状態の把握を行い，食事の提供の評価をする．
・Action：一定期間ごとに評価と利用者の状況を見直すことにより改善・

PDCA サイクル
第 2 章を参照．

修正を行い，栄養・食事計画に反映させる．

5.2 栄養教育教材としての給食の役割

給食を通じて，利用者が食事や食生活についての正しい知識を身につけ望ましい食習慣を形成できるように，教育していくことが必要である．そのためには，利用者の健康状態や食生活がどのような状態であるかを把握することが基本となる．そこから課題を抽出し，これに対する課題解決の方法を教育する．

特定給食施設における食事提供は，食事そのものが栄養教育の教材としての役割をもつ．理論だけでなく，実際に望ましい食事が提供されなければならない．給食の目的は，利用者の望ましい食習慣の形成である．食事は食べるという体験を通じて，正しい食習慣を理解するためのツールとなり，「生きた教材」となる．すなわち，利用者にとって適切な量と望ましい食物選択とともに栄養情報を提供することで適正な食事であることが期待できる．

さらに，望ましい食習慣を定着させるためには，管理栄養士の管理のも

Column

給食経営管理の現場から

行事食を学んだ授業後の児童の変容

小学2年の児童へ「行事食とはどんなもの？」と，問いかけたところ，「クリスマスのケーキ」「バレンタインのチョコレート」「ハロウィーンのお菓子」などの答えが多く，子どもたちは，家庭で日本の食文化の学びが少ないことがわかった．日本の行事食は，自然の恩恵に感謝し家族の幸せを願うもので「食の6つの目標*」の中の「食文化」と「感謝の心」を育む重要な教育的指導教材になる．

そこで献立の中に「お正月料理のお雑煮や黒豆」「節分のいわし料理や福豆」「ひな祭りのちらし寿司や桜餅」「中秋の名月に白玉ぜんざい」「冬至のかぼちゃ料理」などを加え，「行事食ってなんだろう？」という題材で授業を行った．

この授業を通して，児童は行事食には特別な意味があること，自分たちの幸せを願った食事であることを理解した．すると「行事食でないほかの日の給食にも何か意味があるのか？」と給食の意義に関する質問が出たのである．そこで，給食も行事食と同じように，子どもたちのよりよい成長を願って，栄養士が栄養面を考えて提供していることを伝えた．日本の行事食を知らせるために給食献立を活用して指導した結果，児童に食文化の伝承と日常の給食のもつ意義の両方を伝えることができ，好き嫌いを言わずに給食を食べるようになった児童が増えたのである．

●佐久間直緒美
（横浜市立大岡小学校栄養教諭，管理栄養士）

*食の6つの目標
① 食事の重要性，② 心身の健康，③ 食品を選択する能力，④ 感謝の心，⑤ 社会性，⑥ 食文化

とに，利用者の健康管理上適切な給与栄養量が保証された食事を継続的に利用する必要がある．そして，この食事経験で身につけた知識を，個人生活の食事選択に役立てることにより，栄養教育の目的が達成されることにもつながる．

たとえば，病院で入院中に提供される食事は，それぞれの病気に応じた治療食であり，視覚，量，味覚などから総合的かつ継続的に体験することで，病気に対する食事療法の定着につながる．

継続的に適切な食事を提供し，栄養教育を繰り返し行うことで，利用者が自分の適正な食事量を把握して，望ましい食物選択へとつなげることができる．

5.3 適切な食品・料理選択のための情報提供

厚生労働省が定める栄養管理は，「献立表の掲示並びに熱量及びたんぱく質，脂質，食塩等の主な栄養成分の表示等により，利用者に対して，栄養に関する情報の提供を行うこと」（健康増進法施行規則第9条の3）である．特定給食において，利用者が活用できるよう献立表示など情報の提供を求めている．

栄養教育の具体的な取り組みには，献立表の掲示や，栄養成分表示がある．

2015年4月の**食品表示法**施行により，表示する栄養成分は，エネルギー，たんぱく質，脂質，炭水化物，食塩相当量の5項目を基本とする．各自が栄養成分表示を活用し，自分に適した食事が選択できるよう食環境を整備することが大切である．おもな取り組みは以下のとおりである．

・個人別のエネルギー量，栄養素表示．
・料理の栄養成分表示および活用方法．
・望ましい料理の組み合わせの提示．
・食品，栄養，料理に関する一般的な情報．
・生活習慣病予防のための栄養情報．
・アレルギー表示（特定原材料）．
・食材料の原産地表示．
・食事バランスガイドのコマのサービング数の表示および活用方法．
・放射性物質検査値などの情報．

5.4 評価と改善

食事計画の評価は，計画通りに実施・運営されたか，給食を実施した結果どうだったか，実施上の問題の有無について検討する．

評価には，提供する側と，利用者側からの評価，行政による評価などがある．その結果をもとにして，次の食事計画へとフィードバックしていく．

健康増進法施行規則
巻末資料③も参照．

食品表示法
平成25年6月，消費者庁が創設した食品を摂取する際の安全性および一般消費者の自主的かつ合理的な食品選択の機会を確保するための法律である．
「食品衛生法」「JAS法」「健康増進法」の三つの法の食品の表示に関する規定を統合し，包括的かつ一元的にした．

品質管理
第5章を参照.

生産管理
第8章を参照.

また，食事計画は単独ではなく，品質管理，生産管理と密接な関係をもっていることから，ほかの管理活動とも連動させて改善に結びつける必要がある．

(1) 給食を提供する側からの評価

給食を提供する側からの評価として，実施献立の評価，栄養出納・栄養報告における評価などがある．

① 実施献立の評価

実施献立については，献立のサイクルごとに実施給与栄養量を算出して，検討する．検討する内容は，1食もしくは1日の献立の各栄養素と食品群，数週間ごとの平均値などである．各栄養素や食品群が目標に収まっているかどうかを確認し，評価する．

さらに，献立の食品重量，調味料の重量，盛り付け量，提供温度が適切であったか，調理作業は効率よく安全に行えたか，衛生的に作業ができたか，食材料費は適正であったかを確認し，評価する．

② 栄養出納・栄養報告による評価

　a.　栄養出納表

給食施設の献立作成は，その給食施設で作成している食品構成に基づいて立案している．**栄養出納表**には，食品構成と献立作成を効果的に結びつけ，栄養価計算を簡略化して，適正な栄養管理を行う役割がある．その場合は，食品構成の食品群別使用量，さらに食品構成の平均配分量を求める根拠となる．一定期間内の使用回数などの条件がほぼ同様であれば，理論的には給与栄養目標量に収まっていることになる．それゆえに，簡易な方法で評価することが可能になる．しかし実際には，毎日の給食で，その献立の食材使用量を完全に食品構成と同様にすることはできない．

このため，毎日の献立の食材使用量は，食品構成にこだわりすぎないように気をつける．そして，ある期間内の平均配分量が食品構成表に近づくように献立作成を行う．

　b.　栄養報告

健康増進法
巻末資料②も参照.

事業所・病院では健康増進法（第21条，第22条，第24条1項）に基づいて，指定された月に**特定給食施設栄養管理報告書**（月報）を給食施設が所在する自治体に提出しなければならない．学校では，指定された週の1週間分の給食業務についての**学校給食栄養報告**（週報）を，各市町村教育委員会の指示によって提出しなければならない．

③ 給食責任者の検食における評価

施設の給食責任者が調理後の給食を提供前に検食し，検食簿に記録して保管する．栄養・衛生・嗜好的観点から内容を検討し，改善の資料とする．

(2) 利用者側の評価，利用者の栄養状態の評価

利用者に与える影響を評価することは，給食を改善するうえで非常に重

要である．利用者側の評価，栄養状態の評価の方法にはつぎのようなものがある．

① 満足度調査

利用者を対象に給食の**満足度調査**を実施することで，提供する食事に対する利用者の評価を確認する．これには，食事内容のほか，食事サービス，栄養教育なども含まれる．満足度は給食の品質とも大きくかかわるため，定期的に調査し，調査結果により不備な点が明らかになれば改善していく必要がある．

② 残食調査，摂取量調査による調査

残食調査は，給食実施後，食べられずに残った**残食量**を測定することで，料理の量，質，味，品質などの課題を抽出する．さらに，利用者の摂取状態や嗜好傾向を把握する．残食の原因は二つある．提供した食事が利用者のエネルギー必要量を上回っている場合と，利用者の嗜好に合わない場合である．**摂取量調査**は，何を，どのくらい（大部分，3/4，1/2，1/4）残したか，なぜ残したかなどを知ることができ，残食量が多いほど栄養管理の評価は低くなる．したがって，残食の原因を知り，残食が出ないように改善することが重要である．選択食の場合，どのような内容の料理を選択

表4.7 評価の実践

評価の観点	評価の内容
1．給与栄養量に対する評価 　1）栄養出納表・栄養月報より 　2）給食施設栄養管理状況調査表 　3）食材費の予算に対する実績の比較	・給与栄養量の平均は±10％以内か． ・栄養比率が基準に合っているか． ・1か月分の平均栄養量や食品のバランスが適切か． ・価格は適切か．
2．調査実施に対する評価 　1）献立記載の食品重量は適切か 　2）調味料の重量は適切か 　3）盛り付け量は適切か 　4）調理作業時間は適切か 　5）衛生的な作業ができたか	・食品構成に基づいた食品重量が使用されているか． ・味付けは対象者を満足させられるか． ・調味料の過不足はなかったか．修正したとすればどのように変えたか． ・1人分の盛り付け重量とできあがり重量との関係はどうか． ・1食に食べきれる量であったか（残菜率から推測するとよい）． ・食事時間に間に合ったか． ・作業工程の効率化を考えたか． ・中心温度や保管温度の記録はできているか．
3．喫食状況による評価 　1）喫食率は正常か 　2）残食率 　3）嗜好調査	・喫食率は原価に跳ね返るので，予定給食数と供食数は差がないほどよい． ・残食率を毎日調査し，正常範囲であったか． ・残食の多い料理や食品はあるか． ・嗜好調査と照合し検討資料とする． ・アンケートによる調査を行い，対象者の共通の嗜好傾向を知る． ・さらに個々人の嗜好を知り，個人対応も時には考える．
4．利用者の栄養状態の評価 　（アセスメント）	・身体計測により，健康状態や発育状態，さらには疾病の回復状態を知る． ・血液検査から健康状態を知り，栄養との関連について検討する． ・生活習慣病予防・治療の必要性を検討する． ・検尿により健康状態を知り，場合によっては医療や指導へつなげる．

富岡和夫，冨田教代編著，『エッセンシャル給食経営管理論（第4版）』医歯薬出版（2016），p.111を改変．

有所見者率
定期健康診断などを受診した者のうち，有所見者（異常のあった者）の占める割合．

成長曲線
男女別に，年齢ごとの身長・体重の平均値を曲線でつないで作成したもの．

しているかを知ることで，献立検討に役立てることができる．

③ 利用者の栄養状態の評価

　利用者の検診結果などを定期的に確認し，BMIによる評価，有所見者率の変化などを確認し，食事計画の見直しを行う．乳幼児期・学童期では健全な発育・発達を促すため，定期的に身長および体重を計測し，成長曲線に照らし合わせ，給与栄養目標量の見直しを行う．病院や高齢者施設では，とくに疾病や低栄養改善のためのアセスメントが重要であり，生化学的検査所見，食事摂取状況，臨床的所見などとあわせて総合的に行うことで，栄養ケアマネジメントを行う．

　また，利用者の栄養状態のみならず，食や栄養に関する正しい知識が習得されているか，態度が良好に変化しているかを確認する．提供した栄養情報が食事の選択や摂取量に結びついているか，すなわち生活の質の向上につながっているかの確認を行う（**表4.7**）．

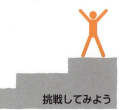
挑戦してみよう

復習問題を解いてみよう
https://www.kagakudojin.co.jp

第5章

給食における品質管理

この章で学ぶポイント

★品質管理の意義とその方法を理解しよう．
★給食システムに応じた作業の標準化と品質基準を理解しよう．
★品質評価と利用者の摂取量状況を把握する方法を修得しよう．
★エネルギーコストの計画と評価を理解しよう．

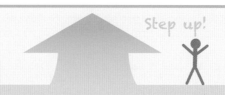

◆学ぶ前に復習しておこう◆

┌ 栄養・食事計画 ─
給食施設に応じた給与栄養目標量を設定し，献立・調理などによって具体的な食事にするためのプロセス．

┌ 栄養アセスメント ─
対象となる集団の特性や食事摂取の状況を把握し，栄養状態を評価すること．

┌ 満足度調査 ─
食事内容，サービス，情報提供などに対する利用者からの評価．

┌ 作業指示書 ─
料理名，材料名，使用量，作り方など，献立の内容が書かれたもの．レシピともいう．

【関連のある給食経営管理論の項目】
- 栄養・食事管理（➡第4章）：栄養アセスメント，給与栄養素量，献立作成，作業指示書
- 安全・衛生管理（➡第9章）：大量調理施設衛生管理マニュアル，学校給食衛生管理基準，衛生管理プログラム
- 生産管理（➡第8章）：調理工程，作業工程，配膳管理

1 品質管理の意義と目的

品質管理（Quality Control：**QC**）とは，製品の品質が規格や一定の水準を保つように製造工程を管理し，質の高い製品を安く，顧客のニーズに合わせてタイミングよく提供するための管理活動である．

品質管理の目的は，顧客が満足する製品をより効率的・経済的に提供し，さらに不良な製品を出さないように管理し，収益の確保・拡大，損失の減少につなげることである．もし問題が起きた場合には，原因を明らかにし，状況を把握したあと，問題解決の計画を立てて実行し，再チェックする．すなわち，PDCA（plan-do-check-action）サイクルで行う．

2 給食経営管理における品質管理

給食施設における品質管理とは，食事の味，提供温度，安全性，サービスなどの基準や標準を定め，品質を一定に保つためのものである．そして，品質管理の目標は，利用者に応じた給食を提供するために，適切な食事内容にすることである．適正なエネルギーや栄養素量を満たし，食事摂取機能や病状に合った形状にするなどが品質の基準となる．

品質管理の評価は，利用者の満足度などを総合的に評価する**総合品質**，利用者に適した栄養・食事計画となっているかを評価する**設計品質**，提供した食事が設計品質に適合しているかを評価する**適合品質**の3つからなる（図5.1）．

国家試験ワンポイントアドバイス
品質管理の評価に関する問題が出題されることがある．

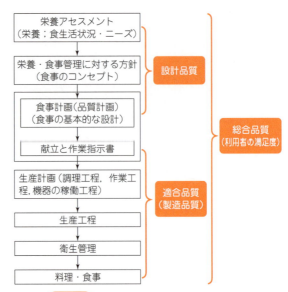

図5.1　給食における品質管理の評価

石田裕美著，鈴木久乃ほか編著，『給食マネジメント論（第8版）』第一出版（2014），p.229を改変．

(1) 設計品質

設計品質とは，栄養・食事計画など，設計の段階で定められた品質のことであり，利用者のニーズ（栄養バランス，味，分量，安全性，価格など）を目標に決められるものであるが，必ずしも利用者の嗜好に迎合した計画を立てるものではない．すなわち，利用者の身体状況，健康状態，食習慣などをアセスメントし，栄養・食事管理の目標を定め，具体的な食事計画をするにあたり，献立や作業指示書（レシピ）によって示される．

作業指示書は，品質を製品として形にするための条件も記述する必要があり，たとえば調理の手順と時間，使用機器，加熱条件，作業者などを明示する．したがって，設備や調理従事者の能力を把握していなければ設定できない．

給食施設によっては，設備や人員が必ずしも整っているとは限らない．限られた条件のなかで利用者の求める品質を実現するには，提供側と利用者のニーズの接点をより高く設定することが求められる．

> **レシピ**
> 第4章も参照．

(2) 適合品質（製造品質）

適合品質とは，設計品質に基づいて実際に調理された食事の品質のことである．適合品質の評価は，品質目標と提供された食事の適合性で判断される．

作業指示書（レシピ）と提供された食事の間には調理工程が入る．この作業指示書や調理工程が適合品質に大きく影響する．適合度の高い料理や低い料理を明らかにし，適合度の低い料理を重点的に管理・改善することが，適合品質の高い評価につながる．

(3) 総合品質（利用者の満足度）

総合品質とは，設計品質と適合品質を合わせたもので，利用者の満足度を示す．食事は提供され，喫食されてはじめて栄養・食事管理の目標に達しているかの評価が可能となる．提供された食事を利用者に喫食してもらうためには，利用者が満足する食事でなければならない．

高い総合品質は，利用者の求める食事を作業指示書（レシピ）におこし，それを実際の食事として提供できてはじめて得られる．たとえば，作業指示書（レシピ）上は利用者の求めるよい献立（高い設計品質）であっても，出来上がった料理が満足度の低いもの（低い適合品質）であれば，高い総合品質は得られない．設計どおりの品質に生産されていないということは，生産（調理）工程に問題がある可能性が考えられる（**図5.2**，**表5.1**，**表5.2**）．

3 給食の品質基準と献立の標準化

健康増進法施行規則第9条（栄養管理の基準）において，「当該特定給

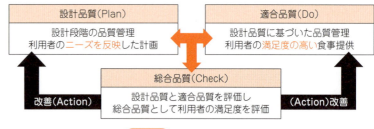

図5.2 給食の品質管理

表5.1 給食の品質管理

設計品質	**製造目標としての品質** ・献立や作業指示書（レシピ）によって示される. ・調理従事者の技術が関係する. ・利用者のニーズを把握して献立を立てる. ・提供する食事の量，味，形状などの基準を設定し，具体的な献立として示す. 〈レシピ記載内容の例〉 ・給与栄養量　　　　　　　　　・加熱条件 ・調理方法　　　　　　　　　　・調理従事者の作業分担 ・調理時間　　　　　　　　　　・料理の出来上がり予定重量
適合品質	**設計品質と実際の食事の品質が適合しているかを評価する** ・献立やレシピ通りの栄養量や外観，味になったかを示す. ・製造工程に影響を受ける. 〈評価の例〉 ・汁物の出来上がり塩分濃度　　　　・盛り付け量の誤差 ・料理の出来上がり重量
総合品質	**利用者からみた総合的な品質（満足度）** **設計品質と適合品質からなる** ・利用者の満足度によって評価できる. ・利用者の満足度が高い場合は総合品質も上がる. ・総合品質を保証するには，適時・適温の提供が必要である. ・適切な価格設定も重要である.

表5.2 食事の品質評価の指標と方法

指標	内　　　　容		方　法
味	設計品質：予定の味の濃度	・利用者に好まれる味の設定であったか.	満足度調査
	適合品質：実際の味の濃度	・予定の味の濃度に再現できたか.	検食
外観	設計品質：予定の色，形状，大きさ	・利用者に好まれる色や形状の設定であったか.	満足度調査
	適合品質：実際の色，形状，大きさ	・予定の色や形状に仕上がったか.	検食
温度	設計品質：予定の提供温度・喫食温度	・利用者に好まれる温度の設定であったか.	満足度調査
	適合品質：実際の提供温度・喫食温度	・予定の提供温度に仕上がったか，予定の喫食温度で配食できたか.	検食，提供温度調査
量	設計品質：予定の量	・残食・不足のない量の設定であったか.	満足度調査，残食調査，残菜調査
	適合品質：実際の量	・予定の量に盛り付けられたか.	検食，盛り付け量調査
栄養	設計品質：予定給与栄養量	・利用者の健康の維持・増進あるいは改善に適切な栄養量の設定であったか.	栄養状態の調査（健康診断の結果）
	適合品質：実施給与栄養量	・予定給与栄養量を提供できたか.	栄養出納表

韓順子著，全国栄養士養成施設協会，日本栄養士会監修，『給食経営管理論（第6版）』第一出版（2017），p.110 より.

食施設を利用して食事の供給を受ける者の身体の状況，栄養状態，生活習慣等を定期的に把握し，これらに基づき，適当な熱量及び栄養素の量を満たす食事の提供及びその品質管理を行うとともに，これらの評価を行うよう努めること」と給食の品質管理について定められている．

食材の分量，調理工程などについて標準的な量や方法を決めることを**標準化**（standardization）という．標準化には，作業指示書（レシピ）や献立表への調理作業上の注意点や盛り付け方法の記載も含まれており，業務の均質化が期待できる．

献立の標準化では，献立表だけでなく，その詳細を記載した作業指示書（レシピ）が重要であり，それがしっかりしていれば，いつ，誰が調理しても同じ品質の給食を提供できる．

衛生管理，栄養管理，外観・味などの品質を一定に保つシステムにより，利用者の満足度の高い食事をつくり出すことが可能となる．それらの品質を保持する方法として，以下の**保証システム**が考えられる．

(1) 品質を保証した衛生管理

大量調理施設衛生管理マニュアル，**学校給食衛生管理基準**に沿った衛生管理を行い，安全で安心な食事の提供を行う．

> 大量調理施設衛生管理マニュアル，学校給食衛生管理基準
> 巻末資料⑪⑫を参照．

(2) 栄養管理の保証

給与栄養目標量の決定には「**日本人の食事摂取基準（2025年版）**」および学校給食実施基準・摂取基準を参考にアセスメントを行い，食品の成分については「日本食品標準成分表2020年版（八訂）増補」を用いる．個人のエネルギーおよび各栄養素の摂取量が満たされるように栄養管理を行う．しかしながら，計画通りに品質管理された給与量が提供されなければ，食事摂取基準に合わせて提供した食事とはいえないため，注意が必要である．発注時の予定食数と調理時の仕込み食数，発注時の予定廃棄率と実際の調理での廃棄率との誤差によって，出来上がった食事の品質が予定献立と異なっていないか点検する必要がある．

> **国家試験ワンポイントアドバイス**
> 「大量調理施設衛生管理マニュアル」に関する問題は，頻出である．

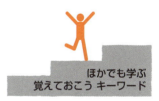

(3) 生産管理の保証

料理の外観や味を良くするためには，調理従事者の技術の向上が重要となる．たとえば献立や作業工程を標準化する，汁物やスープ類は塩分濃度を測定する，盛り付け量を測定し均一にするといったことに気をつける必要がある．

味の恒常化には，調理操作における脱水量，蒸発量，加熱強度を考慮し，調理時間を標準化したうえで，調味料を重量％に数量化する必要がある．すなわち「味の恒常化＝調理時間の標準化 ＋ 調味料の数量化」となる．

> ほかでも学ぶ 覚えておこう キーワード
>
> 「日本人の食事摂取基準（2020年版）」
> ➡応用栄養学
>
> 重量％
> ➡調理学

> **味の恒常化**
> 誰がつくっても，同様の味になること．

Column 給食経営管理の現場から
品質管理における時間と温度の重要性

　給食の品質管理では時間と温度の管理が重要になる．食事開始時刻から逆算して，安全でおいしく食べられる温度や味を考慮し調理・配膳作業を行う．

　喫食2時間前を目安に調理を開始する．加熱調理温度や冷却後の温度，味・品質・におい・色について加熱・冷却時と調理終了後に2名以上で点検を行う．

　調理・盛り付けされた料理は配膳車などに保管されるが，庫内温度が適正かを確認後，収納を開始する．乾燥度合いや温度管理の難易度に配慮し，和え物やサラダ，次に煮物，飯，主菜，汁物の順に配膳車に収納する．収納開始時刻，提供後の調理済み食品の廃棄時刻も記載する．温冷配膳車は電源を切れば30分程度で庫内温度が変化するため，配膳車との連携も重要である．多くの給食施設では喫食まで30分前後は配膳車庫内で保管される．

　食品の乾燥予防のため，すべての料理に蓋を利用する．家庭で使用しているサラダ菜やレタスは，温配膳では添えとして使用しにくい．ピーマンなどの変色も避けられない．保管機器の使用やクックチル・クックフリーズの再加熱調理では味や色の考慮が必要になる．これら食事提供方法による献立作成や手順の整備が，食の安全，品質管理の評価，顧客満足度へつながる．

●大池教子
（独立行政法人国立病院機構
南和歌山医療センター，管理栄養士）

4 調理工程と調理作業工程の標準化

　高品質な給食を提供するには，献立だけでなく調理作業についても分析・検討し，**マニュアル化**を行う．そのためには，食材料を決定し，加熱方法，盛り付け・配膳などの標準的方法および作業時間を決定し，各施設の設備，調理従事者数に応じた**標準書**をつくる．

　食品の変換プロセスを示すものが**調理工程**であり，それに伴う人の作業が**作業工程**である．調理工程は食品ごとにフローチャートで示される．加えて，衛生管理に配慮した作業場所を示すことにより，厨房内での食品の流れも把握できる．使用する調理機器と調理従事者の作業を示したものが作業工程であり，時間軸に従って示すことで，調理従事者が作業の予測を立てて取り組める．調理工程と作業工程を標準化するためには，機器の能力（温度と時間，処理量），調理従事者の能力を明らかにし，献立に応じた作業時間の予測を立てる必要がある．標準書に従った調理作業によって，効率的で衛生的な一定レベルの給食をつくることが可能となる（表5.3）．

表5.3　生産管理評価の例

評価方法	評価する内容	改善例
廃棄率調査	調理技術や食材料の品質など	技術の習得，食材料購入の見直し
作業時間調査	作業効率，作業動線，調理員疲労度など	調理工程表の見直し，人員配置の見直し，機器・器具の配置見直し
食器のヨード・でんぷん反応，洗剤残留テスト	洗浄作業，汚染度	洗浄時間や洗浄方法の見直し，食器の入れ替え
棚卸し	保管管理	食材管理の見直し
調味濃度測定	調理技術や料理の品質など	技術の習得，調理作業の標準化の見直し

医療情報科学研究所編集,『クエスチョン・バンク管理栄養士国家試験問題解説2017』メディックメディア（2016）を改変.

5　品質改善とPDCAサイクル

品質改善とは，総合品質の結果を評価して問題がどこにあったのかを明らかにし，改善することである．設計品質（計画）に問題があれば献立を見直し，適合品質（実施）に問題があれば調理工程や作業工程を見直すことになる．どこに問題があったか，調理作業時間，盛り付け量，検食簿，残菜量などの調査結果などから評価し，品質が低下した原因を探る．

問題点は調理従事者とともに話し合い，改善を考え，次の計画に活かすことが重要である．すなわち，給食の品質改善は，PDCAサイクルによって行う．計画（Plan），実施（Do），検証（Check），改善（Action）を繰り返すことで，品質が改善され，品質の向上につながる（表5.4）．さらに調理従事者からの意見をもとにした施設・設備や人員，調理技術に応じた改善策の立案は，調理従事者へのエンパワーメントが重要となる．

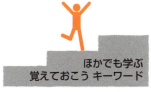

PDCAサイクル
➡栄養教育論

エンパワーメント
人や組織を元気づけ，問題解決する力を引き出すこと．

表5.4　PDCAサイクル

Plan（計画）	設計品質を考える（栄養成分・衛生的安全性・提供重量・外観・おいしさ）
Do（実施）	調理作業工程に従って給食の提供を行う（盛り付け量・塩分濃度）
Check（検証）	適合品質，総合品質（利用者の満足度）を評価する
Action（改善）	評価に従い改善する

復習問題を解いてみよう
https://www.kagakudojin.co.jp

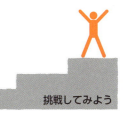

第6章 給食における会計・原価管理

この章で学ぶポイント

★給食経営管理における原価管理を理解しよう．
★原価管理を含めた費用構成を説明できるようになろう．
★ABC分析，損益分岐点分析，財務諸表などの会計管理の基礎的な知識や方法を修得し，給食を円滑に運営する方法を学ぼう．

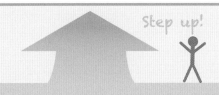

◆ちょっと学ぶ前に復習しておこう◆

標準化
食材の分量，調理作業の手順などを決めること．細部の取り決めにより業務の改善や合理化が期待できる．

給食費
提供される食事に対して利用者が支払う費用のこと．給食施設や給食の種類によって負担額が異なる．

入院時食事療養費
入院時に受けた食事療法の費用が，標準負担額を超過した場合に支給される．標準負担額は患者の所得や入院日数などによって異なる．

【関連のある給食経営管理論の項目】
- 品質管理（➡第5章）：給食の品質と標準化, 品質管理とPDCAサイクル
- 食材料管理（➡第8章）：食材の適正な品質・価格, カミサリー
- 生産管理（➡第8章）：経費
- 人事労務管理（➡第3章）：労務費

1 会計・原価管理の意義と目的

　給食を円滑に運営していくうえで，それぞれの給食提供には目的や意義がある．そして，それらを達成するためにもっとも重要とされているのが会計・原価管理である．その目的とは，適正に原価を管理してコストダウンを行い，売上とのバランスを調整して利益を獲得することである．計画から実施までのプロセスでは，常にPDCAサイクルに沿っての**原価管理**が大切である．また，コストダウンしても顧客の食事に対する満足度に配慮し，適正な原価と食事の品質保持に努めることはいうまでもない．

　従来の給食提供は，一般企業のような採算性など経営的な側面に重きを置いていなかったため，原価管理においても従来の方法を踏襲する傾向が強かった．しかし今後は，計画性や経営面への注目が品質管理の向上や顧客満足度につながる．

　給食は大量の食事を担当するため，そこには多くの食材料費や経費，人件費が発生する．したがって，常に原価管理の意識をもって収支のバランスを保つことが大切である．原価管理は，正常な経営状態を的確に把握するために必要であり，あわせて**会計管理**も重要な要素となる．

1.1 原価管理の必要性

　給食の原価管理は，適正な原価で運用し，収支のバランスを調整して利益を得ることである．また，常に原価管理をPDCAサイクルに沿って行い適正な原価と食事品質とのバランスを評価する必要があり，最終的にそれらを献立に反映させる．

1.2 原価とは

　一般的に**原価**とは，製品の製造，商品の販売，サービスの提供などの経済行為によって消費された財貨や労務費を金額で表したものである．給食では，利益が生じない給食の実施に必要な食材料費，人件費および経費がそれにあたる．

2 給食経営における会計管理

　会計管理とは，特定の経済主体においての経営活動を貨幣額などを用いて数値的に測定し，その結果を報告書にまとめて評価することである．給食経営では食事の提供により，利用者の栄養を管理するという企業活動を費用の側面からとらえ，業務を効率的に行えるように計画・統制する給食経営管理活動の全般をさす．

2.1 費用分析の方法

会計管理を行うためには費用分析は必須となる．**費用分析**とは，適切に生産，販売され，利益向上に向けて改善すべき点について検討するために，原価計算をもとに行われる．分析には以下のような手法がある．

(1) ABC分析

ABC分析は**重点分析**とも呼ばれ，多種の商品やサービスを検討する際，重要度や優先度を明らかにする分析方法である．一定期間，商品の売上高や材料の購入金額を上位から並べて累積構成比を求め，Aグループ（70％以内），Bグループ（70〜90％），Cグループ（90〜100％）のABCランクに分ける．原材料管理では，Aグループを重点的に管理し，メニューの売上などの管理では，Cグループのメニューを検討して刷新を図る（図6.1）．

(2) 損益分岐点分析

損益計算は一期間の営業成績を知るために必要であり，売上高（収入）と経費（支出）から求めることができる．**損益分岐点**とは，売上高と経費が同じで利益がゼロになる採算点であり，損益分岐点比率は経営の安全度を見る指針ともいえる（図6.2）．損益分岐点を下げるには，売上を増加させる，固定費や変動費を削減するといった方法がある．

● 損益分岐点の計算による求め方

$$損益分岐点 = \frac{固定費}{1 - 変動費/売上}$$

- **固定費**：売上の変動にかかわらず決まって発生する費用．労務・人件費では，正規の職員の給与や賞与がそれにあたる．経費では，光熱水費の基本料金，管理費では土地代や家賃，減価償却費などが該当する．
- **変動費**：売上高や生産の増減によって発生する費用．おもなものは食材料費である．労務費では，パート，アルバイトの給与，経費では，光熱

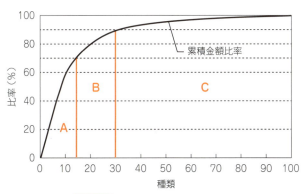

図6.1 ABC分析パレート図

富岡和夫，冨田教代編著，『給食経営管理論（第4版）』医歯薬出版（2016），p.132を改変．

国家試験ワンポイントアドバイス

給食でよく用いられる費用分析については，理解しておこう．特に損益分岐点分析については公式を覚えておこう．

ABC分析
第2章を参照．

減価償却費
給食の経営において使われる建物や設備機械器具類が年々消耗しその価値が損なわれること．その価値が減る部分（減価）を計算し，費用として計上する．損益分析では，固定費に含まれる．

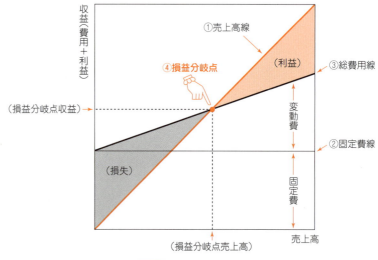

図 6.2 損益分岐点図

書き方：①売上高線を対角線に引く．縦軸を収益，横軸を売上高とする．②固定費線として固定費の総費用を横軸に平行して引く．③固定費用を起点に売上高に応じて総費用線を引く．④損益分岐点（売上高線と総費用線の交点）をマークする．

芦川修貳ほか編，『栄養士のための給食計画論（第4版）』学建書院（2015），p.99を改変．

水費の使用分，消耗品費，販売経費が該当する．

2.2 給食における収入と支出

原価管理をするうえで，収入となる**給食費**の把握が必要となってくる．給食費とは，食事にかかる費用のことで，一般的には給食利用者がその食事に対して支払うものである．給食の種類や施設の条件により給食費の扱い方は異なる．

(1) 給食費の考え方

- 学校給食施設：自治体によっては無償の場合もあるが，原則として，食材料費のみを保護者が負担する．
- 事業所：原則として，給食利用者の負担となるが，福利厚生の一環として企業が負担する場合もある．
- 医療施設：入院時食事療養（Ⅰ）では，食事療養を行う保険医療機関で算定される．
- 高齢者福祉施設：食費は利用者が負担する．内訳は食材料費，人件費，光熱水費となるが，施設により異なる．

> 入院時食事療養（Ⅰ）
> 第1章を参照．

(2) 給食における支出

給食においては，ほかの飲食店とは異なり，支出を抑えて利益率を大きくするよう求められることは少ない．しかし，予算をできるだけ正確に決め，それに基づいて損失を出さないような経営計画の立案が求められる．

収支状態を適正に分析し，関係者に経営成績を報告するための**財務会計**

や経営者，管理者が経営状態を把握するための**管理会計**など，さまざまな角度から捉えておくことが重要である．

2.3 財務諸表

財務諸表とは一定期間の企業の財政状態および経営成績を企業外部の関係者に報告するためのものであり，決算書の意味をもつ．代表的なものに，**貸借対照表**，**損益計算書**，**キャッシュフロー計算書**などがある．これらを**財務三表**と呼び，**決算報告書**となる．

(1) 貸借対照表〔バランスシート（B/S）〕

貸借対照表とは，企業の決算日（一定時点）における財政状態を示すものである．つまり，会社が事業資金をどうやって集めて，どのようなかたちで保有しているかを表す．事業資金は**資産**，**負債**（借金），**資本**（自己資金）の三つに分けられ，どうやって集めたかが負債と資本であり，どのようなかたちで保有しているかが資産で表される．すなわち，「資産＝負債＋資本」の関係が成り立っている．

資産は，**流動資産**と**固定資産**に分けられる．流動資産とは，1年以内に現金化できる流動性のある資産のことであり，株券や債券などの有価証券，代金回収前の売掛金，預金や現金などがこれにあてはまる．固定資産とは長期にわたり保有する資産であり，建物・機械・土地などがこれにあたり，会社が設備投資を積極的に行うと増える資産である．固定資産にあたるものは，時間とともに変化するものが多いため，買い替えや修理など将来にわたって費用が発生する可能性が高い．

(2) 損益計算書〔プロフィット・アンド・ロス（P/L）〕

損益計算書とは，一定期間ごとの経営成績を表すものである．一般的に給食施設の利益額を知ることができ，売上高と五つの利益から成り立っている．五つの利益とは，**売上総利益**，**営業利益**，**経常利益**，**税引き前当期利益**，**当期利益**である．最終的に当期利益が会社の純利益となり，経営状態が把握できる．

(3) キャッシュフロー計算書〔キャッシュフロー（CF）〕

キャッシュフロー計算書とは，現金や預金などのお金の流れで会社の実態を表したものである．キャッシュフローの状況を**営業活動**，**投資活動**，**財務活動**の三つの部分で示している．

決算書
給食業務運営の一定期間の経営成績を「お金」という価値に置き換えて考えたものである．貸借対照表では，その運営組織の財産や借金がどれだけあるかわかる．損益計算書では，一定期間でどれだけ収益があったかわかる．キャッシュフロー計算書では，一定期間内に実際に動いたお金がわかる．

3　経営管理における原価管理

原価管理とは経営活動の円滑化のために**原価計算**を行い，適切な原価の維持を図ることである．

第6章 給食における会計・原価管理

国家試験ワンポイントアドバイス
給食における原価構成（成り立ち）を問う問題が出題される傾向が高い．それぞれの語句と関連させて理解しておこう．

3.1 給食の原価構成

給食や製品の，製造や販売活動などの経済的な観点から消費される金や労働力を金額で示したものが**原価**である．一般的な原価の構成は**図6.3**に示す通りである．

原価は大きく二つに分けられる．直接生産に関わるものが**直接費**であり，間接的に生産に関わるものが**間接費**である．それぞれ原価を構成する3要素として，**材料費**，**人件費**，**経費**がある（**表6.1**）．

給食の提供に向けて必要な材料費や人件費，経費を含めたものが**製造原価**と呼ばれるもので，料理自体の原価といえる．また，製造原価に給食提供に必要な販売経費や一般管理費を加えたものが**総原価**である．つまり，これが**給食原価**にあたる．総原価に利益分を加えて販売価格となるように設定する．それぞれの言葉の意味を**表6.2**に示す．

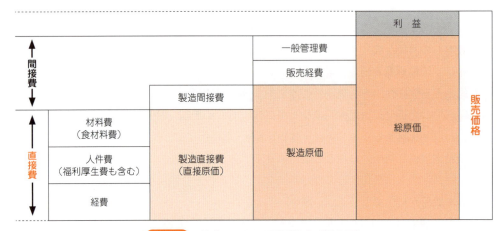

図6.3 給食における原価構成（概念図）

富岡和夫，冨田教代編著，『給食経営管理論（第4版）』医歯薬出版（2016），p.132 を改変．

3.2 原価計算

原価計算は，製品，商品あるいは，サービスの1単位当たりの費用を計算し，原価を明確にするために行う．材料費，人件費および経費などの給食全体にかかる費用を，生産された食数で割ることにより計算ができる．計画段階での原価と実際に要した原価との差についての原因を分析し，非効率的な要因を除くことを**原価統制**という．また，**標準原価計算**，**実際原価計算**，**直接原価計算**に分類される．原価計算を行うにあたっては，製品を製造し，販売するために要した材料費，人件費，経費を分類し，正確に計算する．原価計算の期間は，おおむね1か月単位とするが，使用目的に応じて期間単位を変更して行う．正確な原価計算を行うためには，人件費算出の基礎となる業務日誌を，食材料については発注，受払い簿などの帳票類を正確に記帳し整備しておくことが求められる．

帳票
第7章を参照．

3 経営管理における原価管理

表6.1 原価の内訳

材料費	直接材料費	食材料
	間接材料費	割り箸, アルミカップ, 竹串
人件費	直接人件費	直接調理業務を担当する人の給与注
	間接人件費	配送など間接的な業務を担当する人の給与注
経　費	直接経費	光熱水費, 洗剤, 減価償却費
	間接経費	検便, 健康診断, クリーニング代, 事務用品

注　給料, 賞与, 退職金引当金, 諸手当, 福利厚生費（社会保険料）
宮澤節子ほか編, 『カレント給食経営管理論（第2版）』建帛社（2015）, p.67

表6.2 原価に関わる用語とその意味

直接費	給食では提供する食事の生産に直接かかわる費用であり, 1食当たりあるいは料理単位に換算しやすい費用をさす. 食材料費や調理作業に要する人件費が多くを占めている.
間接費	給食の実施に間接的なかかわりのある費用. 食事の配送や洗浄作業の人件費などを間接人件費, 調理作業員の検便費, 手洗い消毒剤や清掃費用などを間接経費として区分する場合がある.
材料費	給食の実施に必要な食品の購入に支出した金額
人件費	賃金と社会保険料などの福利厚生費を含める
福利厚生費	従業員の勤労意欲の向上や労働環境の改善を目的に支出される金額. 社会保険料の会社負担分, 給食費などが含まれる.
経　費	給食の実施に必要な費用のうち, 食材料費と人件費を除いた金額. 施設設備の償却費, 水光熱費, 調理作業員の検便費, 調理作業に伴う手洗い消毒剤や清掃費用など.
製造原価	給食の生産にかかわる費用. 食材料費, 調理作業員の人件費などの経費を含む.
販売経費	おもに販売にかかる経費で宣伝・広告費など.
一般管理費	事務所運営費, 本社費用など. 一般管理担当者の出張旅費など
総原価	給食では, 製造原価に供食サービスの人件費や経費, 広告費用や事務管理費を加えた費用.

日本給食経営管理学会監修, 『給食経営管理用語辞典（第2版）』第一出版（2015）, p.38

3.3　原価管理の評価

　原価管理とは，材料費，人件費，経費などについて原価計算の数値をもとに経費のバランスや予算との違いを検討することであり，原価管理は，経営活動の合理的な遂行が目的となっている．また，人件費割合の適正化をはかるうえで，職員の能力開発が必要である．給食運営の総経費に占める人件費割合の適否は，損益計算書によって評価できる．

復習問題を解いてみよう
https://www.kagakudojin.co.jp

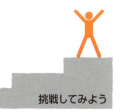
挑戦してみよう

第7章 給食の情報・事務管理

この章で学ぶポイント

★給食業務の実施において，必要な情報を正確に伝えるために帳票などの書類があることを理解しよう．
★情報を収集・分析して正確に記録するための事務管理を学ぼう．
★事務処理におけるIT活用を理解しよう．

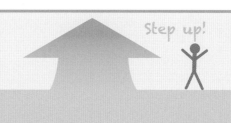

◆ちょっと学ぶ前に復習しておこう◆

食数管理
食事形態ごとに，毎食の提供数を記録する管理活動．

給与栄養目標量
栄養アセスメントの結果から，日本人の食事摂取基準に基づいて，各栄養素の摂取量を算定する．

食品構成表
食品の分類に基づき，どの群の食品をどれだけ給与するかの目安量を，食品群ごとに示した表．

第7章　給食の情報・事務管理

【関連のある給食経営管理論の項目】
- 経営管理（→第2章）：帳簿，伝票
- 栄養・食事管理（→第4章）：栄養アセスメント，給与栄養素量，献立作成

1 事務管理の意義と目的

　給食業務に関する事務的な書類は，必要な情報を収集・分析して正確に記録し，資料づくりに活用できるよう保管しなければならない．**事務管理**の目的は，業務を無駄なく効率的に実施するために，必要な情報を必要なときに正しいかたちで伝わるように管理することにある．

2 給食業務に関連する文書・帳票の種類

　給食業務における事務管理は，必要な情報を収集・分析・記録・伝達・保管するため，**帳票**（帳簿と伝票の総称）を用いる．帳票，帳簿，伝票などの様式についてはそれぞれの施設に応じたものとなる（表7.1）．

- **帳票**：一定の書式が印刷されたものに，一定の方法で記入する．給食事務における帳票は多く，給食運営とのつながりも強い．
- **帳簿**：現金や物品の動きなどを1冊で管理するために，物品受払簿，金銭受払簿などとして記録，計算する．連続的に記録できることと，累積的に記録できるため多くの内容が集約できることの二つの特徴をもつ．
- **伝票**：金銭や物品の動きなどを記載する一定の様式を備えたもので，取引や物品の動きについての伝達と責任の所在を明らかにする．仕入・売

表7.1　給食管理における帳票類の例

項目	帳票類	項目	帳票類
栄養・食事管理	給与栄養目標量表 食品構成表 食品類別荷重平均成分表 予定・実施献立表 栄養スクリーニング記録表 栄養アセスメント記録表 栄養教育計画書・報告書 栄養出納表 栄養管理報告書（栄養月報）	会計・原価管理	原価管理表 棚卸台帳 食材料費日計表 月間収支報告書 売上日計表 損益計算書 賃借対照表（バランスシート）
生産管理における食材料管理	発注書 納品書（伝票） 購入台帳 在庫食品台帳 受払簿	衛生・安全・危機管理	健康診断記録簿 細菌検査記録簿 衛生管理チェック記録簿 検収記録簿 検査用保存食管理記録簿 インシデント（アクシデント）レポート
品質管理	検食簿 栄養管理報告書（栄養月報） 給食の満足度調査 喫食・残菜調査 作業工程表・作業動線図 廃棄率調査	届出書類	特定給食施設の平面図 特定給食施設運営状況票 防火管理者選任届出書
		その他	給食日誌 給食運営委員会記録

上伝票，入庫・出庫伝票，入金・出金伝票などがある．

3 IT活用

膨大な情報を管理する事務作業において，IT（Information Technology：情報技術）の活用は，欠かすことのできないものとなっている．

給食業務をIT化することで，よりいっそう業務の効率化・合理化がはかれる．

なかでも献立や食数管理，食材料の発注などはコンピューターで管理がしやすい分野であるため，一般的に広く活用されている．また，病院においては選択メニュー管理やオーダリングシステムなどに活用され，患者サービスの向上がはかられている．

オーダリングシステム
医師が診察内容などをコンピューターで入力し，正確かつ迅速に各部門へ伝達するシステムのこと．

3.1 給食業務に活用するコンピューターソフト

給食業務に活用するコンピューターソフトには，以下のようなものがある．

- 文書作成ソフト：報告書，連絡文書，嗜好調査などの調査票の作成
- 表計算ソフト：献立計画表，食品構成の計算などの集計計算業務
- データベースソフト：個人の栄養管理データの保存，検索など
- プレゼンテーションソフト：栄養教育の資料作成など
- ネットワークソフト：電子カルテ，インターネットによる情報収集，電子メールなど

そのほか，各施設独自のソフトも開発されている．

3.2 施設における使用例

ITを活用した各施設における使用例として，以下のようなことがあげられる．

- 学校給食施設：パソコンや携帯電話によるホームページ，献立表，食育だよりの閲覧サービス，教材の作成など
- 医療施設：電子カルテ，院内LAN，選択メニューの管理など
- 高齢者福祉施設：ケアプランの作成，栄養ケアマネジメントなど
- 管理栄養士・栄養士養成施設：教材の作成，実習献立のデータベース化，学内LANなど

LAN
Local Area Networkの略語．フロア内，施設内など限られた範囲内にあるコンピューターで構成されたネットワークのこと．

3.3 コンピューター化のメリットとデメリット

(1) コンピューター化のメリット

コンピューター化のメリットとして次のようなものがある．

① 事務作業の効率化・合理化

事務作業の効率化，正確性の向上による，時間の節約ができる．利用者，献立，発注の各情報がコンピューター上で容易に記録され，帳票も短時間に作成できる．また，必要な情報を集約情報として活用可能となる．

クライアントサーバーシステム（c/sシステム）の構築により，食数管理などの業務が行え，複数の栄養士による運用を可能とし，効率のよい仕事環境が実現できる．

② 利用者へのサービスの充実

利用者への選択食の聞き取りや発注に膨大な時間が必要であったが，コンピューターを活用することで簡単かつ迅速に行うことが可能となる．

③ 栄養管理業務の質的向上

給食管理システム上の基本的な個人情報に食種や，付加食品などの情報をリンクさせ，喫食量を加味した正確な喫食状況が算出，解析できる．また，検査データや病名などの情報を得ることで栄養アセスメントが充実し，栄養管理や栄養教育に役立てられる．

④ 他部門との連携による情報の共有

利用者の基本情報の施設内一元化や，医療施設においては医療情報システムとの結合により，食事箋，検査データ，投薬内容，栄養指導箋などをデータ形式で取得することが可能となる．その結果，リアルタイムな情報共有によるチーム医療の推進につながる．

⑤ 複数施設の一元管理

各施設が保有する食数管理，献立管理，発注などの情報を複数の施設で共有することで施設の管理，運用が行える．

⑥ 経済効果

事務処理に要する時間や人員が少なくなる．また発注における無駄な食材購入がなくなり，コスト削減による経済効果が得られる．

(2) コンピューター化のデメリット

コンピューター化のデメリットとして次のようなことがあげられる．

① 入力ミス

1か所のミスが全体に与える影響が大きいため，正確な入力が必要とされる．たとえば，発注量のミスは，栄養価計算，給食単価へ影響する．

② 情報の棄損

機器の破損などにより，データを失うことがある．データのバックアップを日常的にとることが必要である．

③ ハードウェアやプリンター保守点検の予算

ハードウェアやプリンターの保守点検，プリンター用インクなどのシステム運用にかかわる諸経費が必要となる．

クライアントサーバーシステム
利用者が操作する「クライアント」と，情報を提供する「サーバー」をネットワークでつなぎ，データをサーバーで集中管理できるシステムのこと．

医療情報システム
医療に関連した情報をコンピューターなどを用いてシステム化したもの．

チーム医療
医師，看護師，薬剤師，管理栄養士，臨床検査技師などが連携して医療にあたること．

④ マニュアルの整備

　システムを円滑に運用するには，誰にでも利用できるようにマニュアル化が必要となる．また，情報の流出を防ぐため，セキュリティ対策にも留意する．

⑤ 実際との誤差

　調理中の損失などが予想できないために，帳簿（受払）と在庫（棚卸）の誤差が生じることがある．その場合には，損失分も含めた実際の使用量を入力し，在庫数を調整する．

4　情報とセキュリティ

　インターネットのような情報通信ネットワークでは，データの無断活用や改ざんといった，**情報倫理**をめぐる問題が起きている．

　情報技術を活用するためには，セキュリティが確保され，安心して使える環境の整備が必要である．火災や地震などの災害，操作ミスやパスワードの漏洩，機器の故障や破損などにより情報システムの安全性が脅かされることがある．

　個人情報の漏洩を起こさないためにとくに医療施設，福祉施設においては，特別なセキュリティ管理が必要となる．

情報倫理
人が情報を扱ううえで必要とされる道徳のこと．

5　個人情報保護

　個人情報を保護するため 2005（平成 17）年 4 月 1 日より**個人情報保護法**が施行された．この法律は，情報化社会の進展とともに，個人情報の適正な取り扱いが実現されるように，行政に対して必要な措置を求めている．

　2015（平成 27）年 9 月 9 日には，改正された法律が公布され，2017（平成 29）年 5 月 30 日に施行された．この改正により，取り扱う個人情報が 5000 件以上の事業者という制限がなくなり，個人情報を扱うすべての事業者に適用されることとなった．また，「個人情報データベース等不正提供罪」という罰則も定められるなど，さらに個人情報の取り扱いが厳しくなっている．

　給食施設において IT の導入が進んでいるため，コンピューターを用いて個人情報を取り扱う際には，大量個人情報が漏洩することもあり得る．暗号技術を用いた電子データの保護や，認証技術を用いた電子データの利用者制限を行うなどが必要となる．

個人情報保護法
個人情報保護委員会のホームページも参照．
https://www.ppc.go.jp/personal/legal

個人情報の取り扱い
改正前には，5000 件以上の個人情報を体系的・継続的に保有する事業者に対し，取得や保存・利用に関する義務や，違反時の罰則などを定めていた．

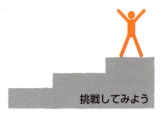

復習問題を解いてみよう
https://www.kagakudojin.co.jp

第8章 給食の生産管理

この章で学ぶポイント

★ 食材料管理の方法を理解し，購買計画や必要帳票作成の方法を修得しよう．
★ 給食の提供を行うための調理管理におけるオペレーションシステムを理解しよう．
★ 大量調理の特性をふまえた生産管理の方法を修得しよう．

Step up!

◆ちょっと 学ぶ前に復習しておこう◆

食事計画
給食施設の目標に基づき，食品構成の設定，献立作成，生産管理，栄養教育をするための業務計画．

品質管理
製品の品質を一定に保ち，顧客の満足度を高めるために行う管理活動．

給食の原価
給食の提供に必要な材料費，人件費，経費などのほか，販売経費や一般管理費を加えたもの．

第8章 給食の生産管理

【関連のある給食経営管理論の項目】
- 栄養・食事管理（➡第4章）：給食利用者の栄養アセスメントに基づいた給与栄養目標量設定と献立作成基準の作成，基準に従った献立の作成
- 品質管理（➡第5章）：提供される給食の品質が保証され利用者の満足度が高い献立の完成
- 衛生管理（➡第9章）：安全で衛生的に配慮された給食の提供

ISO
Organization of International Standard の略．国際標準化機構と訳され国際的な権威ある組織として認知されている．ISO は目的によりいくつかに分類され，シリーズ化されており，卸売市場に関連するのはISO9000, 14000, 22000 などである．ISO9000 シリーズは，企業が顧客の求める特定の品質の実現を目的として，明確な方針・責任，権限の下，製品や原料の受け入れから製造・出荷にいたるまでの業務プロセスをマニュアル化（手順化）して，それを組織の仕組みとして継続的に実行，検証を行うマネージメントシステムである．

HACCP
第9章を参照．

コンプライアンス
「法律，条令などを守る」ことを意味する．業務のマニュアルを整備し，安全性を確保するためのルールを取り決めて運用する．

1 給食における生産管理

1.1 給食における生産管理とは

生産管理とは，給食施設の栄養・食事管理の献立計画に基づいた食事を提供するまでの過程で行われる**食材料管理**と**調理管理**のことである．そのためには，給食施設の設備，時間，調理従事者数などの諸条件や大量調理の特徴を理解して，食材料の購入計画など適切な食材料管理が必要である．また，食材料を料理に変えて提供する調理作業の工程計画などの調理管理を行うことも必要となる．

1.2 生産管理の意義と目的

大量調理を行ううえでは，安全・衛生管理を大前提に作業を行い，利用者に対して品質を保証した食事を提供する必要がある．生産活動には効率化が求められ，その施設の経営管理とも深く関係する．そのため，給食を提供するまでの過程において，安全性，効率性，コスト面，生産性を考慮した生産管理を行わなければならない．

2 生産管理における食材料管理

食材料管理は，献立計画を実際に調理して料理にするために，食材についての流通，選択，購入，納品，検収，保管，原価把握まで，食材にかかわる一連の業務を円滑に行えるように管理することである．そのためには，作業効率や費用効率および安全性を踏まえて，品質のよい食材を適正価格で適正量を発注し，適時に取り揃え，納品時には適切な検収を行い，適正に食材を保管し，必要時に出納する必要がある．

2.1 食材料管理の意義と目的

食材料管理の目的は，良質の食材料を適正価格で，適正時に計画的に購入し，検収や保管を確実に行い，品質の劣化を防ぎ，無駄なく有効に利用できるようにすることである．その過程において，購入計画，在庫，保管などの計画に基づき適切に管理し，利用者に対して品質を保証した食事を提供することが求められる．

2.2 食材の情報収集

青果物の栽培技術の進歩と流通システムの発達，農産物の輸入の拡大によって，季節に関係なく，年間を通じてさまざまな食材を入手できるようになった．購入計画を立てる際，露地野菜の最盛期や魚介類の水揚げ量を考慮しながら，市場の取り扱い数量などの情報収集を行い，食材料を購入

する必要がある．安全で安心して使える食材を調達するためには，食材に関する情報を収集し，適切な食材を選択できるようにすることが大切である．

(1) 食材開発の動向
最近では多種多様な食材が出回り，確かな食品を選択するためには，食品の知識や鑑別できる能力など専門的な知識を身につける必要がある．また食材の開発では，安全性への取り組み結果の証明として，世界水準の安全性を確保する **ISO14001/9001** の認証や **HACCP**，信頼構築のための**コンプライアンス**態勢の確立などが求められる．

(2) 安全保障の仕組み
食の安全性や品質は，**健康増進法**，**食品衛生法**，**JAS（日本農林規格）法**，**食品表示法**などに規格基準や表示が規定されている．食品添加物や残留農薬など食の安全性が問われている昨今，正しい食品選択を行うためには，各規定内容を理解しておくことが必要である．

(3) 流通方法
流通する食品の種類は数多く，食材の生産，加工技術，保管技術の発達，輸入状況の変化などにより多様化している．また，消費者の食の安全性への意識が高まっているなか，従来の商品に新たに安全性などの価値を加えた商品もある．その一つが，生産から消費者に届くまでの商品の過程を追跡した**トレーサビリティシステム**である．

食材の流通システムでは，**低温流通機構（コールドチェーン）**により，冷蔵・氷温冷蔵・冷凍と**低温管理**での流通が可能になった．図8.1にその分類を示す．

2.3 食材の選択
食材を選択する際には，食材の種類・品質・価格に対する適切な情報を

JAS（日本農林規格）法
正式には「農林物資の規格化に関する法律」といい，飲食料品などが一定の品質や特別な生産方法でつくられていることを保証する「JAS規格制度」に関するものである．法律で定められたルールに従い，身の回りの食品などにJASマークが付いている．

健康増進法
巻末資料③を参照．

食品表示法
第4章を参照．

トレーサビリティ
traceabilityはtrace（追跡）+ ability（できること）となり，食品の生産ならびに流通の履歴を必要に応じて遡及，追跡し，その所在を把握できるようにするシステムである．遡及とは，過去にさかのぼって影響・効力を及ぼすことをいう．

低温流通機構（コールドチェーン）
食品鮮度を維持するために，冷蔵・冷凍によって低温を保ちつつ，生産者から消費者へ流通させる仕組みをいう．

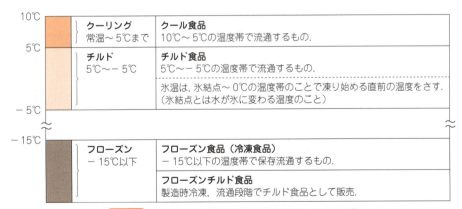

図8.1 食品低温流通推進協議会が決めた温度帯
食品低温流通推進協議会『食品の低温管理』より改変．

収集し，作業工程や従事者数との関係，保管状況と品質劣化，保管設備と費用，利用者の嗜好などを考慮する．この食材の選択の仕方が提供する給食の品質，調理工程，給食従事者の作業効率，給食原価，食の安全性などに影響を及ぼすことになる．

たとえばカット野菜を活用すれば，生鮮野菜より価格は高くなるが，野菜の下処理や切断などの作業工程は省かれる．それに加え，調理時間の短縮，調理作業の効率化，人件費の削減，施設設備の簡略化，光熱水費の節減など利点もある．

食材は保存の条件や加工度により多様化しているため，どの食材をどのように活用するかという選択は総合的に考慮したうえで検討する必要がある．

食材の保存条件別による分類と食材の加工度別による分類は，**表 8.1**，**表 8.2** に示すとおりである．

カット野菜
すぐに食べられるよう，洗浄・カットされて流通している野菜．

2.4 食材料の購入と検収

(1) 食材の購入方法

食材の購入の際には，給食施設の規模により給食数が異なるため，施設の規模に応じた購入方法や施設内の食品庫および冷凍・冷蔵庫が完備されているかなどを考慮する．購入方法には，生産地からの**直接購入**やまとめて一括購入する**カミサリー方式**などがあり，施設の条件と経費面を考慮し

国家試験ワンポイントアドバイス
食材の購入方法や契約方式に関連した問題が出題されるので，とくに業者の選定条件や契約方式の内容は把握しておこう．

表 8.1 食品保存の条件別による分類

分類		食品保存の条件別分類の説明	食品名
生鮮食品	即日消費食品	・貯蔵が困難で，納品後すぐに使用しなければ，鮮度が落ちて品質が悪くなる． ・使用当日に納品できるもので，1 回で使い切る量を注文する． ・季節や天候，需要により価格変動が大きい． ・食品に合わせた温度帯で運搬と保管を行う．	鮮魚介類，生肉類，牛乳，乳製品，豆腐，豆腐加工品，葉野菜，カット野菜，果物類，パン，生めんなど
貯蔵食品	長期保存	・消費期限が長く，食品庫で常温保管が可能な品質変化の少ないもの． ・使用頻度が高く一括購入が可能なもの． ・保管は，害虫やカビなどに配慮した施設で，温度や湿度および防虫の管理を行う． ・一括購入するため，保管場所や保存期間を確認し，先入れ先出しを徹底する．	穀類（米，小麦加工品），乾物（豆，海藻，しいたけなど），缶詰，瓶詰，香辛料（こしょう，カレー粉など），調味料（しょうゆ，塩など），油
	短期保存	・消費期限が短い． ・冷蔵庫で短期間保存できるもの．	根菜類，いも類，バター，卵など
冷凍食品		・前処理後に急速冷凍し，包装して品温 −18℃以下で保管されたもの． ・消費期限に合わせた品質管理ができる． ・価格や品質が安定し，貯蔵性が高く，労力の節減になる． ・価格が高く，冷凍設備が必要になる． ・食品衛生法冷凍食品保存基準では，品温が −15℃以下となっている． ・冷凍食品自主取扱基準では，−18℃以下に規定されている．	素材食品（野菜，果物，魚介類，食肉類など），調理食品（魚介製品，肉製品，卵製品，米飯類，めん類など）

表8.2　食品の加工度別による分類

分類	加工内容と食品名
一次加工	穀物や野菜や果物などの農産物，魚や肉などの畜産物を直接の原料として，物理的，微生物学的な処理を行い加工したもの． 野菜（カット野菜，漬物），果物（フリーズドライ食品），魚類（切り身，干物），肉類（切り身，ミンチ肉），穀類（精白米，小麦粉），調味料（みそ，植物油，酒類など）
二次加工	一次加工した穀物や野菜，果物，魚や肉などの業務用製品を，1～2種類使って加工したもの． 穀類（製パン，製めん），野菜〔冷凍野菜（ゆで野菜）〕，果物（ジャム），魚介類（練り製品，魚フライ），肉類（ハム・ベーコン，ソーセージなど），調味料（マヨネーズ）
三次加工	一次加工，二次加工したものを2種類以上組み合わせて，新たに加工したもの． インスタント食品，菓子類，嗜好飲料，冷凍食品，レトルト食品，調理済み食品，惣菜食品

て選定する（表8.3）．

(2) 購入業者の選定

購入業者の選定では次のような条件を考慮するとともに，良心的で信頼のできる業者を選定する．

① 企業として経営内容が健全で，モラルがあり，購入者側の問い合わせにも迅速に対応できる．
② 食材の品質および価格が適正である．
③ 施設や従業員への衛生管理が行き届いている．
④ 食材の保管設備が整い，配送能力にも優れ，指定通りに納入できる．

(3) 業者との契約方式

業者との**契約方式**には，施設の規模や購入する食材の種類，量に適した方式を選択する．たとえば，生鮮野菜や鮮魚などは天候状態などにより収穫量に影響がでるため，適切な情報の収集や契約方式の特徴に留意する必

表8.3　購入方法の種類と特徴

種類	購入方法	長所	短所
産地購入	・生産者から直接購入する． ・中間流通業者がいない．	・直接購入のため価格が安い． ・生産情報が把握しやすい． ・地産地消の取り組みがある．	・食材の品目や納入量が制限される． ・食材の調達量に限界がある．
一括購入 （集中・分散）	・保存性の高い食品は，卸業者で一括購入する． ・生鮮食品などは分けて購入する．	・まとめて購入するため，価格が安くなる．	・いくつかの業者に分散して購入計画を立てなければならない．
カミサリー方式	・複数施設が共同設置する． ・一括購入，保管・配送までをまとめて行う流通センター方式である．	・大量購入で費用の削減となり，合理化が図れる．	・単独施設では利用できない．

表8.4 契約方式の種類と特徴

種類		特徴	適している食品
随意契約方式		・発注者が最新情報を得て，適切に判断した業者とその都度契約を交わす． ・信頼関係により長期間継続することができる．	・価格の変動の大きい食品（生鮮野菜，鮮魚などの食品）． ・購入量の少ない食品． ・使用日が限定されている食品（行事食などに使用される食品）．
競争契約方式	指名競争入札方式	・あらかじめ指名した複数の業者に，提出した納入条件・品目・数量・規格などで同時に入札させ，もっとも低価格の業者に決定する．	・価格の変動が少ない食品． ・保存性の高い食品（貯蔵食品，備蓄食品，冷凍食品など）．
	一般競争入札方式	・予定価格を示し，複数の業者に入札させて比較検討し，低価格の業者に決定する．	
相見積もり方式		・あらかじめ品目，数量など同じ条件で，複数の信頼できる業者に見積もりを依頼し，提出された価格を比較検討して決定する．	・一般的によく使われている方式で，条件を出して見積もるためどの食品にも適する．
単価契約方式		・1品目ごとに単価を決めて契約する．日により使用量が変動しても対応が可能となる．	・品質が安定している食品． ・使用量が多い食品． ・使用日により数の変動がある食品．
単価契約と組み合わせた契約方式		・単価契約とほかの方式を組み合わせて行う場合もある． 単価契約×随意契約方式 単価契約×競争契約方式 単価契約×相見積もり方式	【例】単価契約×相見積もり方式 ・お茶パック1個200 gを，1個100円以下で500個分の見積もりをとる． ・A社1個80円，B社1個90円，C社1個70円の見積もり結果から，一番安いC社と契約をする．

要がある（表8.4）．

(4) 購入計画

購入計画は，一定額の食材料費に対して，予定献立に基づいた使用食品の量・規格・品質・在庫などを把握し，購入方法や購入先を選定し，計画的に業者へ発注を行うことである．

発注は，発注量（食品の規格・品質・価格）の確認，作業工程と関連した納入時刻・規格・品質・用途の確認，衛生管理と関連した納入方法・食品の温度などを確認し，できるだけ正確に業者へ伝えて注文する必要がある．

① 発注量の算定方法

発注量は，予定献立表で使用する食品の1人当たりの純使用量をもとに，廃棄量を加え，予定の食数を乗じて算定する．算出方法は次に示すとおりである．

(a) 廃棄量のない食品

　　1人当たりの純使用量×予定の食数＝発注量

(b) 廃棄量のある食品

　　1人当たりの純使用量／可食部率×100×予定の食数＝発注量

なお，可食部率は「100－廃棄率」で求める．

国家試験ワンポイントアドバイス

食材の発注量の算定方法や検収および保管に関連した問題が出題される．とくに，算出方法は覚えておこう．

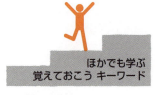

ほかでも学ぶ 覚えておこう キーワード

廃棄量，廃棄率
➡調理学

(c) 廃棄量のある食品で発注係数を用いた簡略化した計算方法

　1人当たりの純使用量×発注係数×予定の食数＝発注量

発注係数（倉出し係数）は，廃棄の部分がある食品の発注量の計算を簡略にするために使われる係数で，一覧表にしてある係数を活用すれば能率的に計算できる．なお，発注係数は，「100／(100－廃棄率)」で求める．

たとえば，キャベツ1人40 g（廃棄率15％）を使用して200人分の発注量を計算する場合，キャベツの廃棄率が15％であるため，発注係数を計算すると

　1÷(100－15)×100＝1.176

で約 1.18 となる．発注係数を用いると廃棄率など考慮しなくても算出することができる（表8.5）．

発注係数を活用してキャベツ（廃棄率15％）の発注量を求める場合の算出方法は，「1人当たりの純使用量(40 g)×発注係数(1.18)×予定食数(200食)＝9440」で約9.5 kgとなる．

表8.5　発注係数（倉出し係数）

廃棄率（％）	5	10	15	20	25	30	35	40	45	50
発注係数	1.05	1.11	1.18	1.25	1.33	1.43	1.54	1.67	1.82	2.00

② 注文方法

注文書には，発注先，発行日，使用日，食品名，規格，数量，用途，納品日時，納品場所などの詳細を記載して発注する．注文方法の種類や特徴を考慮して併用する場合が多い．どの方法でも発注書の控えが必要であり，検収時や追加注文などの変更時には，控え伝票を確認する必要がある（表8.6）．

表8.6　注文方法の種類と特徴

種類	方法	長所	短所
発注書	・発注書は，発注用，業者用，検収用の3枚を複写しておき，業者用を郵送する．	・正確である．	・日数がかかる． ・急な変更の場合に不便．
電子メール	・コンピューターを活用して献立内容から注文書を作成し，インターネットで発注する．	・相手が不在でも送信できる． ・業務の簡素化につながる．	・コンピューターを使わないと確認できない．
ファクシミリ	・注文書をファクシミリで発送する． ・送信できているかどうかを確認しておくとよい．	・時間短縮につながる． ・送信相手が留守でも送信できる．	・ファクシミリの機器を見ないと確認できない．
電話	・電話を通じて注文を行う．その際，相互の担当者名を確認し復唱しておくとよい．	・素早くできる．	・言い間違い，聞き間違いなどのミスが起こりやすい．
店頭	・直接店に行って食材を確かめて，注文を行う．	・食材の確認ができる．	・店に出向く時間が必要になる．

③ 検収

検収とは業者が食材を納品した際に，検収室で検収担当者の立ち会いのもと，納品食材と発注書とを照合することである．食品名，数量，規格，品質，鮮度，品温，消費期限，異物混入などの点検を行い，検収簿に記録して受け取る．

検収は，大量調理施設衛生管理マニュアルに基づき実施する．品質は，包装状態や虫食いなどの外観，色合い，においなどを確認する．品温は放射温度計（赤外線を放射して，非接触で食材の表面温度を測る温度計）で測定して確認する．

万一，発注と異なる場合は返品交換を行い，交換できない場合は献立計画の一部を変更するなど臨機応変な処置をとる必要がある．

大量調理施設衛生管理マニュアル
巻末資料⑫も参照．

2.5 食材の保管・在庫管理

(1) 食材の保管

納品・検収後の食材は，調理に使用するまでの間は品質が保てるように食材に適した条件で**保管**をしておく．保管の仕方は，大量調理施設衛生管理マニュアルに基づき，衛生的に適正な温度で管理する．たとえば，食材は用途別の蓋付き専用容器の中に食材の分類ごとに区分して入れ替え，適した温度で専用保管場所に保管する（表8.7）．通常，低温管理を行うと食材の品質は長く保たれるが，食材によっては低温に不向きな野菜や果物もあり**低温障害**を起こすものもある．保管用の冷蔵庫・冷凍庫の温度は，入庫・出庫時確認し点検表に記録する．

低温障害
冷蔵保存に不向きな野菜や果物を冷蔵保存した場合に起こる障害のことで，表面に褐変や窪んだ斑点などが出たり，水っぽくなったり，柔らかくなったりして品質が低下する．野菜では，きゅうり，トマト，なす，さやいんげん，さつまいもなど，果物では，バナナ，パイナップル，レモン，グレープフルーツ，マンゴー，パパイア，アボカドなどに障害が出る．

(2) 食材の在庫管理

在庫管理は，食材の入出状況を記録した食品受払簿と在庫量を照合し，間違いがないかを確認し，必要時に使用できるように維持する．保管は適正最少量とし，出庫時は**先入れ先出し**を徹底する．定期的に**棚卸し**を行い，帳簿と現物の在庫量に差が出ないように管理する（図8.2）．生鮮食品は，

先入れ先出し法
先に購入した食材から先に使う方法で，食品の品質保持のために重要な在庫管理である．

棚卸し
期間を決めて定期的に食品の在庫量を調査することである．一般的には月に1回，月末に行っている場合が多い．月末の在庫量を金額に換算して当月の期末在庫金額（翌月の期首在庫金額）とし，原価計算の算定資料とする．

国家試験ワンポイントアドバイス
食材管理のポイントとして，先入れ先出しや棚卸しの意味を理解しておこう．

表8.7 食品の保管場所と保管温度

保管場所	保管温度	食品名
食品庫	室温	穀類，乾物，調味料，缶詰，瓶詰め，いも類，根菜類など
冷蔵庫	15℃以下	バター，チーズ，練乳，チョコレート，ナッツ類など
	10℃前後	生鮮野菜，果物など
	10℃以下	食肉，食肉製品，魚肉ソーセージ，殻付卵，牛乳など
	8℃以下	液卵
	5℃以下	生鮮魚介類（生食用鮮魚介類を含む）など
冷凍庫	−15℃以下	冷凍食品，切細した食肉凍結容器包装済み食品，冷凍食肉製品，冷凍ゆでだこ，生食用冷凍かき，冷凍魚肉ねり製品など
	−18℃以下	凍結卵

「大量調理施設衛生管理マニュアル（別添1）」を改変．

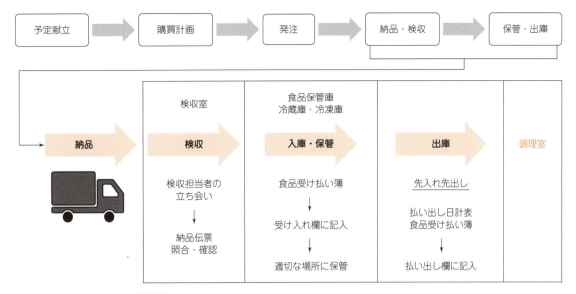

図8.2　食材管理における発注，検収，保管，調理までの工程

使用当日に納品しその日に調理する．

3 生産管理における調理管理

3.1 調理管理の意義と目的

　調理管理の目的は，利用者の嗜好に合った安全で衛生的な食事を提供し，その食事を通して食習慣・食生活の改善を促すことができる，生きた栄養教育の媒体となる食事の作成にある．また，生産管理を効率的に，安全や衛生にも配慮し，経済性をもって実施・運営することが求められる．

　特定給食施設における食事は，多数人を対象とするため，一度に大量の食材料を扱い，設備も大型機器類を使用することが多い．また，提供時間や調理従事者の技術，人数などの諸条件が異なるなかで，効率的かつ衛生的に提供する食事の調理を行わなければならない．

　円滑な調理管理のためには，給食の**オペレーションシステム**を理解し，栄養・食事管理に基づいた安全で高品質な食事提供をしなければならない．そのために，合理的で適正な**調理作業計画**を立案して**工程管理**を行う必要がある．

3.2 給食のオペレーションシステム

　給食のオペレーションシステムとは，給食運営全体の仕組みのことであり，給食施設の条件に合わせた経営計画や生産計画などを実現するための，生産やサービスなどが含まれる．

　具体的には給食の調理作業システムを指す．予定した献立計画に従って

大量調理の特徴を踏まえ，食材（物），給食従事者（人），給食設備などを効率的かつ衛生的に運用し，食材を調理して利用者に満足度の高い食事を提供するための一連の**生産管理システム**である．

この生産管理システムでは，予定通りに実施できたか，計画に問題はなかったかなどを提供後に評価し，利用者に喜ばれる食事提供が継続できるように PDCA サイクルに従って常に改善していく必要がある．

(1) オペレーションシステムの種類と特徴

大量調理の調理システムには，給食を調理してその日に提供する**コンベンショナルシステム**と，給食を事前に調理して保存し，別の日に提供する**レディフードシステム**がある．

(2) レディフードシステムの種類と特徴

レディフードシステムの調理方法には，**クックチルシステム**，**クックフリーズシステム**，**真空調理システム**があり，調理作業の標準化，衛生管理の徹底，経費削減などが可能となる．しかし，工程の管理や品質を保持するためには，調理操作のマニュアル化や厳重な温度と時間の管理が必要となる．このシステムは，別の施設で一括調理（**セントラルキッチン**）を行い，冷蔵や冷凍に保存して運搬し，配送先の施設（**サテライトキッチン**）で保管後，再加熱して食事を提供することができる．

特定給食施設では施設の特徴に合わせて，これらのシステムを単独また

> **国家試験ワンポイントアドバイス**
>
> 給食の生産管理システムに関連した問題が出題されている．とくに，レディフードシステムの内容を説明できるようにしておこう．

表 8.8　調理管理における給食システムと特徴

給食システム	調理のシステム	システムの特徴
コンベンショナルシステム	・クックサーブシステム	・コンベンショナルとは，「従来の」「型どおりの」という意味である． ・従来から行われており，調理（クック）後，速やかに提供（サーブ）されるシステムである． ・喫食当日に，配食時間に合わせて調理を行い，生産から提供まで同一施設で連動して速やかに行われる．
レディフードシステム	・クックチルシステム ・クックフリーズシステム ・真空調理法	・レディフード（あらかじめ用意した食事）を保存し，別の日に提供するシステムである． ・事前に調理を行い保存することができ，施設の調理従事者数や食材の在庫に合わせた生産計画ができ合理化が図れる． ・施設に専用機器類が必要であり，厳密な温度や時間の管理が求められる． ・外部のセントラルキッチンで調理し，冷蔵または冷凍保存後に，運搬，保管し，喫食前にサテライトキッチンで再加熱して提供することもできる．
カミサリーシステム	・セントラルキッチンシステム	・食材の調達，調理，保管，配送を一括で行うシステムで，流通センターのことである． ・調理場（セントラルキッチン）と提供場所が離れているため，配送される． ・複数の学校が共同で行う学校給食センターなどの共同調理場方式などが該当する． ・一括購入することにより食材購入量の規模が大きくなるため，経費節減などの合理化や効率化を図ることができる．
アッセンブリーサーブシステム		・食材を調理して完成した料理として購入し，提供前に厨房で再加熱して提供するシステムである． ・ファミリーレストランやコンビニエンスストアで活用されている．

は組み合わせて活用している（表8.8）．

① クックチルシステム（図8.3）

　クックチルは，加熱調理後90分以内に中心温度3℃以下に急速冷却して，冷蔵保存する．最大5日間の冷蔵保存が可能であり，提供は調理とは別の日に行う．提供の直前に中心温度75℃以上，1分間以上再加熱する．

　クックチルは急速冷却して適切な温度管理を行うため，**ブラストチラー**などの冷却機器が必要となる．

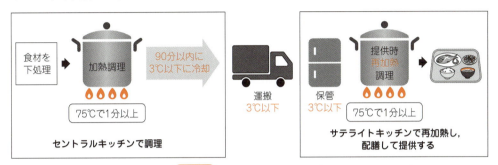

図8.3　クックチルシステム

別施設（セントラルキッチン）で調理して冷蔵し，運搬，保管後，配送先で再加熱して食事を提供する．

② クックフリーズシステム（図8.4）

　クックフリーズは，加熱調理後30分以内に急速冷凍（中心温度を90分以内に－5℃以下，さらに120分以内に－18℃以下まで）し保存する．冷凍保存の期間は食品の種類により異なるが，一般的には8週間くらいは味や栄養面では損失がないといわれており，賞味期限が長く，計画的に調理することができる．そのため提供は調理とは別の日に行い，提供直前に中心温度75℃以上，1分間以上再加熱して提供する．

　クックフリーズは急速冷凍して温度管理を行うため，急速冷凍機が必要となる．冷凍保存の仕方によって食品の組織が破壊され味が悪くなることもあり，凍結の際の時間や温度管理が大切である．

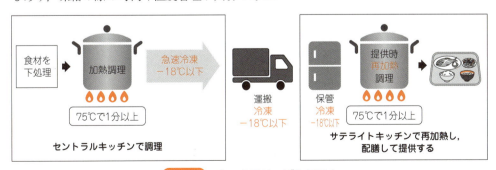

図8.4　クックフリーズシステム

別施設（セントラルキッチン）で調理して冷凍保存し，運搬，保管後，配送先（サテライトキッチン）で再加熱して食事を提供する．

③ 真空調理システム（図8.5）

真空調理は，生の食材または下処理した食材と調味料を真空パック専用袋に入れて真空パックし，低温で長時間加熱後，急速に冷蔵または冷凍保存する．使用時は再加熱して提供する．調理は事前に時間の余裕があるときに行って保存し，保存期間は冷蔵で5日間，冷凍は8週間程度となるため，保存期限に合わせて計画的に使用する．真空調理は，食材または料理を真空状態にするための真空調理機や急速冷蔵や冷凍が可能な機器，また再加熱時には**湯煎器**や**スチームコンベクションオーブン**などの調理機器が必要となる．

真空包装は熱伝導がよく，加熱・冷却が速く，食品の持ち味を生かすことができ，保存期間の調節ができる．そのため調理作業を分散化・平均化することが可能であり，計画調理が容易になる．

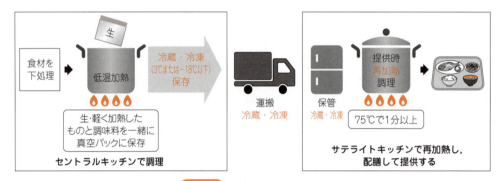

図8.5　真空調理システム

別施設（セントラルキッチン）で料理を真空調理して冷蔵・冷凍保存し，運搬，保管後，配送先（サテライトキッチン）で再加熱して食事を提供する．

3.3　調理提供における工程管理

調理計画は施設の食事提供のために，何時までに，何人で（**作業者**：man），どの食材で（**食材**：material），どの機器を使い（**機器設備**：machine），どのように調理作業を実施するか（**方法**：method）の四つの要素（**4M**）を，計画的かつ合理的，そして衛生的に行う必要がある．

調理計画の実施にあたっては，人量調理施設衛生管理マニュアルに基づき大量調理の特徴を踏まえた調理工程および作業工程の管理が必要となってくる．そのために事前に調理作業工程表，調理作業動線図などを作成し，献立の標準化を行い，工程管理を明確にしておかなければならない．また，限られた給食従事者と提供までの時間を有効に使い，能率よく料理を仕上げて提供し，食器洗浄や片づけを含むすべての作業を終えるためにも工程管理は必要である．

(1) 調理作業工程の必要性

調理作業における工程は，食材の搬入から料理提供および洗浄までの流

れをシンプルに一方向で行うための**ゾーニング**（領域・区分）**計画**であり，安全に調理するために衛生管理上必要である．ゾーニングは，調理室内を**汚染作業区域**と**非汚染作業区域（準清潔作業区域・清潔作業区域）**に区分することにより，調理において食中毒の危険性のある食材の取り扱いが明確になり，より安全な作業をすることができる．

調理作業工程計画は，作業前までに，いつ，誰が，どこで，何を，どのようにするかを明確に示し，作業時の安全・衛生上の配慮もあわせて検討し，当日は危険度が少なく安全かつスムーズに調理ができるようにする．

調理作業工程計画は，提供時間を最終時刻とし，全工程の流れの時間配分と作業内容を一方向で示す．調理作業工程の作成上における留意点を①～④に，調理作業工程表の例を図8.6 に示す．

① 調理室内を汚染作業区域と非汚染作業区域（準清潔作業区域・清潔作業区域）に区分する．
② 調理作業ごとに調理従事者の人員配置を行う．
③ 提供時間をもとに，食材の搬入，洗浄，調理，料理提供，片づけの全工程の時間配分を決める．
④ 調理操作は領域別に，人員，材料の洗浄順序や切り方などのポイント，使用器具や機器などを簡潔に示す．

(2) 作業動線図の必要性

作業動線図は調理室内において食材を調理し，料理として出来上がり，配膳されるまでの動きを調理室の平面図のなかに一方向で示したものである．料理ごとに線で示すことにより，食中毒の危険性のある食材とほかの食材や出来上がった料理が交差しないように，物や人の流れを明確にすることができる．その際，食材料や出来上がった料理および調理従事者が逆戻りをしないように作業動線に配慮することが重要である（図8.7）．

① 各料理の使用食材の動きがよくわかるように，調理室の下処理室からから出来上がりまでを，線の色や種類を決めて一つの線で示す．
② 食中毒の原因になりやすい食材が，ほかの食材と交差して二次汚染しないように配慮する．万一，交差する場合は，二次汚染の危険性が高い動物性たんぱく質の食材は，最後に取り扱うように配慮する．
③ 作業動線図は作業前に明確に示し，調理担当者どうしが相互に物や人の流れを把握，検討・確認して，安全・衛生に配慮した調理ができるようにする．

3.4 大量調理の特性

特定給食施設の給食は，多数人に継続して食事を提供するため，家庭での少量調理とは異なる．使用食材の分量や調理従事者が多く，大型の機器を使用し，調理作業の時間も長いという特徴がある．

国家試験ワンポイントアドバイス

「大量調理施設衛生管理マニュアル」に基づいた施設・設備の構造として，汚染作業区域と非汚染作業区域の区別について出題されている．しっかり確認しておこう．

国家試験ワンポイントアドバイス

作業動線に関連した問題が出題されている．各作業場所の内容と人や食材が移動するルートの図を作成する意図を理解しておこう．

平成　　年　　月　　日（　　）

<table>
<tr><td rowspan="3" colspan="2">作業
区域</td><td rowspan="3">作業室
区分</td><td>題材（テーマ）</td><td colspan="12">青魚のよさを知り，進んで食べることができる</td></tr>
<tr><td>献立名</td><td colspan="12">ごはん，さばのみそ煮，きゅうりの梅肉和え，かぼちゃの煮物，すまし汁，牛乳かん</td></tr>
<tr><td>作業内容</td><td>時間</td><td colspan="2">8：00</td><td colspan="2">9：00</td><td colspan="3">10：00</td><td colspan="3">11：00</td><td>12：00</td></tr>
<tr><td rowspan="3">汚染作業区域</td><td rowspan="3">汚染作業区域</td><td rowspan="3">検収室
下処理室
下・調理室</td><td>食材検収
保存食採取
食材保管 洗米</td><td rowspan="7">健康観察・打ち合わせ</td><td colspan="2">検収
保存食採取
食材専用容器保管</td><td></td><td>洗米</td><td></td><td rowspan="7">中間確認</td><td></td><td></td><td></td><td></td></tr>
<tr><td>野菜下処理
野菜洗浄</td><td>アルコール
消毒</td><td>生野菜 洗浄
① きゅうり
② 貝割れ</td><td>野菜 洗浄
③ かぼちゃ
④ いんげん
⑤ しめじ</td><td>片づけ</td><td></td><td></td><td></td><td></td><td></td></tr>
<tr><td>野菜洗浄・切断</td><td>アルコール
消毒</td><td>生野菜 洗浄
① きゅうり
② 貝割れ</td><td>野菜 洗浄
③ かぼちゃ
④ いんげん
⑤ しめじ</td><td>野菜 切断
③ かぼちゃ
④ いんげん
⑤ しめじ</td><td>片づけ</td><td></td><td></td><td></td><td></td></tr>
<tr><td rowspan="4">非汚染作業区域</td><td rowspan="2">準清潔作業区域</td><td rowspan="2">中・調理室</td><td>鍋・スチコン調理
さばのみそ煮
牛乳かん</td><td>アルコール
消毒</td><td>鍋調理
牛乳かん</td><td>さばのみそ煮
下味つけ</td><td></td><td>スチコン
準備</td><td colspan="2">スチコン加熱
さばのみそ煮</td><td>片づけ</td><td></td></tr>
<tr><td>鍋・回転釜調理・炊飯
ごはん
かぼちゃの煮物
すまし汁</td><td>アルコール
消毒</td><td>出し汁をとる</td><td>お茶準備</td><td>煮物準備</td><td>鍋調理
かぼちゃの
煮物</td><td>炊飯</td><td>回転釜調理
すまし汁</td><td>片づけ</td><td></td></tr>
<tr><td rowspan="2">清潔作業区域</td><td rowspan="2">上・調理室</td><td>生野菜消毒・洗浄・切断
配膳・配食</td><td>アルコール
消毒</td><td></td><td>生野菜の
消毒・流水
① きゅうり
② 貝割れ</td><td>生野菜 切断
① きゅうり
② 貝割れ</td><td>きゅうりの下味
貝割れ
冷蔵保管</td><td>あえ物調理
きゅうりの
梅肉あえ</td><td>梅肉和え
冷蔵保管</td><td>ご飯配食
梅肉和え
配食</td><td>トレイセット</td></tr>
<tr><td>調味料計量・食器準備
配食・配膳</td><td>アルコール
消毒</td><td>調味料計量
食器準備</td><td>牛乳かん
分配</td><td>牛乳かん
冷蔵保管</td><td></td><td></td><td></td><td>さばのみそ
煮配食
すまし汁
配食</td><td>トレイセット</td></tr>
</table>

図 8.6　**調理作業工程表（例）**

3 生産管理における調理管理

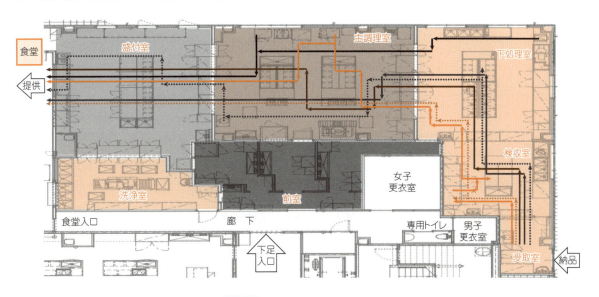

図 8.7　調理作業動線図（例）

大量調理には，特有の性質（特性）があるため，それを踏まえた調理作業の標準化を行い，管理された安全な食事を提供する．調理従事者は，従来の経験や勘に頼るだけではなく，標準化した調理作業に従い，誰が調理しても常に安全で高品質な食事を提供できるようにしなければならない．そのためには，大量調理の特性と調理作業の標準化を理解する必要がある．

(1) 大量調理の特性とは

大量調理の特性は，一度に調理する量が多いため，調理操作中の温度変化や蒸発量，廃棄量，味の濃度などが出来上がりの料理の品質に影響を及ぼす．そのため，変動要因を理解し，一定水準の品質になるように調理作業の標準化が必要となる（表 8.9）．

(2) 調理作業の標準化

大量調理は提供する食事が常に一定の仕上がりになるように，下処理操作，加熱操作，調味操作などについて，各施設で標準化を図る必要がある．標準化を行うためには，各調理操作における変動要因や問題点とその対策方法を調理科学，食品科学，食品衛生学に基づいて分析されたものを活用する．

具体的な調理作業の標準化として，料理のつくり方の流れ，予定時間，

国家試験ワンポイントアドバイス

大量調理の特性に関する問題が出題されている．使用する食材の量や出来上がりの量が多いことによる，注意点を把握しておこう．

表8.9 大量調理の特性

特性		変動要因	対　策
廃棄量の変動		・食材の納入状態，調理操作，使用機器，調理技術などにより廃棄量に違いが出て，発注量や配食量にも差が生じる．	・施設の実態に基づいた廃棄率を算定して活用すると変動が抑えられる．
長時間作業		・食材使用量が多く，それぞれの調理作業に時間がかかる． ・料理の出来上がりに影響する．	・時間短縮は，人員数，機械化などを検討して作業のマニュアル化を行う．
水分量の変動	洗浄	・食材洗浄後の水切り条件によるが，食材が大量のため付着水や吸水が多くなる． ・付着水が多いと加熱に時間がかかる． ・出来上がりの水分量が増え，味が薄くなるなど，料理の品質低下を招く．	・洗浄後の付着水量を最小限にするための水切り方法と時間を検討する．
	加熱	・加熱中の蒸発率が小さいため，出来上がりの味や外観に影響する． ・加熱時の加水量や水分蒸発量は，食材の種類や調理法や使用機器の種類により異なる． ・煮物は少量調理よりも少ない煮汁で済む．多いと煮汁が残り味が薄くなる．煮詰めると煮くずれて外観が悪くなる． ・汁物の水分蒸発量は少量調理より少なくする．	・蒸発量を予測し加水量を決める． ・調理後は加水量を記録し評価して次に生かすようにし，加熱方法をマニュアル化する．
	調味	・調味後に脱水や放水が起こり，出来上がりの色合いや歯ごたえが悪くなり，味付けも薄くなるなどの品質低下を招く．	・調味は，手順の工夫や，提供直前に行う．
煮くずれ		・大量の食材による長時間の加熱，また余熱による煮えすぎ． ・食材が多いため，鍋や釜の底の部分が混ぜにくいこと，重みにより圧力がかかることも要因となる．	・加熱時間や調味方法を検討し，仕上がり具合を調節する． ・食材の重圧が均等になるような底が平らな鍋や釜を使用する．
温度変化		・食材量が多いため，食材投入後，水から沸騰するまでや，揚げ油が適温になるまでがゆっくりで時間がかかる． ・ゆで物や揚げ物は，1回の投入量が多いと加熱時間が長くなり，色合いや食感が悪くなる．	・衛生面に配慮して，1回の投入量を調整し，加熱温度と時間をマニュアル化する．
調味濃度の変化		・調理操作による脱水量や加熱時間の違い，火力の差により，調味料の浸透や付着など味の濃度に差が出る． ・汁物は調味から喫食までの時間が長く，水分が蒸発し，味が濃くなりやすい．	・調味料を数値化（調味パーセント）し，調理操作を一定にしてマニュアル化する． ・汁物は蓋を閉じて蒸発量を少なくする．

調味パーセント
材料の重量に対する調味料の割合を表したものである．おもに塩分と糖分の割合を表すことが多い．塩分は，塩を基準とし，ほかの調味料が塩に相当する塩分をどれだけ含むかにより使用量が変わる．

作業内容，確認事項，注意点，管理基準，実施・確認記録，使用機械器具などをあらかじめ決めて示しておく必要がある（表8.10）．また，調理操作における脱水量，蒸発量，加熱強度を考慮し，調理操作の時間を標準化したうえで，調味料を重量のパーセントに数値化（調味パーセント）して味を恒常化する．さらに改善点を探し出して効率化し，かつミスが起きないように仕組みを考える．

3.5 調理管理における生産性とその要因

特定給食施設における給食提供は，高品質で衛生面に配慮した食事を効率よく提供できるよう標準化やシステム化を図り，**生産性**を向上させる必要がある．そのためには，給食施設の規模や人員に応じた作業方法や作業

3 生産管理における調理管理

表8.10 調理作業の標準化兼確認記録簿

実施日：平成　　年　　月　　日（　）

料理名 流れ予定時間	調理作業内容	確認事項・注意点	管理基準・記録	実施・確認記録	使用機器・器具
① 検収	・精白米の検収 ・温蔵庫の電源	検収（または倉庫出し）	○ 原材料保存管理マニュアル・検収記録（数量・産地など）	検収時に記録 倉庫温度 　　　℃	はかり 洗米用米入れ 温蔵庫
② 下処理	・米の計量 ・洗米 ・米の浸漬	□ 専用容器で計量 □ 洗米状況の確認 □ 炊飯までの浸漬確認	（倉庫出し時保管状態確認） ・洗米作業開始時刻の記録 ・浸漬開始時刻の記録	時　　分 　時　　分 　時　　分 　時　　分	洗米機 炊飯釜
③ 加熱調理	・炊飯開始 ・炊き上がり温度の確認 ・ごはんの計量	□ 炊飯開始・終了時刻の確認	○ 加熱調理マニュアル ・加熱開始時刻の記録 ・中心温度の記録 ○ 調理済み食品の温度管理 ・温蔵庫内温度確認 ・保存温度記録	中心温度記録 　時　　分 　時　　分 　　　℃ 　時　　分 　　　℃	炊飯器 中心温度計（洗浄区域用） 計量はかり 使い捨て手袋
④ 配膳・温蔵	・一人分の配膳 ・温蔵庫で保管	□ ご飯の中心温度確認 □ 配膳時刻の確認 　衛生管理（手袋着用） □ 温蔵庫の温度管理 ・ご飯65℃以上保管 ・使い捨て手袋着用	○ 配膳時刻・温度管理	時　　分 　　　℃	しゃもじ 使い捨て手袋
⑤ 配食	・配食 （トレイセット）	□ 配食開始時刻 　衛生管理（手袋着用）	○ 配食時刻・温度管理		
⑥ 保存食採取	保存食の採取	□ 調理済保存食採取 ・50g採取	○ 原材料保存管理マニュアル ・調理済み保存食採取時の時刻記録	保存食採取記録 　時　　分	保存食採取袋 はかり
					記録者

料理名：ごはん

時間および調理機器の選定などの要因を検討して，生産活動を合理的，経済的に進めなければならない．

(1) 調理作業の分類

調理作業の合理化を図るためにはまず，作業内容を分類して作業工程の標準化を行う．次に調理従事者を効率よく配置して，作業が計画どおりに実施できているかどうかを評価する．そのうえで改善が必要であれば改善策を検討する．

作業内容の分類には，調理従事者が食材を料理に変えていく**主体作業**（主作業および付随作業）と，主体作業を行うための**付帯作業**（準備作業およ

> **国家試験ワンポイントアドバイス**
> 給食生産における作業の種類に関する問題が出題される．調理作業管理における作業項目を分類できるようにしておこう．

表8.11 調理作業の分類と特徴

分類		作業の特徴	作業内容
主体作業	主作業	・食材の変化に直接関わる作業． ・生産価値を生み出している作業．	○ 実際に食材や料理に触れる作業 ・下処理作業（皮をむく，切る） ・食材の洗浄・調味料の計量 ・加熱作業（鍋・釜・焼物機・揚物機など） ・仕上げ作業（調味・計量・盛り付け）
	付随作業	・主体作業に付随している作業で，主作業の前後に規則的に発生する作業． ・主作業を補助する作業．	○ 調理操作のための食材や器具の準備および移動運搬 ・主作業のための食材の移動運搬 ・調理操作のための機器類の準備 ・加熱機器の余熱準備
付帯作業	準備作業	・主体作業を行う前に不規則に発生する作業． ・作業前の準備，段取り，運搬などの作業． ・生産に直接関わらない作業．	○ 作業前の準備作業 ・器具の準備 ・調理台の消毒などの準備 ・食材の保管庫からの運搬
	後始末作業	・主体作業を行ったあとに不規則に発生する作業． ・作業後の後始末（後片づけ）作業． ・生産に直接関わらない作業．	○ 作業後の後始末作業 ・作業場所の片づけ ・調理室の清掃・機械器具の洗浄 ・食器具の洗浄

注）作業の分類が明確には規定されていないため，施設によっては異なる場合もある．

び後始末作業）があるが，施設によって異なる場合もある（表8.11）．この作業内容に合わせて調理従事者を適材適所に配置し，改善計画をもとに生産する必要がある．

（2）労働生産性

特定給食施設における**労働生産性**は，調理従事者1人当たりの生産量で表され，施設の給食数を何人の調理従事者で生産したかを算出して作業能率や人件費を検討する．

たとえば，100人の食事を8時から12時までに，4人の調理従事者でつくる場合（100人÷4人＝25）と2人の調理従事者でつくる場合（100人÷2人＝50）とでは，労働生産性は4人のほうが低く2人のほうが高いことになり，高いほうが作業効率はよいことになる．

しかし，調理従事者の個々の技術差により作業効率が違うこともあるため，能力，経験，技術，資格などを総合的に評価するとともに，労働条件の公平性や作業強度を均等にするなどを考慮した勤務体制にする必要がある．

また，給食作業は調理従事者相互の連携によるものであるため，好ましい人間関係が保てる雰囲気づくりや，仕事への意欲向上につながる教育・訓練の場の設定も大切である．

> **国家試験ワンポイントアドバイス**
> 労働生産性に関する問題が出題される．算出方法やその目的を理解しておこう．

3.6 配膳・配食の精度

調理作業の最終段階である**配食・配膳**作業は，施設の種類や規模に合わせた盛り付けを行う．そのため，食数や献立数および料理内容によって時間がかかり，盛り付けの善し悪しで食事の評価にも影響を及ぼす．予定した献立計画やマニュアルに従い，料理を適した時間，量，温度で外観，衛生面などにも配慮し，盛り付けの精度を上げて提供しなければならない．

おもな配膳方法には**中央配膳**と**分散配膳**があり，配膳方法により作業内容や作業時間が違うため，施設に適した方法で衛生的に適温給食を提供することが重要となる．

中央配膳は，施設の調理室内で1人ずつトレイにセットし，配膳車で利用者へ届ける方法である．食数が多いと配膳に時間がかかるため，料理が適温になるよう保温食器や専用の温冷機器類および温冷配膳車を活用して，適温給食に配慮する必要がある．

分散配膳は，施設の調理室内で必要量をまとめて食缶に入れ，食事場所へ食缶を移動して盛り付ける方法で，学校給食や病院での病棟配膳で活用されている．調理室と食事場所が離れているため，盛り付け時における配食管理，衛生管理に配慮する必要がある．

(1) 検食

検食は，施設長あるいは給食責任者が利用者に給食を提供する前に，栄養量および質，味付け，彩り，形態，衛生上の問題がないかどうかを確認する．そして，その結果を毎回，**検食簿**に検食時間とともに記録し捺印する．また検食は，衛生管理の記録と品質管理，生産管理の改善資料となる．

学校給食における検食は，**学校給食衛生管理基準**に規定されており，あらかじめ責任者を定めて児童生徒の摂取開始時間の30分前までに行う．また，病院における入院時食事療養制度では，毎食，医師や管理栄養士，栄養士が検食を行い，所見を検食簿に記入するよう規定されている．

(2) 下膳

下膳とは，提供した食事を返却する（下げる）ことを意味する．作業は**予備洗浄**として，返却された食器の食べ残しを取り除いて下洗いをし，洗剤を入れた温湯の浸漬槽に移し20分程度浸漬して，**本洗浄**のための準備をする．その際，食べ残しの状況把握を行うようにする．

利用者が直接返却する場合は，給食従事者と利用者のコミュニケーションの場となるため，喫食状況や嗜好などの情報収集の場としての役割も果たすことができる．

(3) 洗浄・消毒

洗浄方法には手洗い洗浄と機械による洗浄があり，施設の規模により選択される．手洗いは汚れ具合を確認しながら洗浄できるが，洗浄に時間がかかる．機械による洗浄は洗浄時間を短縮することができるが，汚れの見

配食と配膳
配食とは食事を提供するために，出来上がった料理を食器や食缶に盛り付ける作業のことである．配膳は，盛り付けた料理をトレイにセットして利用者に手渡す作業である．

国家試験ワンポイントアドバイス
給食施設の検食に関する問題が出題される．各施設における検食方法について理解しておこう．

学校給食衛生管理基準
巻末資料①も参照．

入院時食事療養制度
巻末資料④も参照．

国家試験ワンポイントアドバイス
「大量調理施設衛生管理マニュアル」に基づいた洗浄方法や殺菌方法については，その数値まで詳細に覚えておこう．

落としや洗浄機器のメンテナンスを必要とする．手洗いと機械を併用するなど施設の条件に適した洗浄方法を行い，洗浄後は定期的に食器などの洗浄効果を確認するための検査をする．

消毒作業には，洗浄後の食器などを熱風消毒保管庫（85〜90℃，30〜50分程度）に入れて熱風乾燥させ，食器などに残存する病原性微生物を殺菌する加熱消毒と薬剤による消毒がある．消毒後，熱風消毒保管庫に収納できない場合は，衛生的な戸棚などに保管する．

(4) 厨房・食堂の清掃

調理室内の**清掃**は，大量調理施設衛生管理マニュアルに準じて毎日丁寧に行い，清掃後は点検する．清掃作業は施設の給食提供回数により方法とタイミングは異なるが，調理中は食材汚染の危険があるため行わないようにする．

3.7　廃棄物処理

特定給食施設において，調理作業での野菜くずや提供された食事の食べ残しなど，さまざまな**廃棄物**が大量に発生する．廃棄物は，可燃ごみ，不燃ごみ，資源ごみなどに分別して適切な方法で処理をする．その際，社会的な責任や地域との相互理解において環境問題や資源ごみのリサイクル，汚臭や汚液の処理方法や保管場所など大量調理施設衛生管理マニュアルに基づいた環境整備を行う．同じように，廃棄物の減量化に向けて積極的な対応が必要である．

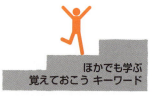

資源ゴミのリサイクル
➡食品学

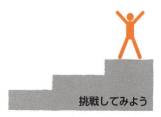

復習問題を解いてみよう
https://www.kagakudojin.co.jp

第9章

給食の安全・衛生管理

この章で学ぶポイント

★ HACCPの考え方に基づいた「大量調理施設衛生管理マニュアル」を重点的に理解しよう.
★ 施設・設備の安全で衛生的な管理法や食品の温度・時間管理を修得しよう.

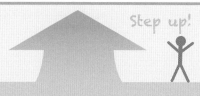

◆ちょっと 学ぶ前に復習しておこう◆

食中毒
原因物質によって4種類に分類される.近年,ノロウイルスによる食中毒が増加傾向にある.

感染症
ウイルスや細菌などの病原体が体内に侵入して増殖することで,発熱や下痢などの症状が出る.

トレーサビリティ
食品などの生産から消費までの流通履歴を追跡できるようにすること.

検食
給食の提供前に,味付け,香りなどに問題がないか,異物混入がないかを確認すること.

第9章 給食の安全・衛生管理

【関連のある給食経営管理論の項目】
● 危機管理対策（➡第10章）：インシデント，アクシデント

1 安全・衛生管理

　特定給食施設の目標は，給食業務における事故や災害，食中毒の発生を未然に防止し，利用者に衛生的で安全な食事を提供するとともに，調理従事者の安全を確保することである．

1.1 安全・衛生管理の意義と目的

　給食施設の給食管理は，衛生的で安全な食事を提供しなければならない．衛生事故の原因となる感染症や食中毒は，それぞれの潜伏期間，病状，感染経路，病原菌の生息場所および予防法などに特徴がある．食中毒など衛生事故防止対策には，調理従事者，施設・設備，調理システムなど，給食にかかわる要素について理解しておくことが重要である．

(1) 事故発生防止対策

　特定給食施設における，事故発生防止には次のような対策が必要である．
　① 安全管理体制の確立，② 安全衛生教育，③ 適正作業環境，④ 適正労働時間，⑤ 施設・設備の完備と管理，⑥ 食中毒の予防対策などである．
　これらを実践するためには，食品の安全性を確保するとともに，調理従事者，施設・設備，調理システムなど給食にかかわるすべての要素について，安全・衛生管理を行わなければならない．

(2) 衛生管理体制の確立

　特定給食施設の経営者または学校長などの施設を運営管理する**衛生管理責任者**は，施設の衛生管理に関する責任者を従業員から**衛生管理者**として指名する．
　なお，共同調理施設などで調理された食品を受け入れて提供する施設においても，衛生管理者を指名する．
　衛生管理責任者（以下，責任者）は，給食業務の全過程において衛生および危害防止の基準を確立し，管理体制を整え，計画を立て，安全・衛生管理の実施と教育の徹底を図る．責任者の業務範囲を①から⑥に示す．

① **納入業者の選定**

　日頃から食材の納入業者についての情報収集に努め，品質管理の確かな業者から食材を購入する．また，継続的に購入する場合は，配送中の保存温度の徹底を指示するほか，納入業者が定期的に行う原材料の微生物検査などの結果の提出を求める．

② **調理施設の点検**

　衛生管理者に「調理施設の点検票」に基づく点検を行わせるとともに，その都度点検結果を報告させ，適切に点検が行われていることを確認する．点検結果は，1年間保管する．

③ 食中毒防止研修会への参加

衛生管理者および調理従事者などに対して，衛生管理および食中毒防止に関する研修に参加させ，必要な知識・技術を習得させる．

④ 調理従事者などの感染および施設汚染の防止

調理従事者などを含め職員の健康管理および健康状態の把握を組織的・継続的に行い，調理従事者などの感染および施設汚染の防止に努める．

⑤ 調理従事者などの健康診断と検便検査

調理従事者などに定期的な健康診断の受診や，月1回以上の検便検査を実施する．検便検査には，腸管出血性大腸菌の検査を含める．また，10月から翌年3月には，ノロウイルスの検査を含めることが望ましい．

⑥ 調理従事者などの就業制限

調理従事者などに下痢，嘔吐，発熱などの症状があったときや手指などに化膿創があったときは，調理作業に従事させない．

このほかに，感染性疾患に罹患した調理従事者などへの対応，ノロウイルスへの対応，異常発生時の措置，応急処置と計画的改善などが大量調理施設衛生管理マニュアルの衛生管理体制としてあげられている．

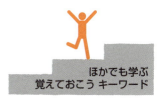

ほかでも学ぶ
覚えておこう キーワード

腸管出血性大腸菌，ノロウイルス
➡食品衛生学

1.2 給食と食中毒・感染症

給食施設における**食中毒**とは，飲食物や人，器具・容器・包装などを介して体内に侵入した食中毒菌や有毒・有害な化学物質によって起こる健康障害のことである．

食中毒は，その原因物質から，**微生物食中毒**（**細菌性食中毒**，**ウイルス性食中毒**），**自然毒食中毒**，**化学性食中毒**，および**寄生虫**（アニサキス）に大別される．

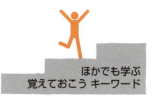

ほかでも学ぶ
覚えておこう キーワード

細菌性食中毒
➡食品衛生学

(1) 食中毒の種類

① 細菌性食中毒

食中毒菌は食品の中に混入して起こる**感染型**，**毒素型**，**生体内毒素型**に分類される．

感染型は細菌に感染した食品を摂取し，体内で増殖した細菌が病原性をもつことで起こる食中毒である．代表的な原因菌としてサルモネラ，腸炎ビブリオなどがある．

毒素型は食品内で細菌が産生した毒素を摂取することで起こる食中毒である．代表的な原因菌として黄色ブドウ球菌，ボツリヌス菌などがある．

生体内毒素型の原因菌には，ウエルシュ菌，下痢型セレウス菌，腸管出血性大腸菌（O157）などがある．生体内毒素型の細菌性食中毒は，摂取した細菌が腸管内で増殖して毒素を生産することで起こる．

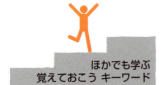

ほかでも学ぶ 覚えておこう キーワード

食物連鎖, 生物濃縮
➡食べ物と健康

ヒスチジン
ヒスチジンは9種類ある必須アミノ酸の一つである.

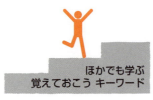

ほかでも学ぶ 覚えておこう キーワード

ヒスタミン
➡食べ物と健康

アニサキス
海産動物に寄生する寄生虫である. ヒトにアニサキス症を発症させる原因寄生虫だが,ヒトへはおもにサケ,サバ,アジ,イカ,タラなどの魚介類の生食から感染する.

② ウイルス性食中毒

ウイルスが蓄積している食品の摂取や人の手を介して感染が起こる. その大部分がノロウイルスである.

③ 自然毒食中毒

自然毒には, 動物や植物が本来もっている有毒成分と, 食物連鎖を通して動植物に取り込まれたもの（生物濃縮）とがある. また, 人がこれら有毒成分を含む動植物を食べることで引き起こされる健康被害のことを自然毒食中毒という. 動物性自然毒はふぐ, 貝などである. 植物性自然毒は毒キノコ, トリカブト, じゃがいもなどである.

④ 化学性食中毒

食品の生産・加工・保存・流通および消費の過程で食品内に外部から混入し, 食品内で生成する有害物質のうち化学物質によって引き起こされる健康被害のことを化学性食中毒という.

赤身魚（カジキ・マグロ・サバなど）に多く含まれるヒスチジンは, ヒスタミン産生菌が産生する酵素の働きでヒスタミンになる. ヒスタミンとして 100 mg 以上食べると, 食中毒を発生するとされている. また, 使い古して酸化した油脂も食中毒の原因になる.

⑤ 寄生虫による食中毒

寄生虫の病因物質としてアニサキス, クリプトスポリジウムなどがある.

食中毒の中で一番多い食中毒は細菌性食中毒である. 給食の提供者である管理栄養士・栄養士などは, 食中毒の三原則「① 菌をつけない, ② 菌を増やさない, ③ 菌を殺す」の衛生管理を適正に行い, 食中毒および感染症を予防しなければならない. 食中毒の分類を図9.1に示す. また, 細菌性食中毒とウイルス性食中毒の予防対策を表9.1にまとめた.

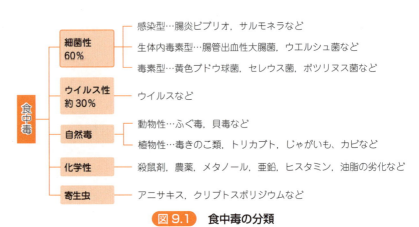

図 9.1　食中毒の分類
厚生労働省（平成 21 年 6 月 21 日）より.

表9.1 食中毒菌の特徴と予防のポイント

	食中毒菌名	おもな原因食品	菌の特徴	予防のポイント
細菌性（感染型）	腸炎ビブリオ	魚介類（とくに生食）	・塩分を好む（海水程度の塩分2〜5％で発育） ・真水や酸に弱い ・夏季〜秋口に多発	・低温管理（5℃以下） ・魚介類は真水で洗浄 ・加熱調理（75℃で1分以上） ・二次汚染防止
	サルモネラ	鶏卵，食肉（とくに鶏肉）	・家畜，ペット，河川や下水などにも分布 ・熱に弱い ・少量菌数で食中毒	・食肉類の生食は避ける ・加熱調理（75℃で1分以上） ・卵は冷蔵庫保管
	カンピロバクター	食肉（とくに鶏肉），飲料水	・ペットを含む，あらゆる動物に分布 ・少量菌数で食中毒	・生食と調理した料理は別々に保存 ・十分な加熱 ・飲料水の煮沸 ・二次汚染防止
	赤痢菌	海産物（とくに貝），水，生野菜など	・潜伏期間：1〜7日 ・発症：3日以内 ・症状：激しい腹痛，下痢，下腹部痛，血便	・熱に弱く，65℃程度で死滅 ・調理後は早めに食べる ・毒素は80℃で10分の加熱が必要
	コレラ菌	海産物（とくに貝・エビ），水など	・ヒトの腸管に入って増殖 ・潜伏期間：10時間〜5日 ・発症：1〜2日以内 ・症状：激しい嘔吐，下痢	・十分な手洗い励行 ・海外での生物の摂取は避ける
	エルシニア・エンテロコリチカ	食肉・加工品（とくに豚肉），乳・乳製品など	・ヒトの腸管に入って増殖 ・増殖に適した温度：25〜30℃（ただし低温（0〜4℃）でも増殖） ・潜伏期間：24時間〜36日 ・発症：1〜2日以内 ・症状：腹痛，下痢，発熱	・耐久性はなく，低温殺菌で十分殺菌される ・冷蔵庫を過信しない
	リステリア・モノサイトゲネス	乳（フレッシュチーズ），食肉（生，醗酵ソーセージ）など	・酸に比較的強く，6％の食塩にも耐性がある ・低温貯蔵中に増殖	・70℃の加熱で速やかに死滅 ・生食は食前によく洗う ・冷蔵庫を過信しない
細菌性（生体内毒素型）	腸管出血性大腸菌	多種の食品，井戸水	・熱，消毒剤に弱い ・少量菌数で食中毒	・加熱調理（75℃で1分以上） ・定期的な水質検査 ・十分な手洗い励行
	ウエルシュ菌	水や土壌，とくに食肉加熱調理品（カレー，シチューなど）	・大量調理食品中（酸素が少ない状態） ・（嫌気性菌）芽胞形成菌	・十分な加熱調理 ・調理後は早めに食べる ・加熱食品は短時間で冷却・低温保存
細菌性（毒素型）	黄色ブドウ球菌	おにぎり，サンドイッチ	・ヒト，動物の化膿創，手指，鼻と咽喉などに分布 ・食品汚染→増殖→毒素産生	・手指に傷・化膿創のある者は調理禁止（個人衛生の徹底） ・手指洗浄清毒の励行
	セレウス菌	穀物加工品（チャーハンなど）	・自然環境に広く分布 ・食品中で繁殖すると毒素を産生 ・4〜50℃で発育 ・芽胞形成菌 ・通常の加熱では破壊されない	・一度に大量の米飯・穀類を調理しない ・米飯・ゆでたスパゲティを室温で放置しない ・低温保存
	ボツリヌス菌	魚肉発酵食品（いずしなど）	・食品中で毒素（神経性）を産生 ・毒素にA〜G型まであり，ヒトの食中毒はA，B，E ・芽胞形成菌	・新鮮な原材料を用いて十分な洗浄 ・低温保存と喫食前に十分な加熱
ウイルス性	ノロウイルス	二次汚染された食品，二枚貝（カキ，ハマグリなど）	・10〜3月にかけ集中発生 ・ヒトの腸内のみで増殖 ・少量で感染し，感染力が強い	・手洗いの励行 ・加熱（85〜90℃で90秒） ・調理器具での二次汚染予防 ・給水設備の衛生管理など

医療情報科学研究所編集，『クエスチョン・バンク　管理栄養士国家試験問題解説2017』メディックメディア（2016）をもとに作成.

1.3　食中毒の予防

施設の責任者，現場の衛生管理者および調理作業従事者は，食中毒などの衛生事故発生の防止を目指した食品の衛生的な取り扱いに全神経を集中させて，それぞれの職務を遂行しなければならない．

食中毒菌の増殖抑制，二次汚染の防止，加熱・殺菌などを行うことが原則である．具体的な方法として，次の①から⑥が挙げられる．

① 衛生教育として食中毒に関する基礎知識を習得し理解する．
② 調理作業従事者の衛生管理の徹底(とくに手洗いの励行や定期的な検便)．
③ 検収を徹底し衛生的で安全な食材の使用．
④ 洗浄，消毒，加熱処理を迅速かつ安全に行う．
⑤ 食材や調理済み食品の温度管理，庫内の衛生管理などの適正な保管管理．
⑥ 施設設備・機器・用具は洗浄，消毒，乾燥し衛生管理を徹底する．

1.4　食中毒発生時の対応

食中毒が発生した場合には，初期対応が重要である．給食施設の管理責任者は，食中毒発生と同時に保健所や市町村衛生課へ通知し，拡大防止，原因究明に当たる．

① 保健所へ速やかに通知する：食中毒あるいは，その疑いがあると医師が診断した場合，24 時間以内に文書，電話もしくは口頭によって保健所に届け出る．
・届け出事項：医師の住所・氏名，食中毒患者もしくはその疑いのある者，または死亡した者の住所・氏名・年齢，食中毒の原因，発病年月・時刻，診断または検案年月日・時刻．
② 献立 2 週間分と検食 2 週間分の提出
③ 給食利用者，給食関係職員とその家族の健康調査および検便を実施し原因究明に努める．
④ 患者の状況：提供給食数，発病状況と症状（初発・その後の症状，下痢・嘔吐状況や回数，潜伏時間），喫食状況（48 時間以内，または必要に応じて 7 日間あるいはそれ以上のすべての食事調査），食材入手から供食までの全過程の調査など．
⑤ 汚染経路の追及・報告：食材入手から喫食までの全過程，関係者，施設・設備・環境の調査を実施する．
⑥ 施設の消毒：保健所による立ち入り検査が行われるまで施設・設備の消毒は行わない．
⑦ 給食の一時停止：保健所の指示があるまで，営業を停止する．
⑧ 食中毒発症患者に対し，製造物責任法（PL 法）による損害賠償が必要になる場合がある．

製造物責任法（PL 法）
第 10 章を参照．

1.5 感染症とは

細菌やウイルスなどの病原体が体内に入って増殖し，健康障害が現れることを**感染症**という．ノロウイルスは秋口から春にかけて流行し，嘔吐や下痢などの症状を引き起こすウイルスである．症状の程度は，ほとんど症状が出現しないものから，一度症状が出るとなかなか治りにくく，ときには死亡するような場合もある．

感染症は，**感染症法**により，一類から五類感染症，指定感染症，新型インフルエンザなどに分類されている（表9.2）．感染力や罹ったときの症状の重篤性などにより危険なものから順に，一類から五類まで感染症を分類する．また，既知の感染症で当初感染症法の対象としていなかった感染症でも一類から三類の感染症に準ずる対応が必要となったものについて，政令で「指定感染症」と定め，適切な対応を取ることとしている．さらに，

ノロウイルス
特徴は少量でも感染力をもつ．人間の腸管のみで増殖する．短距離なら空気中を移動する．感染性胃腸炎の原因ウイルスであり，吐き気，嘔吐，下痢，腹痛を引き起こす．

感染症法
感染症の予防及び感染症の患者に対する医療に関する法律．

表9.2 感染症法が対象とする感染症

全数把握	一類感染症	エボラ出血熱，クリミア・コンゴ出血熱，痘そう，南米出血熱，ペスト，マールブルグ病，ラッサ熱
	二類感染症	急性灰白髄炎，結核，ジフテリア，重症急性呼吸器症候群（病原体がコロナウイルス属SARSコロナウイルスであるものに限る），鳥インフルエンザ（H5N1）
	三類感染症	コレラ，細菌性赤痢，腸管出血性大腸菌感染症，腸チフス，パラチフス
	四類感染症	E型肝炎，ウエストナイル熱（ウエストナイル脳炎を含む），A型肝炎，エキノコックス症，黄熱，オウム病，オムスク出血熱，回帰熱，キャサヌル森林病，Q熱，狂犬病，コクシジオイデス症，サル痘，重症熱性血小板減少症候群（病原体がフレボウイルス属SFTSウイルスであるものに限る），腎症候性出血熱，西部ウマ脳炎，ダニ媒介脳炎，炭疽，チクングニア熱，つつが虫病，デング熱，東部ウマ脳炎，鳥インフンエンザ（H5N1及びH7N9を除く），ニパウイルス感染症，日本紅斑熱，日本脳炎，ハンタウイルス肺症候群，Bウイルス病，鼻疽，ブルセラ病，ベネズエラウマ脳炎，ヘンドラウイルス感染症，発しんチフス，ボツリヌス症，マラリア，野兎病，ライム病，リッサウイルス感染症，リフトバレー熱，類鼻疽，レジオネラ症，レプトスピラ症，ロッキー山紅斑熱
	五類感染症	アメーバ赤痢，ウイルス性肝炎（E型肝炎及びA型肝炎を除く），カルバペネム耐性腸内細菌感染症，急性脳炎（ウエストナイル脳炎，西部ウマ脳炎，ダニ媒介脳炎，東部ウマ脳炎，日本脳炎，ベネズエラウマ脳炎及びリフトバレー熱を除く），クリプトスポリジウム症，クロイツフェルト・ヤコブ病，劇症型溶血性レンサ球菌感染症，後天性免疫不全症候群，ジアルジア症，侵襲性インフルエンザ菌感染症，侵襲性髄膜炎菌感染症，侵襲性肺炎球菌感染症，水痘（入院例に限る），先天性風しん症候群，梅毒，播種性クリプトコックス症，破傷風，バンコマイシン耐性黄色ブドウ球菌感染症，バンコマイシン耐性腸球菌感染症，風しん，麻しん，薬剤耐性アシネトバクター感染症
定点把握	五類感染症	RSウイルス感染症，咽頭結膜熱，A群溶血性レンサ球菌咽頭炎，感染性胃腸炎，水痘，手足口病，伝染性紅斑，突発性発しん，百日咳，ヘルパンギーナ，流行性耳下腺炎，インフルエンザ（鳥インフルエンザ及び新型インフルエンザ等感染症を除く），急性出血性結膜炎，流行性角結膜炎，性器クラミジア感染症，性器ヘルペスウイルス感染症，尖圭コンジローマ，淋菌感染症，クラミジア肺炎（オウム病を除く），細菌性髄膜炎（インフルエンザ菌，髄膜炎菌，肺炎球菌を原因として同定された場合を除く），ペニシリン耐性肺炎球菌感染症，マイコプラズマ肺炎，無菌性髄膜炎，メチシリン耐性黄色ブドウ球菌感染症，薬剤耐性アシネトバクター感染症，薬剤耐性緑膿菌感染症
全数把握	新型インフルエンザなどの感染症	新型インフルエンザ，再興型インフルエンザ
	指定感染症	鳥インフルエンザ（H7N9），中東呼吸器症候群
定点把握	疑似症	38℃以上の発熱および呼吸器症状・発熱および発しんまたは水疱

厚生労働省健康局結核感染症課，「資料3 感染症の範囲及び類型について（平成26年3月）」一部改変（平成28年12月）より．

いままで知られていない危険性の高い感染症が出現した場合には，「新感染症」として，発生した場合の対応が定められている．なお，結核についてはこの感染症法の対象とせず，結核予防法による対策がとられている．

結核
マイコバクテリウム属の細菌，おもに結核菌により引き起こされる感染症．せき，痰，発熱などのかぜに似た症状が長く続く．

結核予防法
結核の予防および結核患者に対する適正な医療の措置について定めた法律．

汚染作業区域と非汚染作業区域
第8章を参照．

2 施設・設備の保守と安全・衛生管理

2.1 施設・設備の構造

給食施設の調理室では，二次汚染防止のため，調理工程ごとに作業が交錯しないように，汚染作業区域と非汚染作業区域を明確に区別する．作業区域の重要管理事項は，調理室を微生物汚染の程度により区域ごとに固定し，それぞれを壁で区画することが望ましいが，困難な場合には，床面を色分けし，境界にテープを貼るなどして，作業区域を区分する．給食施設の施設・設備の構造に関する注意点を**表9.3**に示す．

（1）汚染作業区域

検収場，原材料の保管場，下処理場など，これらの作業では，細菌などの有害物質が付着している可能性があるので，清潔にしたあと，非汚染作

表9.3 衛生管理上必要な給食施設・設備の構造

不潔な場所との区別	・隔壁などにより，汚水溜，動物飼育場，廃棄物集積場など，不潔な場所から完全に区別する．
施設の出入り口・窓	・施設の出入り口・窓は極力閉めておく． ・外部に開放される部分には，網戸，エアカーテン，自動ドアなどを設置し，ネズミや昆虫の侵入を防止する．
作業区域	・食品の調理過程ごとに，汚染作業区域（検収場，原材料の保管場，下処理場），非汚染作業区域・準清潔作業区域（調理場）と清潔作業区域（放冷・調製場，製品の保管場）を明確に区分する． ・各区域を固定し，壁での区画，床面の色分け，境界にテープを貼るなどにより明確に区画することが望ましい．
手洗い設備	・手洗い設備（感知式で，コック，ハンドルなどを直接手で操作しない構造のものが望ましい），履物の消毒設備（履物の交換が困難な場合に限る）は，各作業区域の入り口手前に設置する．
器具，容器など	・作業動線を考慮し，あらかじめ適切な場所に適切な数を配置する．
排水構造	・床面に水を使用する部分は，適当な勾配（100分の2程度）および排水溝（100分の2～4程度の勾配）を設けるなど，排水が容易に行える構造とする．
排水口	・シンクなどの排水口は，排水が飛散しない構造とする．
保管設備	・すべての移動性の器具，容器などを衛生的に保管するため，外部から汚染されない構造の保管設備を設ける．
便所など	・便所，休憩室，更衣室は，隔壁により食品を取り扱う場所と必ず区分する（調理場から3m以上離れた場所に設けられていることが望ましい）． ・便所は，調理従事者など専用のものが設けられていることが望ましく，専用の手洗い設備と履物を備える．
使用する水	・食品製造用水を用いる． ・色，濁り，匂い，異物のほか，貯水槽を設置している場合や井戸水などを殺菌・ろ過して使用する場合には，遊離残留塩素が0.1 mg/L以上であることを，始業前・調理作業終了後に毎日検査し，記録する．
その他	・ドライシステム化を積極的に図ることが望ましい．

「大量調理施設衛生管理マニュアル」〔衛食第85号別添（平成9年3月24日），最終改正（平成28年10月6日）〕をもとに作成．

業区域に移す．

(2) 非汚染作業区域
- 準清潔作業区域：調理室において，加熱調理や調味，非加熱調理である切裁，下調理などの調理を行う．
- 清潔作業区域：調理仕上げ，放冷・調製室，調理済み食品の保管場など．

2.2 施設・設備の管理

給食施設の調理場，食堂は衛生的な管理に努め，みだりに部外者を立ち入らせたり，調理作業に不必要な物品などを置かない．毎回調理作業終了

表 9.4　衛生管理上必要な給食施設・設備の管理

施設・設備の補修・清掃・消毒	・必要に応じて補修を行う． ・施設の床面（排水溝を含む），内壁のうち床面から 1 m までの部分および手指の触れる場所は 1 日に 1 回以上清掃する． ・施設の天井および内壁のうち床面から 1 m 以上の部分はひと月に 1 回以上清掃する． ・必要に応じて，洗浄・消毒を行う． ・施設の清掃は，すべての食品が調理場内から完全に排出されたあとに行う．
ネズミ・昆虫などの点検・駆除	・発生状況をひと月に 1 回以上巡回点検する． ・駆除を半年に 1 回以上（発生を確認したときにはその都度）実施し，実施記録を 1 年間保管する． ・施設およびその周囲は，適切な維持管理により常に良好な状態に保ち，ネズミや昆虫の繁殖場所の排除に努める． ・殺鼠剤または殺虫剤を使用する場合には，食品を汚染しないように十分注意する．
施設管理	・衛生的な管理に努め，みだりに部外者を立ち入らせない． ・調理作業に不必要な物品などを置かない．
原材料の管理	・配送用包装のまま非汚染作業区域に持ち込まない．
施設の温度・湿度管理	・十分な換気を行い，高温多湿を避ける． ・調理場は湿度 80% 以下，温度 25℃ 以下に保つ．
手洗い設備	・手洗いに適当な石鹸，爪ブラシ，ペーパータオル，殺菌液などを定期的に補充し，常に使用できる状態にしておく．
井戸水などの使用	・井戸水など，水道事業により供給される水以外の水を使用する場合は，公的検査機関，厚生労働大臣の登録検査機関などに依頼して，年 2 回以上水質検査を行う． ・検査の結果，使用不適とされた場合は，ただちに保健所長の指示を受け，適切な措置を講じる．検査結果は 1 年間保管する．
貯水槽の管理	・清潔さを保つため，専門の業者に委託して，年 1 回以上清掃する． ・清掃した証明書は 1 年間保管する．
便 所	・業務開始前，業務中および業務終了後など，定期的に清掃および消毒剤[注]による消毒を行って衛生的に保つ．
嘔吐物の処理	・施設（客席などの飲食施設，ロビーなどの共用施設を含む）において，利用者などが嘔吐した場合は，消毒剤[注]を用いて迅速かつ適切に嘔吐物の処理を行う． ・利用者・調理従事者などへのノロウイルス感染および施設の汚染防止に努める．
検 食	・原材料および調理済み食品を食品ごとに 50 g 程度ずつ清潔な容器（ビニール袋など）に入れ密封し，−20℃ 以下で 2 週間以上保存する． ・原材料はとくに，洗浄・殺菌などを行わず購入した状態で，調理済み食品は配膳後の状態で保存する．

注) 厚生労働省「ノロウイルスに関する Q & A」を参照．
「大量調理施設衛生管理マニュアル」〔衛食第 85 号別添（平成 9 年 3 月 24 日），最終改正（平成 28 年 10 月 6 日）〕をもとに作成．

後，すべての食品が調理場内から完全に排出されたあとに施設の清掃を行う．衛生管理上必要な給食施設・設備の管理を**表9.4**に示す．

施設・設備は，常に安全に利用することが可能な状態を保つために，定期点検を実施し，保守管理をする必要がある．

2.3 調理機器・器具などの管理

調理機器・器具類は二次汚染防止のため衛生区分別，用途別，食品別に専用の器具・容器を用意し，調理作業中に別の使用目的の器具・容器と混同しないように色分けする．これらの器具などは使用後洗浄し，熱湯消毒や薬品消毒を行い，乾燥して保管庫で保管する．また，定期的にふき取り検査などを実施し，衛生的に取り扱われているかをチェックする．**表9.5**に調理機器・器具の洗浄・殺菌の手順と衛生管理を示す．

2.4 危機管理対策

危機管理対策は，安全な食事を提供するための対策として，作業中にヒヤリ・ハットの経験をもつ調理従事者からインシデントレポートの提出を求め，インシデント事例を集積・分析し，安全対策の改善策を作成する．

厚生労働省では，2000（平成12）年に「食の安全推進アクションプラン」を策定し，食の安全性の確保につとめている（**表9.6**）．

(1) 危機管理（リスク・マネジメント）

危機管理（**リスク・マネジメント**：risk management）は，事故の予防と事故発生時の対応の両面の準備が必要である．起こりうる危機を予測・分析し，危機の回避策を講じ，危機が発生した場合の的確な対応など，経営活動に伴うさまざまなリスクを最小限に食い止めるための管理のことである．事故発生の考え方として，「1件の重大事故の背後に29件の軽度の事故があり300件のインシデントが潜んでいる」という**ハインリッヒの法則**がある．給食施設においては，安全な食事を提供するための対策として，「人はミスをする」ことを前提にインシデント（ヒヤリ・ハット），アクシデントの経験をもつ調理従事者から情報を収集・分析して，個人の責任追及ではなく，問題を共有し組織全体で再発防止を重視した危機管理体制を構築する．

(2) インシデントとアクシデント

インシデントとは，日常の現場で，大事には至らないものの，利用者が重症あるいは重体などの事態に発展しうるエピソードのことである．一方アクシデントとは，起こってしまった事故のことである．インシデントレポートやアクシデントレポートを作成し共有することは，調理従事者の意識向上に寄与し，事故発生につながる行動・状況を少なくし，ひいてはリスクの低減につながる．

ヒヤリ・ハット
事故に至らなくても，場合によっては事故に直結したかもしれないヒヤリとしたり，ハッとしたりしたエピソードのことをいう．

インシデント・アクシデント事例の取り扱い手順
① 情報収集
↓
② 事例分析
↓
③ 改善策立案
↓
④ 改善策実施
↓
⑤ 検証・評価

2　施設・設備の保守と安全・衛生管理

表9.5　調理機器・器具の洗浄・殺菌の手順と衛生管理

	洗浄・殺菌
調理機器	1. 機械本体・部品を分解する．なお，分解した部品は床にじかに置かない． 2. 食品製造用水[注1]で3回水洗いする． 3. スポンジタワシに中性洗剤または弱アルカリ性洗剤をつけてよく洗浄する． 4. 食品製造用水[注1]でよく洗剤を洗い流す． 5. 部品は80℃で5分間以上加熱するか，これと同等の効果のある方法[注2]で殺菌を行う． 6. よく乾燥させる． 7. 機器本体・部品を組み立てる． 8. 作業開始前に70％アルコール噴霧するか，これと同等の効果を有する方法で殺菌を行う．
調理台	1. 調理台周辺の片づけを行う． 2. 食品製造用水[注1]で3回水洗いする． 3. スポンジタワシに中性洗剤または弱アルカリ性洗剤をつけてよく洗浄する． 4. 食品製造用水[注1]でよく洗剤を洗い流す． 5. よく乾燥させる． 6. 70％アルコール噴霧するか，これと同等の効果のある方法[注2]で殺菌を行う． 7. 作業開始前に手順6と同様の方法で殺菌を行う．
まな板，包丁，へらなど	1. 食品製造用水[注1]で3回水洗いする． 2. スポンジタワシに中性洗剤または弱アルカリ性洗剤をつけてよく洗浄する． 3. 食品製造用水[注1]でよく洗剤を洗い流す． 4. 80℃で5分間以上加熱するか，これと同等の効果のある方法[注3]で殺菌を行う． 5. よく乾燥させる． 6. 清潔な保管庫で保管する．
ふきん，タオルなど	1. 食品製造用水[注1]で3回水洗いする． 2. 中性洗剤または弱アルカリ性洗剤をつけてよく洗浄する． 3. 食品製造用水[注1]でよく洗剤を洗い流す． 4. 100℃で5分間以上煮沸殺菌を行う． 5. 清潔な場所で乾燥，保管する．
	衛生管理
用途別・食品別	・包丁，まな板などの器具，容器などは用途別および食品別〔下処理用（魚介類用，食肉類用，野菜類用），調理用（加熱調理済み食品用，生食野菜用，生食魚介類用）〕にそれぞれ専用のものを用意し，混同しないように使用する．
器具，容器などの洗浄・殺菌・保管	・使用後は，食品製造用水[注1]で洗浄する． ・80℃，5分間以上加熱するか，これと同等の効果のある方法[注2]で十分殺菌したあと，乾燥させ，清潔な保管庫などで衛生的に保管する． ・調理場内における器具，容器などの使用後の洗浄・殺菌は，原則としてすべての食品が調理場から搬出されたあとに行う． ・器具，容器などの使用中も必要に応じ，同様の方法で熱湯殺菌を行うなど（洗浄水などが飛散しないように），衛生的に使用する． ・原材料用に使用した器具，容器などをそのまま調理後の食品用に使用しない．
木製の器具	・まな板，ざる，木製の器具は，汚染が残存する可能性が高いので，とくに十分な殺菌[注3]に留意する． ・木製の器具は，極力使用を控えることが望ましい．
フードカッター，野菜切り機など	・フードカッター，野菜切り機などの調理機器は，最低1日1回以上，分解して洗浄・殺菌[注4]したあと乾燥させる．
シンク	・シンクは原則として用途別に相互汚染しないように設置する． ・加熱調理用食材，非加熱調理用食材，器具の洗浄などに用いるシンクを，必ず別に設置する． ・二次汚染防止のため，洗浄・殺菌[注4]し，清潔に保つ．
食品・移動性の器具，容器の取り扱い	・床面からの跳ね水などによる汚染を防止するため，床面から60 cm以上の場所で行う． ・跳ね水などからの直接汚染が防止できる食缶などで食品を取り扱う場合は，30 cm以上の台にのせて行う．

注1）40℃程度の微温水が望ましい．
注2）塩素系消毒剤（次亜塩素酸ナトリウム，亜塩素酸水，次亜塩素酸水など）やエタノール系消毒剤には，ノロウイルスに対する不活化効果を期待できるものがある．使用する場合，濃度・方法など，製品の指示を守って使用する．浸漬により使用することが望ましいが，浸漬が困難な場合には，不織布などに十分浸み込ませて清拭する．
注3）大型のまな板やざるなど，十分な洗浄が困難な器具については，亜塩素酸水または次亜塩素酸ナトリウムなどの塩素系消毒剤に浸漬するなどして消毒を行う．
注4）80℃で5分間以上の加熱またはこれと同等の効果のある方法（注2参照）．
「大量調理施設衛生管理マニュアル」〔衛食第85号別添（平成9年3月24日），最終改正（平成28年10月6日）〕をもとに作成．

表9.6 食の安全推進アクションプランの概要

1. 食品添加物の安全性確保の推進
2. 食品中の残留農薬の安全性確保の推進
3. 残留動物用医薬品等の対策の推進
4. 抗生物質耐性菌（バンコマイシン耐性腸球菌など）による食品の汚染の防止
5. 輸入食品の安全性確保の推進
6. 食中毒対策の推進
7. 異物混入の防止対策の推進
8. HACCP（ハサップ：総合衛生管理製造過程）の推進
9. 食物アレルギー対策の推進
10. 遺伝子組換え食品の安全性の推進
11. 器具・容器包装及びおもちゃの安全性確保
12. 内分泌かく乱化学物質（いわゆる環境ホルモン）の調査研究の推進
13. 食品中のダイオキシン等の調査研究の推進
14. 牛海綿状脳症（BSE）対策の推進
15. 保健機能食品制度の創設
16. 食品衛生行政の推進と情報の提供・公開

厚生労働省「食の安全推進アクションプラン」（2000年12月策定，2002年2月改定）より．

PDCAサイクル
第2章を参照．

国家試験ワンポイントアドバイス

① 学校給食の安全・衛生管理
- 「検食の方法：検食は児童生徒の摂食開始時間の30分前に実施する」と覚えておこう．
- 「保存方法：使用水で異常を認めた場合は，再検査を行い，そのうえで適と判定した水を使用した場合は，使用水1Lを－20℃以下，2週間以上保存する」と覚えておこう．
- 「検便検査：通常は月1回だが，学校給食では月2回実施する」と覚えておこう．

② 衛生管理体制の整備
- 「定期的な指導，助言：施設に所属する医師，薬剤師などの専門的な知識を有する者の定期的な指導，助言を受ける」と覚えておこう．

● インシデントレポート

インシデントレポートは，おもに人為ミスの防止に役立てるため，詳細な内容の報告書を作成することにより関係者の危機管理意識を高め品質改善につなげるものである．

● アクシデントレポート

アクシデントレポートは，事故報告書であり，事故を二度と起こさないために詳細に記述することが求められている．原因を究明し改善することが重大事故発生のリスク軽減につながる．

2.5 安全・衛生管理の評価

安全・衛生管理の評価は，衛生的で安全な食事を提供できたか，給食業務全般が安全で衛生的に行われたかについて，人，食品，調理工程，施設・設備など，給食業務にかかわるすべてにおいて行う．管理責任者は，作成したチェックリストを用い，点検を行う．点検事項により毎日の点検項目，1か月ごとの点検項目および3か月ごとの点検項目に分けて実施される．毎日行われる衛生管理の点検は，終業時に調理作業従事者などによって行われ，その結果は毎日，衛生管理者および施設責任者に報告される．安全・衛生管理の意識を高めるためにもマネジメントサイクル（PDCAサイクル）を繰り返すことが重要である．点検結果は1年間保管する．

調理従事者，調理施設・設備，調理器具など，使用水，原材料，調理などの点検項目を表9.7～9.11に示す．

表9.7 調理従事者などの個人衛生管理点検項目

	点検項目
健康状態	① 健康診断，検便検査の結果に異状はないか．
	② 下痢，発熱などの症状はないか．
	③ 手指や顔面に化膿創がないか．
服装	④ 着用する外衣，帽子は，毎日専用で清潔なものに交換しているか．
	⑤ 毛髪が帽子から出ていないか．
	⑥ 作業場専用の履物を使っているか．
	⑦ 爪は短く切っているか．
	⑧ 指輪やマニキュアをしていないか．
手洗い	⑨ 手洗いを，適切な時期に適切な方法で行っているか．
その他	⑩ 下処理場から調理場への移動の際には，外衣，履物の交換（履物の交換が困難な場合には，履物の消毒）が行われているか．
	⑪ 便所には，調理作業時に着用する外衣，帽子，履物のまま入らないようにしているか．
	⑫ 調理，点検に従事しない者が，やむを得ず，調理施設に立ち入る場合には，専用の清潔な帽子，外衣および履物を着用させ，手洗いおよび手指の消毒を行わせたか．

「大量調理施設衛生管理マニュアル」〔衛食第85号別添（平成9年3月24日），最終改正平成28年10月6日〕をもとに作成．

2 施設・設備の保守と安全・衛生管理

表9.8　調理施設・設備の点検項目

	点検項目
毎日点検	① 施設へのネズミや昆虫の侵入を防止するための設備に不備はなかったか.
	② 施設の清掃は，すべての食品が調理場内から完全に搬出された後，適切に実施させたか．（床面，内壁のうち床面から1m以内の部分及び手指の触れる場所）
	③ 施設に部外者が入ったり，調理作業に不必要な物品が置かれていなかったか.
	④ 施設は十分な換気が行われ，高温多湿が避けられていたか．（室温25℃以下，湿度80％以下）
	⑤ 手洗い設備の石鹸，爪ブラシ，ペーパータオル，殺菌液は適切であったか.
1か月ごとの点検	① 巡回点検の結果，ネズミや昆虫の発生はなかったか.
	② ネズミや昆虫の駆除は半年以内に実施され，その記録が1年以上保存されていたか.
	③ 汚染作業区域と非汚染作業区域が明確に区別されていたか.
	④ 各作業区域の入口手前に，手洗い設備，履物の消毒設備（履物交換が困難な場合に限る）が設置されていたか.
	⑤ シンクは用途別に相互汚染しないように設置されていたか.
	⑥ 加熱調理用食材，非加熱調理用食材，器具の洗浄等を行うシンクは別に設置されていたか.
	⑦ シンクなどの排水口は排水が飛散しない構造になっていたか.
	⑧ すべての移動性の器具，容器等を衛生的に保管するための設備が設けられていたか.
	⑨ 便所には，専用の手洗い設備，専用の履物が備えられていたか.
	⑩ 設備の清掃は，すべての食品が調理場内から完全に排出されたあと，適切に実施されたか．（天井，内壁のうち床面から1m以上の部分および手指の触れる場所）
3か月ごとの点検	① 施設は隔壁などにより，不潔な場所から完全に区別されていたか.
	② 施設の床面は排水が容易に行える構造になっていたか.
	③ 便所，休憩室および更衣室は，隔壁により食品を取り扱う場所と区別されていたか．（調理場から3m以上離す）

「大量調理施設衛生管理マニュアル」〔衛食第85号別添（平成9年3月24日），最終改正平成28年10月6日〕をもとに作成.

表9.9　調理器具など，使用水の点検項目

	点検項目
調理器具，容器など	① 包丁，まな板などの調理器具は，用途別および食品別に用意し混同しないように使用されていたか.
	② 調理器具，容器などは作業動線を考慮し，あらかじめ適切な場所に適切な数が配置されていたか.
	③ 調理器具，容器などは使用後（必要に応じて使用中）に洗浄・殺菌し，乾燥されていたか.
	④ 調理場内における器具，容器などの洗浄・殺菌は，すべての食品が調理場から搬出されたあと，行っていたか（使用中などやむを得ない場合は，洗浄水などが飛散しないように行う）.
	⑤ 調理機械は，最低1日1回以上，分解して洗浄し，乾燥されていたか.
	⑥ すべての調理器具，容器などは，衛生的に保管されていたか.
使用水	採取場所，採取時期，色，濁り，臭い，異物，残留塩素濃度.
井戸水，貯水槽（月1回点検）	① 井戸水など，水道事業により供給される水以外の水を使用している場合には，半年以内に水質検査が実施されていたか.
	② 検査結果は1年間保管されていたか
	③ 貯水槽は清潔を保持するため，1年以内に清掃が実施されていたか.
	④ 清掃した証明書は1年間保管されていたか.

「大量調理施設衛生管理マニュアル」〔衛食第85号別添（平成9年3月24日），最終改正平成28年10月6日〕をもとに作成.

表9.10 原材料の取り扱いなど点検項目

		点検項目
毎日点検	検収	① 原材料の納入に際しては，調理従事者などが立ち会ったか．
		② 検収場で，原材料の品質，鮮度，品温，異物の混入などについて点検を行ったか．
	保管	③ 原材料の納入に際し，生鮮食品については，1回で使い切る量を調理当日に仕入れたか．
		④ 原材料は分類ごとに区分して，原材料専用の保管場に保管設備を設け，適切な温度で保管されていたか．
		⑤ 原材料の搬入時の時刻および温度の記録がされていたか．
		⑥ 原材料の包装の汚染を保管設備に持ち込まないようにしていたか．
		⑦ 保管設備内での原材料の相互汚染が妨げられていたか．
		⑧ 原材料を配送用包装のまま非汚染作業区域に持ち込んでいなかったか．
月1回点検	食材料納入業者	① 原材料について納入業者が定期的に実施する検査結果の提出が，最近1か月以内にあったか．
		② 検査結果は1年間保管されていたか．
検食の保存		検食は，原材料（購入した状態のもの）および調理済み食品を，食品ごとに50g程度ずつ清潔な容器に密封して入れ，−20℃以下で2週間以上保存されていたか．

「大量調理施設衛生管理マニュアル」〔衛食第85号別添（平成9年3月24日），最終改正平成28年10月6日〕をもとに作成．

表9.11 調理などにおける点検項目

	点検項目
下処理調理中の取り扱い	① 非汚染作業区域内に汚染を持ち込まないように，下処理を確実に実施していたか．
	② 冷凍または冷蔵設備から出した原材料は，速やかに下処理，調理に移行させていたか．
	③ 非加熱で供される食品は，下処理後速やかに調理に移行していたか．
	④ 野菜・果物を加熱せずに供する場合には，流水で十分に洗浄し，必要に応じて殺菌を行なったあと，すすぎ洗いを実施していたか．
	⑤ 加熱調理食品は，中心部が十分〔75℃で1分間以上（二枚貝などノロウイルス汚染の恐れのある食品の場合は85〜90℃で90秒間以上）など〕加熱されていたか．
	⑥ 食品，移動性の調理器具，容器の取り扱いは，床面から60cm以上の場所で行われていたか（ただし，跳ね水などからの直接汚染が防止できる食缶などで食品を取り扱う場合には，30cm以上の台にのせて行う）．
	⑦ 加熱調理後の食品の冷却，非加熱調理食品の下処理後における調理場などでの一時保管などは，清潔な場所で行われていたか．
	⑧ 加熱調理食品にトッピングする非加熱調理食品は，直接喫食する非加熱調理食品と同様の衛生管理を行い，トッピングする時期は提供までの時間が極力短くなるようにしていたか．
調理後の取り扱い	① 加熱調理後，食品を冷却する場合には，速やかに温度を下げる工夫がされていたか．
	② 調理後の食品は，ほかからの二次汚染を防止するため，衛生的な容器に蓋をして保存していたか．
	③ 調理後の食品は，適切に温度管理（冷却過程の温度管理を含む）され，必要な時刻・温度などが記録されていたか．
	④ 配送過程があるものは，保冷・保温設備のある運搬車を用いるなど適切な温度管理を行い，必要な時間・温度などが記録されていたか．
	⑤ 調理後の食品は，2時間以内に喫食されていたか．
廃棄物の取り扱い	① 廃棄物容器は，汚臭・汚液が漏れないように保管するとともに，作業終了後は速やかに清掃し，衛生上支障のないように保持されていたか．
	② 返却された残渣は，非汚染作業区域に持ち込まれていなかったか．
	③ 廃棄物は，適宜集積場に搬出し，作業場に放置されていなかったか．
	④ 廃棄物集積場は，廃棄物の搬出後清掃するなど，周囲の環境に悪影響を及ぼさないよう管理されていたか．

「大量調理施設衛生管理マニュアル」〔衛食第85号別添（平成9年3月24日），最終改正平成28年10月6日〕をもとに作成．

3 安全・衛生管理における対策

3.1 給食における HACCP システムの運用

HACCP とは，**危害分析重要管理点**（Hazard Analysis and Critical Control Point）の頭文字をとったもので，「ハサップ」または「ハセップ」と呼ばれている．アメリカにおいて宇宙食の安全性を確保するために開発され，食品の安全・衛生管理を保証している．HACCP システムは，食品の製造・加工工程のあらゆる段階で発生するおそれのある微生物汚染などの**危害分析**（Hazard Analysis：HA）をあらかじめ行い，その結果に基づいて，製造工程のどの段階でどのような対策を講じればより安全な製品を得ることができるかという**重要管理点**（Critical Control Pointha：CCP）を定め，これを連続的に監視することにより製品の安全を確保する衛生管理の手法である．原材料から製品が出来上がるまでの工程ごとに危害分析を行い，可能性のある危害を特定し監視することで，事前に事故を防止する．

重要管理点
とくに厳重に管理する必要があり，かつ，危害の発生を防止するために，食品中の危害要因を予防もしくは除去，または，それを許容できるレベルに低減するために必須な段階．必須管理点ともいう．

これまでの食品加工では，一般的に，最終製品の一部を抜き取って安全性を検査する方法をとってきたが，HACCP 方式では，食品加工の工程の中で，たとえば加熱によって食中毒菌を滅菌するなどの衛生管理上重要な工程を重点的に管理することで，すべての最終製品の安全性を保証するという考え方である．また，HACCP の HA（危害分析）は，食中毒の原因となる微生物だけではなく，魚のヒスタミンや，製造過程で混入する可能性のある化学物質による危害，物理的な危害も含めて，食品や製造・調理過程で含まれる可能性について原因と，危害発生を防止する方法を分析することである．

HACCP システムは，それ単独では機能しない．以下に示す手順の 1 〜 5 は，HACCP の前提であり，**一般的衛生管理プログラム**（Prerequisite Program：PP）の徹底が求められている．

一般的衛生管理プログラム
HACCP システムを効果的に機能させるための前提となる食品取扱施設の衛生管理プログラム．表 9.17 を参照．

ここでは，施設設備が衛生的か，設備類の洗浄・殺菌・保守などが適当か，調理者の衛生管理や適切なトレーニングが継続的に行われているかなどが，一般的に必要となる衛生管理の部分である．基本的に，この一般的衛生管理プログラムがきちんと実施されていれば，HACCP 方式の CCP（重要管理点）で管理項目を少なくすることができるが，逆にどんなに HACCP 方式での衛生管理を行おうとしても，その前提である一般的衛生管理（手順 1 〜 5）が十分に行われていなければ，HACCP 方式は機能しない．HACCP システムには，7 原則と 12 の手順があり，HACCP にあたる部分が手順 6 〜 12 である．

● HACCP 導入のための 7 原則 12 手順

【手順 1】専門家チームを編成する（責任者が品質管理や製造管理などと

ともにトップダウンできるチームをつくる）

【手順2】製品（料理）説明書をつくる

【手順3】用途，対象者を確認する

【手順4】製造工程図をつくる

【手順5】製造工程図を現場で確認する

【手順6】［原則1］危害分析（食材や調理の工程ごとに衛生事故の原因となる危害を明らかにする）

【手順7】［原則2］重要管理点（CCP）設定（分析した危害の中から，とくに気をつけて管理する点を決める）

【手順8】［原則3］管理基準（CL）設定（管理点の加熱時間や，加熱温度などの基準を決める）

【手順9】［原則4］モニタリング設定（時間や温度の測定方法，記録方法を決める）

【手順10】［原則5］改善措置設定（測定の結果に不具合があった場合の復旧方法や，食品の取り扱いを決める）

【手順11】［原則6］検証方法の設定（システムが円滑に機能しているか，確認の方法を決める）

【手順12】［原則7］記録維持保管（改善モニタリング，措置などの記録を保管する）

● HACCPの内容

① 食材の生産過程から，食品（料理）の提供時までの安全管理を徹底して行うシステム．

② 安全性の確保のために，どこを重点的にチェックすればよいかを検討し，常に注意する．

③ おもなチェック項目になるのは，すべてのシステムを通じて，温度と時間の管理である．

④ チェックした項目は必ず記録を残す．

給食施設におけるHACCPリストを図9.2に示す．

3.2　大量調理施設衛生管理マニュアルに基づく衛生管理

　食中毒を予防するためには，HACCPの概念に基づき厚生労働省が衛生管理法として示した**大量調理施設衛生管理マニュアル**を活用する．このマニュアルは，同一メニューを1回300食以上または1日750食以上提供する調理施設に適用される．ただし，それ以外の中小規模調理施設にあっても，可能な限り同一マニュアルに基づく衛生管理に努めるよう指導が行われている．

　2016（平成28）年7月1日付けで厚生労働省医薬・生活衛生局生活衛生・食品安全部長通知「『大量調理施設衛生管理マニュアル』の改正について」

管理基準の設定
CCPにおいて適切に危害の防止（排除）が行われているかを判断するための管理基準を定める．①水分活性・pHなどの化学的測定値，②温度・時間などの物理学的測定値．

大量調理施設衛生管理マニュアル
巻末資料⑫を参照．

3 安全・衛生管理における対策

作業区域	重要管理点	想定される危害	管理基準	改善措置
汚染区域	原材料受け入れ ・納入業者 ・食材の検収 ・食材の包装除去	業者を介しての汚染 腐敗，異物混入 包装を介しての汚染	業者の保菌検査(定期) 食材の選定，配送時温度管理 専用容器の入れ替え	返品，廃棄，変更 業者の指導 専用容器の整備
	食材保管 ・出納・整理 ・保管状況	食材間での汚染 腐敗	保管場所の区別化 保管温度・期限の厳守	保管設備の整備 廃棄
	下処理 ・洗浄・消毒 ・切菜・浸漬 ・皮剥・成形 注1	土などの残存 食材間での二次汚染	食材別の洗浄方法基準 器具類の用途別使用	再洗浄 器具類の見直し
	・解凍	菌の残存 品質劣化 混合による相互汚染	食材別解凍方法(温度・時間)の基準 解凍時間 解凍後の保管方法	廃棄 廃棄 廃棄
準清潔区域	加熱処理 加熱作業後 ・食缶への入れ替え ・急冷	加熱不足による菌の残存 手，容器による二次汚染 急冷不足による菌の増殖 落下菌による汚染	調理別温度・時間の設定 消毒済み器具使用の徹底 手袋，マスク使用 急冷温度，時間の厳守 容器のふた使用	再加熱 器具類の再消毒 再加熱 廃棄検討 注2 再加熱
清潔区域	冷菜調理 ・混合 (サラダ・あえ物)	手，容器による二次汚染 落下菌による汚染	消毒済み器具使用の徹底 手袋，マスク使用 容器のふた使用	器具類の再消毒 廃棄検討 廃棄検討
	保管 ・保温(65℃以上) ・保冷(10℃以下)	温度低下による菌の増殖 温度上昇による菌の増殖	温度管理，保存時間の厳守 温度管理，保存時間の厳守	廃棄検討 廃棄検討
	配食 ・盛り付け ・配膳車	手指，器具，食品類による汚染，異物混入(毛髪) 配膳車による二次汚染	消毒済み器具使用の徹底 手袋，マスク使用 配膳車の清浄・消毒	器具類の再消毒 廃棄検討 廃棄検討

図9.2 給食施設におけるHACCPリスト

注1) 下処理の成形は，施設によって準清潔作業区域に入ることもある．
注2) 再加熱などの処置が不可能な場合には廃棄を検討する．
中山玲子ほか編『給食経営管理論(第4版)』化学同人(2016), p.95を参考に作成．

が，各都道府県知事，各保健所設置市長，各特別区長宛に発出された．

(1) 調理過程における重要管理事項

改正後の大量調理施設衛生管理マニュアルに示した調理過程において重要となる衛生管理のポイントは以下のとおりである．

① 原材料受け入れおよび下処理段階における管理を徹底する(**表9.12，9.13**)．

② 加熱調理食品については，中心部まで十分加熱し，食中毒菌(ウイルスを含む．以下同じ)を死滅させる(**表9.14**)．

表9.12 原材料の受け入れと保管における衛生管理

原材料の受け入れ，下処理段階における管理	仕入れ年月などの記録	原材料は，品名，仕入れ元の名称および所在地，生産者（製造または加工者を含む）の名称および所在地，ロットが確認可能な情報（年月日）を記録し，1年間保管する．
	事前に行う検査	原材料の納入業者が定期的に実施する微生物および理化学検査の結果を提出させる．その結果を保健所に相談などして，原材料として不適と判断した場合は，納入業者の変更などを検討する．検査結果は1年間保管する．
	原材料の購入	原材料の購入の際は，調理従事者などが必ず立ち合い，検収場で品質，鮮度，品温（納入業者が，「大量調理施設衛生管理マニュアル（別添1）」に示す適切な温度管理のもと運搬を行ったかどうかを含む），異物の混入などの点検などを行い，その結果を記録する．
	適正な仕入れの方法	原材料の納入は，常温保存が可能なもの（缶詰，乾物，調味料など）を除く生鮮食品（食肉類，魚介類，野菜類など）は，1回で使い切る量を調理当日に仕入れる．
	野菜・果物の洗浄・殺菌	野菜類および果物を加熱せずに供する場合には，表9.13に従い十分な洗浄・殺菌を行う．
加熱調理食品の加熱温度管理		加熱調理食品は，表9.14に従い，十分に加熱されていることを確認し，温度と時間の記録を行う．

「大量調理施設衛生管理マニュアル」〔衛食第85号別添（平成9年3月24日），最終改正平成28年10月6日〕をもとに作成．

表9.13 原材料などの保管管理マニュアル

野菜・果物[注1]	① 衛生害虫，異物混入，腐敗・異臭などがないか点検する．異常品は返品または使用禁止とする． ② 材料ごとに，50g程度ずつ清潔な容器（ビニール袋等）に密封して入れ，−20℃以下で2週間以上保存する．（検食用） ③ 専用の清潔な容器に入れ替えるなどして，10℃前後で保存する．（冷凍野菜は−15℃以下） ④ 流水で3回以上水洗いする． ⑤ 中性洗剤で洗う． ⑥ 流水で十分すすぎ洗いする． ⑦ 必要に応じて，次亜塩素酸ナトリウムなど[注2]で殺菌[注3]したあと，流水で十分すすぎ洗いする． ⑧ 水切りする． ⑨ 専用のまな板，包丁でカットする． ⑩ 清潔な容器に入れる． ⑪ 清潔なシートで覆い（容器がふた付きの場合を除く），調理まで30分以上を要する場合には，10℃以下で冷蔵保存する．
魚介類，食肉類	① 衛生害虫，異物混入，腐敗・異臭などがないか点検する．異常品は返品又は使用禁止とする． ② 材料ごとに，50g程度ずつ清潔な容器（ビニール袋等）に密封して入れ，−20℃以下で2週間以上保存する．（検食用） ③ 専用の清潔な容器に入れ替えるなどして，食肉類については10℃以下，魚介類については5℃以下で保存する（冷凍で保存するものは−15℃以下）． ④ 必要に応じて，次亜塩素酸ナトリウムなど[注4]で殺菌したあと，流水で十分すすぎ洗いする ⑤ 専用のまな板，包丁でカットする． ⑥ 速やかに調理へ移行させる．

注1）表面の汚れが除去され，分割・細切されずに皮付きで提供されるみかんなどの果物は，③から⑧までを省略できる．
注2）次亜塩素酸ナトリウム溶液（200 mg/Lで5分間または100 mg/Lで10分間）またはこれと同等の効果のある亜塩素酸水（きのこ類を除く），亜塩素酸ナトリウム溶液（生食用野菜に限る），過酢酸製剤，次亜塩素酸水，食品添加物として使用できる有機酸溶液．これらの使用に際して，食品衛生法で規定する「食品，添加物等の規格基準」を遵守する．
注3）高齢者，若齢者および抵抗力の弱い者を対象とした食事を提供する施設で，加熱せずに供する場合（表皮を除去する場合を除く）には，殺菌を行う．
注4）次亜塩素酸ナトリウム溶液（200 mg/Lで5分間または100 mg/Lで10分間）またはこれと同等の効果を有する亜塩素酸水，亜塩素酸ナトリウム溶液（魚介類を除く），過酢酸製剤（魚介類を除く），次亜塩素酸水，次亜臭素酸水（魚介類を除く），食品添加物として使用できる有機酸溶液．これらの使用に際しては，食品衛生法で規定する「食品，添加物等の規格基準」を遵守する．

「大量調理施設衛生管理マニュアル」〔衛食第85号別添（平成9年3月24日），最終改正平成28年10月6日〕をもとに作成．

3 安全・衛生管理における対策

表9.14 加熱調理食品の中心温度および加熱時間の記録マニュアル

揚げ物の中心温度・加熱時間

油温	① 油温が設定した温度以上になったことを確認する．
調理開始時	② 調理を開始した時間を記録する．
中心温度・加熱時間	③ 調理の途中で食品の中心温度を校正された温度計で3点以上測定する．すべての点で75℃以上に達していた場合には，それぞれの中心温度を記録し，その時点からさらに1分以上加熱を続ける（二枚貝などノロウイルス汚染のおそれのある食品の場合は85〜90℃で90秒間以上）．
調理終了時	④ 最終的な加熱処理時間を記録する．
複数回同一作業を繰り返す場合	⑤ 油温が設定した温度以上であることを確認・記録し，①〜④の条件で加熱処理を行う． ⑥ 油温が設定した温度以上に達していない場合には，油温を上昇させる．

焼き物および蒸し物の中心温度・加熱時間

調理開始時	① 調理を開始した時間を記録する．
中心温度・加熱時間	② 調理の途中で食品の中心温度を校正された温度計で3点以上測定する．すべての点を75℃で1分以上（二枚貝などノロウイルス汚染のおそれのある食品の場合は85〜90℃で90秒以上）加熱して記録する．
調理終了時	③ 最終的な加熱処理時間を記録する．
複数回同一作業を繰り返す場合	④ ①〜③の条件で加熱処理を行う．この場合，中心温度の測定は，もっとも熱が通りにくいと考えられる場所の一点のみでもよい．

煮物および炒め物の中心温度・加熱時間

調理の順序	① 食肉類を優先し，食肉類，魚介類，野菜類の冷凍品を使用する場合には，十分解凍してから調理を行う．
中心温度・加熱時間	② 調理の途中で，もっとも熱が通りにくい具材を選び，食品の中心温度を校正された温度計で3点以上（煮物の場合は1点以上）測定し，すべての点で75℃以上に達していた場合には，それぞれの中心温度を記録し，その時点からさらに1分以上加熱を続ける（二枚貝などノロウイルス汚染のおそれのある食品の場合は85〜90℃で90秒間以上）． 　中心温度を測定できる具材がない場合には，調理釜の中心付近の温度を3点以上（煮物の場合は1点以上）測定する．
複数回同一作業を繰り返す場合	③ 上記同様に点検・記録を行う．

「大量調理施設衛生管理マニュアル」〔衛食第85号別添（平成9年3月24日），最終改正平成28年10月6日〕をもとに作成．

③ 加熱調理後の食品および非加熱調理食品の二次汚染防止を徹底する．
④ 食中毒菌が付着した場合に菌の増殖を防ぐため，原材料および調理後の食品の温度管理を徹底する（表9.15）．

　また，記録を残すことによって事故の際の追跡ができ（**トレーサビリティ**），被害の拡大防止および再発防止に役立てることができる．

トレーサビリティ
第8章を参照．

(2) 調理済み食品の提供・保管における衛生管理

　調理が終了した食品は速やかに提供する．調理から喫食までの時間は2時間以内とする．食中毒の多くは調理終了後から提供までの保管時間が長いことが原因で発生するため，室温放置は厳禁である．

　調理後，冷蔵保管をする場合は，あらかじめ保管スペースを確認しておき，室温の時間を短くする．室内に放置すると落下菌による汚染のリスク

表9.15　調理済み食品の温度管理と記録事項

調理後の温度	● 調理後ただちに提供される食品以外の食品は，食中毒菌の増殖を抑制するために，10℃以下または65℃以上で管理する．
加熱調理後，食品を冷却する場合	● 食中毒菌の発育至適温度帯（約20〜50℃）の時間を可能な限り短くする．冷却器を用いる，清潔な場所で衛生的な容器に小分けするなどにより，30分以内に中心温度を20℃付近（または60分以内に中心温度を10℃付近）まで下げる． ■ 記録：冷却開始時刻，冷却終了時刻
調理終了後	● 調理終了後30分以内に提供できるものは調理終了時刻を記録する． ● 調理終了後提供までに30分以上を要する場合 ①温かい状態で提供される食品：調理終了後速やかに保温食缶などに移し保存する． ■ 記録：食缶などへ移し替えた時刻 ②そのほかの食品：調理終了後提供まで10℃以下で保存する． ■ 記録：保冷設備への搬入時刻・保冷設備内温度，保冷設備からの搬出時刻．
配送過程と時間・温度記録	● 保冷または保温設備のある運搬車などを用いて，10℃以下または65℃以上の適切な温度管理を行う． ■ 記録：配送時刻．65℃以上で提供される食品以外の食品は，保冷設備への搬入時刻・保冷設備内温度．
共同調理施設などで調理された食品	● 提供する設備において，温かい状態で提供される食品以外の食品のうち，提供まで30分以上を要する食品は10℃以下で保存する． ■ 記録：保冷設備への搬入時刻，保冷設備内温度および保冷設備からの搬出時間．
調理後の食品の喫食時間	● 調理終了後から2時間以内に喫食することが望ましい．

「大量調理施設衛生管理マニュアル」〔衛食第85号別添（平成9年3月24日），最終改正平成28年10月6日〕をもとに作成．

も高まる．

また，調理後の食品の温度管理にかかわる記録の取り方について（調理終了後提供まで30分以上を要する場合）を図9.3に示す．

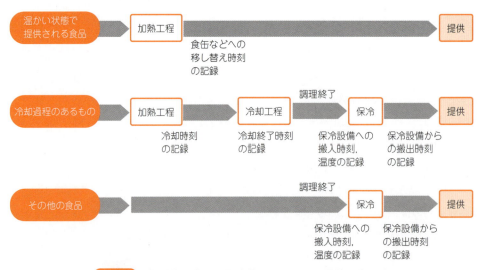

図9.3　調理後の食品の温度管理にかかわる記録の取り方

調理終了後提供まで30分以上を要する場合．
「大量調理施設衛生管理マニュアル」〔衛食第85号別添（平成9年3月24日），最終改正平成28年10月6日〕をもとに作成．

3.3 学校給食衛生管理基準

2009（平成21）年に改正された学校給食法において，学校給食の適切な衛生管理の徹底を図るための重要事項について「学校給食衛生管理基準」に明確に示された．学校給食施設における衛生管理については，従前は「学校給食衛生管理の基準」が通知として出されていたが，本基準はそれを踏まえ作成されており適切な衛生管理を行うよう規定されている．つまり，学校給食の安全性を確立するために学校給食法という法律上で明確に位置づけられた．

学校給食衛生管理基準
巻末資料①を参照．

3.4 衛生教育

一般的衛生管理プログラムとは，HACCPシステムによる衛生管理の基礎として整備しておくべき衛生管理のプログラムのことである．施設設備の衛生管理，機器器具の保守点検，従業員の衛生教育，製品の回収などの10項目の衛生管理事項から構成され，HACCPシステムを遂行するための土台となる（表9.16）．一般的衛生管理プログラムを効果的に実施し一定のレベルを維持するには，従事者の作業内容が同じでなくてはならない．そのためには，作業内容や手順を具体的に記載し，誰が行っても同じようにできることが必要である．

(1) 手洗いの徹底

手洗いは，表9.17に示した手洗いマニュアルに基づいて行うが，以下の①〜⑤の場合には，必ず流水・石鹸による手洗いによりしっかりと2回（そのほかのときには丁寧に1回）手指の洗浄・消毒を行うよう指導する．なお，使い捨て手袋を使用する場合にも，原則として①〜⑤の場合には交換を行う．

① 作業開始前および用便後．
② 汚染作業区域から非汚染作業区域に移動する場合．
③ 食品に直接触れる作業に当たる直前．
④ 生の食肉類，魚介類，卵殻など微生物の汚染源となるおそれのある食品などに触れたあと，ほかの食品や器具などに触れる場合．
⑤ 配膳の前．

(2) 調理従事者の安全・衛生管理

特定給食施設などでは，給食作業従事者の採用時には，業務に関する安全・衛生のための教育を行うことが「労働安全衛生法（第59条，同規則第35条）」に定められている（表9.18）．

① 健康の自己管理．
② 食材の衛生的な取り扱い．
③ 施設・設備を常に衛生的に保つとともに保守・点検の徹底．
④ 施設内や調理作業中の**5S**（整理・整頓・清掃・しつけ・清潔）の順守．

表9.16　一般的衛生管理プログラム

① 施設設備の衛生管理
② 従業員の衛生教育
③ 施設設備，機器器具の保守点検
④ 鼠族・昆虫の防除
⑤ 使用水の衛生管理
⑥ 排水および廃棄物の衛生管理
⑦ 従事者の衛生管理
⑧ 食品などの衛生的な取り扱い
⑨ 製品の回収プログラム
⑩ 製品などの試験検査に用いる設備などの保守管理

表9.17　手洗いマニュアル

1. 水で手をぬらし石鹸をつける．
2. 指，腕を洗う．とくに，指の間，指先をよく洗う．（30秒程度）
3. 石鹸をよく洗い流す．（20秒程度）
4. 使い捨てペーパータオルなどでふく（タオルなどの共用はしないこと）．
5. 消毒用のアルコールをかけて手指によくすりこむ．

「大量調理施設衛生管理マニュアル」〔衛食第85号別添（平成9年3月24日），最終改正平成28年10月6日〕をもとに作成．

労働安全衛生法
職場における労働者の安全と健康を確保するとともに，快適な職場環境の形成を促進することを目的としている．

表9.18 調理従事者などの衛生管理

衛生的な生活環境・健康状態の確保	・調理従事者は，便所および風呂などにおける衛生的な生活環境を確保する． ・ノロウイルスの流行期には十分に加熱された食品を摂取するなどの感染防止に努め，徹底した手洗いの励行など，自らが施設や食品の汚染原因とならないようにする． ・体調に留意し，健康な状態を保つように努める．
健康診断など	・調理従事者などは臨時職員も含め，定期的な健康診断および月1回以上の検便を受ける． ・検便検査には，腸管出血性大腸菌の検査を含める．必要に応じて10月から3月にはノロウイルスの検査を含める．
調理作業禁止事項	・調理従事者は，下痢，嘔吐，発熱などの症状があるとき，手指などに化膿創があるときは調理作業に従事しない．
感染性疾患の有無	・下痢または嘔吐などの症状がある調理従事者などは，ただちに医療機関を受診し，感染性疾患の有無を確認する． ・ノロウイルスを原因とする感染性疾患による症状と診断された調理従事者などは，リアルタイムPCR法などの高感度の検便検査においてノロウイルスを保有していないことが確認されるまでの間，食品に直接触れる調理作業を控えるなど，適切な処置をとることが望ましい．
帽子，外衣	調理従事者などが着用する帽子，外衣は毎日清潔なものに交換する．
下処理場から調理場への移動	・下処理場から調理場への移動の際には，外衣，履物の交換などを行う． ・履物の交換が困難な場合には履物の消毒を必ず行う．
便所の使用	・便所には，調理作業時に着用する外衣，帽子，履物のまま入らない． ・調理従事者専用トイレを設置することが望ましい
調理，点検に従事しない者が調理施設に立ち入る場合	・専用の清潔な帽子，外衣および履物を着用させ，手洗いおよび手指の消毒を行わせる．
食中毒が発生した場合	・原因究明を確実に行うため，原則として，調理従事者などは当該施設で調理された食品を喫食しない．ただし，毎日の健康調査および検便検査など，原因究明に支障をきたさないための措置が講じられている場合はこの限りではない．

「大量調理施設衛生管理マニュアル」〔衛食第85号別添（平成9年3月24日），最終改正平成28年10月6日〕をもとに作成．

これらの活動の実施などを通じ，安全・衛生の重要性の理解を徹底し，実際の業務の中で適切に発揮されるようにするための教育・訓練を計画的に継続して職場環境を整備することが重要である．

(3) 食材納入業者への衛生教育

日頃から情報収集に努め，衛生管理，品質管理の確かな業者から食材を購入する．

① 衛生管理，品質管理上信用できる業者であり，食材料，納入時の包装，配送中の保存温度などに配慮させる．
② 納入業者が定期的に行う原材料の微生物および理化学検査の結果を提出させ，検査結果は1年間保管する．
③ 納入業者についても，月1回以上の検便実施が望ましい．
④ 納入は検収室で行い，業者を下処理室や調理室に入れることを避ける．業者を入室させる場合は，専用の履物に替え，白衣を着用し，手指の消毒を行う．

(4) 利用者への衛生教育

利用者に対する衛生教育も重要である．以下の項目を徹底することで食中毒や感染症の予防につながる．

① 食中毒および感染症を予防するために食前の手洗いを徹底させる．
② 食堂入室前の服装や履物を清潔なものにさせて，個人の衛生管理を徹底させる．
③ 食堂内においては，外部からの持ち込みや，食事の持ち帰りを禁止する．

(5) 衛生管理のまとめ

衛生管理のまとめとして，大量調理衛生管理のマニュアルの四つの重要管理事項を挙げる．

① 原材料の受け入れおよび下処理段階における管理を徹底する．
② 加熱調理食品については，十分加熱し，食中毒菌を死滅させる．
③ 加熱調理後の食品および非加熱調理食品の二次汚染防止を徹底する．
④ 食中毒菌が付着した場合に菌の増殖を防ぐため，原材料および調理後の食品の温度管理を徹底する．

復習問題を解いてみよう
https://www.kagakudojin.co.jp

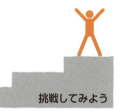

挑戦してみよう

第10章

給食の危機管理

この章で学ぶポイント

★給食施設で想定される事故，災害に備えた危機管理対策を学ぼう．
★自然災害および事故に備えた対策の必要性を理解しよう．
★事故・災害時の給食サービスを理解しよう．

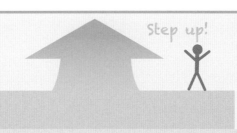

◆学ぶ前にちょっと復習しておこう◆

アクシデント	インシデント	HACCP	大量調理施設衛生管理マニュアル
実際に起こってしまった食中毒，異物混入などの出来事．	事故には至らなかったものの，重大な事故につながる可能性のあった事案のこと．	危害分析重要管理点のことで，食品の製造プロセス全体に関わる安全管理手法である．	集団給食施設などで食中毒を予防するために示された，調理過程における重要管理事項．

第10章 給食の危機管理

【関連のある給食経営管理論の項目】
- 安全・衛生管理（➡第9章）：インシデント，アクシデント，食中毒
- 生産管理（食材管理）（➡第8章）：食材の保管・在庫

1 危機管理の意義と目的

　組織が目的達成を目指すときには，危険が生じたり，危機に直面したりする．そこで，危機を防ぐために，**危機管理**が必要となる．

　危機管理は，リスクマネジメント（Risk Management）とクライシスマネジメント（Crisis Management）に分けられるが，これは対象の範囲を時期的にどう捉えるかにおいて異なる（図10.1）．リスクマネジメントは発生の予測される危機の処置，いわゆる予防処置の意味が強く，事態発生の予防策から将来の対応までを含む広い範囲を対象とした危機管理として用いられる．これに対してクライシスマネジメントは発生した危機状態の処置，いわゆる緊急事態対応処置の意味が強く，事態発生に伴う当面の対策・対応を扱う狭義の危機管理として用いられている．

　すなわち，危機管理とは，不測の緊急事態を事前に予測・分析し，危機を回避し，または，危機発生後の対応処置を速やかに講じ，被害を最小限に食い止めるための管理活動のことである．そのためには，どのような危機が起こるのかを予測し，その危機を防ぐための危機管理体制の構築を行い，危機対応のマニュアル作成，災害への対策や訓練により事故・災害に備えておくことが重要となる．

　国際規格 ISO 31000 において，危機管理は，リスクについて組織を指揮統制するための調整された活動と定義されているが，この定義の特徴は，危機管理を単なる現場レベルのリスク対応の枠にとどめず，組織の指揮統制レベルに引き上げたところにある．すなわち，危機管理を，経営機能の一つと明確に位置付けたのである．ISO 31000 の危機管理の手法については，具体的なプロセスが示されており，①コミュニケーションおよび協議，②組織の状況の確定，③リスクアセスメント（リスク特定・リスク分析・リスク評価），④リスク対応，⑤モニタリングおよびレビューが基本的な流れである．

リスクとクライシス
リスク（risk）は「危険，冒険」の意味．「今後発生が予測される異常な事態」の意味合いが強く，「発生の予測される危機」となる．一方，クライシス（crisis）は「危機，重大な局面」の意味で，「現実に発生している異常な事態」の意味合いが強く，「発生した危機状態」を表す．

国際規格 ISO 31000
リスクマネジメントに関する国際標準規格 ISO 31000（Risk management-Principles and Guidelines：リスクマネジメント―原則及び指針）が2009年11月に発行された．国際標準化機構（ISO）においては，総合的なリスクマネジメントに関する規格は初めてである．

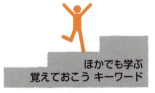

ISO（国際標準化機構）
➡食べ物と健康

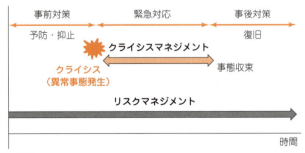

図10.1　リスクマネジメントとクライシスマネジメントの概念図
内閣府「事業継続ガイドライン　第一版」を参考に作成．

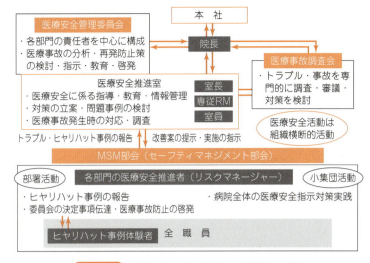

図 10.2 医療安全（MRM）の組織図（例）
日本赤十字社長崎原爆病院の資料より．

（1）給食施設と危機管理

給食の提供において，食の安全性が脅かされる事故や災害を回避し，安全で品質管理がなされた食事を提供することは重要要件である．給食施設における危機管理では，危機を回避するために，食品衛生法，国際規格 ISO 認証制度，HACCP システム，**PL 法**などの法規制が設けられている．

（2）医療施設における危機管理

医療施設では，医療法が一部改正〔2007（平成 19）年 4 月 1 日〕され，医療安全管理の実施が義務付けられた．医療現場の目線で**安全管理体制**（図10.2）を構築して機能させ，実際に安全を確保することが目的である．**医療安全（MRM）委員会**では，情報収集・分析，事故予防マニュアルの作成および事故発生時の対応を行っている．また，**院内感染予防委員会**では，施設ごとに感染症や食中毒発生予防のための衛生管理規則や衛生管理マニュアルを定めて運用している．

（3）介護保険施設における危機管理

介護保険施設では，感染症および食中毒の予防およびまん延の防止のための対策を検討する委員会（**感染症等予防委員会**）を，おおむね 3 か月に 1 回以上開催することが定められている．

2 事故・災害時対策

事故とは，物事の正常な活動・進行を妨げる不慮の事態．災害とは，地震・台風・洪水などの自然現象や人為的な原因によって人命や社会生活に被害が生じる事態をいう．給食施設における事故の事例としては，食中毒，

PL 法

PL（Product Liability）法は「製造物責任法」のことであり，製造物の欠陥によって生命，身体または財産に損害が生じた場合に，被害者は製造業者などに対して損害賠償を求めることができる法律．工業製品や食品加工品だけが対象ではなく，提供した料理による食中毒なども，料理をした側が責任主体となり，裁判事例も存在する．

MRM

Medical Risk Management（メディカルリスクマネジメント）の略．医療施設などにおいて，患者や医療スタッフが医療過誤（事故）や院内感染などのリスクを認知し，不測の事態が起こらないように管理運営すること．

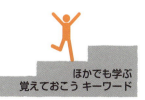

感染症
➡社会・環境と健康，人体の構造と機能及び疾病の成り立ち

第 10 章　給食の危機管理

感染症，異物混入，誤配膳，調理従事者の負傷，給食施設・設備に関わる事故などが挙げられる．事故・災害への対策は，最大の危機を想定して講じる．

2.1　事故の種類
(1) 利用者に関わる事故
① 食中毒・感染症

食中毒が発生した場合，患者が多量の細菌やウイルスを排出し，二次的に感染症を引き起こすこともあり，利用者，従業員，さらにその家族まで被害が及ぶことがある．

② 異物混入

異物混入とは，本来食品に含まれてはならないものが，調理，配缶，配送の過程で不都合な環境や扱い方に伴って，食品中に混入してしまった状態のことである．給食施設で混入しやすい異物について**表 10.1**に示す．

③ 誤配膳

トレーへの料理セット時の漏れや錯誤などにより起こる．食物アレルギーをもつ利用者に対して，アレルゲンである食物を提供した場合には，生命に深刻な影響を与え，死に至る場合もあることを忘れてはいけない．

(2) 調理従事者に関わる事故
調理室内での負傷

調理室の床での転倒事故，コンベアなどへの巻き込まれによる骨折，切さい機器による切傷，火傷などの事例があげられる．給食施設での調理作業は，大量の食材を扱い，大型の調理機器を操作するため，けがなどの危

食中毒・感染症
第 9 章を参照．

アレルゲン
アレルギーの原因となる抗原性物質．

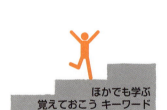

食物アレルギー
➡ 人体の構造と機能及び疾病の成り立ち

表 10.1　異物の分類

異物	区分		具体的な物質
危険異物	分類 I	喫食することにより，生命に深刻な影響を与える異物	金属片，針，針金，ガラス片，鋭利なプラスチック片，薬品類など
	分類 II	喫食することにより，健康への影響が大きいと思われる異物	衛生害虫（ゴキブリ，ハエなど），ネズミ，製造過程上，不適切な取り扱いにより生成したもの（変色，異臭，カビなど）
非危険異物	分類 III	異物自体は不快であり衛生的ではないが，健康への影響が少ないと思われる異物	毛髪，ビニール片，上記以外のプラスチック片，繊維，スポンジ片，植物の皮や殻，小石（米粒大），羽虫などの衛生害虫以外の虫，海産物に付着した貝殻や小エビ
原料由来物	分類 IV	原料に由来する物質であるが，喫食した場合，健康への影響があると思われる異物	食肉の鋭利な骨

生駒市教育委員会「学校給食における異物混入対応マニュアル」(2016) より．

険も大きくなりやすい．労働者の危険を防止するための措置が労働安全衛生法第23条に規定されている．

(3) 施設・設備に関わる事故

加熱機器の着火ミスによるガス爆発事故，漏電，ガス漏れにより調理施設が使用できないなどの事例が挙げられる．

2.2 事故の状況把握と対応

事故発生時の状況把握は，5W2H（いつ，どこで，誰が，何を，どうして，どのように，どのくらい）に基づき，その状況を正確かつ迅速に把握することが大切である．事故発生時の状況把握，および事故の対応については，誰もが正確で迅速に対処できるよう，チェックリストを作成（表10.2）し，整備しておく．正確かつ迅速な対応が被害の拡大を防ぐことにつながる．

労働安全衛生法 第23条
事業者は，労働者を就業させる建設物その他の作業場について，通路，床面，階段等の保全並びに換気，採光，照明，保温，防湿，休養，避難及び清潔に必要な措置その他労働者の健康，風紀及び生命の保持のため必要な措置を講じなければならない．

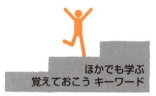

ほかでも学ぶ
覚えておこう キーワード

食中毒
➡食べ物と健康

Column 給食経営管理の現場から
インシデントなどの発生における対策立案時の留意点

給食提供に関連した事故の再発予防対策には，インシデント・アクシデントレポートを活用した事故原因の分析と対策の協議が行われている．しかしその際に，発生した事例の奥に潜む根本的な原因を十分に把握せず，直結する問題要素のみへの対策を立てたとしても，必ずしも適切な再発防止策が得られるとは限らない．対策を講じる際には，発生事例の背景にどのような問題があるかという視点で原因調査を行い，問題構造を正確に把握することが重要である．

安全な食事を提供するために各給食提供施設では，食品の製造・加工工程のあらゆる段階で発生するおそれのある危害をあらかじめ分析（Hazard Analysis）し，その結果に基づいて製造工程のどの段階でどのような対策を講じればより安全な製品を得ることができるかという重要管理点（Critical Control Point）を定め，連続的に監視する手法であるHACCP（Hazard Analysis and Critical Control Point）に基づいて作成された「大量調理施設衛生管理マニュアル」を遵守しながら業務を行っている（第9章も参照）．あわせて，インシデント・アクシデントの発生につながる要素とされる「情報共有不足」と「ヒューマンエラー（人為的ミス）」に対する予防を考慮する必要がある．これらの発生には，スタッフの過信も原因となり得るが，同時に，情報共有不足の原因となるチームワークの乱れと，ヒューマンエラーの原因となるエラーを発生させやすい現場環境や作業計画に着目する必要があり，管理栄養士の現場管理能力が重要となる．

●小川美弥子（旭川市保健所，管理栄養士）

参考資料
・厚生労働省ホームページ．HACCPとは？ http://www.mhlw.go.jp/stf/seisakunitsuite/bunya/kenkou_iryou/shokuhin/haccp/ （2017.4.11）
・小川美弥子，山部秀子ほか「ISM法の病院給食提供業務リスクマネジメントへの適応」『日本給食経営管理学会学術総会：プログラム・講演要旨集（第12回）』（2016）．

第 10 章 給食の危機管理

表 10.2 事故発生時の確認・対応事項チェックリスト

区分		✓	確認及び対応事項	担当者	参考事項
直ちに行う事項	発症状況		発生日時・場所・数		
			主な症状		
			通所者などの発症の有無		
			調理従事者の発症の有無		
			配膳などホール担当者の発症の有無		
			職員，介護者などの発症の有無		
			発症者の健康状態（重症・軽症）		
			医療機関への受診者		医療機関にかかった人，診断名，受診期間，検便の有無
			入院者の有無		医療機関に入院した人の有無，その場合の状態・状況
			施設の階別・棟別発症状況		発症者が特定階・施設に偏っていないか
			施設見取り図の入手		発症者の部屋が確認できるもの
			調理場図面の入手（トイレなどの場所含む）		使用するトイレの位置が確認できるもの
			発症者の入浴利用状況（感染症）		
	給食関係		給食の提供状況		
			給食の献立（1週間前から）		
			給食以外の共通食（行事食，調理実習など）		
			施設内の給水系統（使用水，飲用適か否か）		水道直結，貯水槽使用，井戸水
			施設の空調方法，系統（換気のダクト）		
			施設の清掃方法（掃除機のダクト，モップなど，消毒）		
			保存食及び残品の有無確認及び確保		
	連絡		連絡担当者，責任者の選定		保健所との連絡担当，責任者の決定，連絡方法の決定
			保健所への連絡		
			施設嘱託医への連絡		
順次行う事項	名簿		入所者名簿の作製		
			職員・給食従事者・その他関係者名簿の作成		
	調査		発症者の発症日時などの詳細調査（食中毒調査用紙個人票に基づき行う）		
			喫食状況調査		
			給食の調理方法		
			水道水の使用時点検記録などの確認		水質検査の記録を含む
			給食材料の仕入れ先		
	検査		発症者の検便，嘔吐物		
			調理従事者の検便		
	予防措置ほか		施設内の消毒		発症者嘔吐物からの二次感染防止
			調理場の消毒		給食施設の衛生を確保
			代替食の確保		給食自粛時，原因が給食と決定した後
			報道機関への対応		窓口の一本化
			入所者家族への対応		対応者の決定

実践給食実務研究会編,『給食実務必携』第一出版（2013），p.164～165 より.

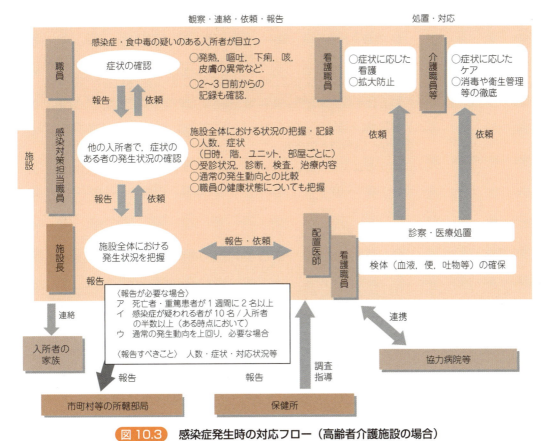

図10.3 感染症発生時の対応フロー（高齢者介護施設の場合）

厚生労働省「高齢者介護施設における感染対策マニュアル（平成25年3月）」（2013）より．

(1) 食中毒・感染症発生時の対応（図10.3）

① 食中毒・感染症発生が疑われる段階

症状を訴える者の症状によって食中毒・感染症が発生したと疑われる場合，状況を把握するための聞き取り調査を行う．

(a) 把握すべき基本的状況

- 症状を訴える者の特定と人数
- 症状の内容（下痢，嘔吐，発熱，腹痛）
- 最初に異常を感じた日時とそのときの状況，場所
- 発症前の喫食状況〔とくに思い当たる食べ物，48時間以内（または1週間）の喫食内容〕
- 医療機関への受診の有無（診察日時，所見）

(b) 対応方法

- 症状を訴える者が食中毒・感染症と確定されるまでは，不安を与えることがないように行動や言動に配慮する．
- 医療機関を受診していない場合は受診させる（施設内の配置医師による

国家試験ワンポイントアドバイス
食中毒発生時の報告内容や提出書類は頻出である．

第10章 給食の危機管理

食品衛生法 第58条 食中毒に関する届出,調査及び報告

食品,添加物,器具若しくは容器包装に起因して中毒した患者若しくはその疑いのある者(以下「食中毒患者等」という。)を診断し,又はその死体を検案した医師は,直ちに最寄りの保健所長にその旨を届け出なければならない。

食品衛生法施行規則 第72条 食中毒患者またはその死体の届出要領

法第58条第1項の規定による医師の届出は,次の事項につき,文書,電話又は口頭により24時間以内に行われなければならない。
1 医師の住所及び氏名
2 中毒患者若しくはその疑いのある者又は死者の所在地,氏名及び年齢
3 食中毒(食品,添加物,器具,容器包装又は第78条各号に掲げるおもちゃに起因した中毒をいう。以下同じ。)の原因
4 発病年月日及び時刻
5 診断又は検案年月日及び時刻

感染症の予防及び感染症の患者に対する医療に関する法律 第12条 感染症に関する情報の収集及び公表(医師の届出)

医師は,次に掲げる者を診断したときは,厚生労働省令で定める場合を除き,第1号に掲げる者については直ちにその者の氏名,年齢,性別その他厚生労働省令で定める事項を,第2号に掲げる者については7日以内にその者の年齢,性別その他厚生労働省令で定める事項を最寄りの保健所長を経由して都道府県知事に届け出なければならない。
1 1類感染症の患者,2類感染症,3類感染症又は4類感染症の患者又は無症状病原体保有者,厚生労働省令で定める5類感染症又は新型インフルエンザ等感染症の患者及び新感染症にかかっていると疑われる者
2 厚生労働省令で定める5類感染症の患者(厚生労働省令で定める五類感染症の無症状病原体保有者を含む。)

診断)。

② 食中毒・感染症(疑い)発生が確認された段階

食中毒・感染症対策会議の招集を行い,情報を共有することが重要である。確認事項や情報は,状況がわかり次第,随時施設長に報告する。施設の責任者は,状況調査の結果,発症の疑いが高いと判断した段階で,所轄保健所,市町村衛生課に報告し指示を受け,原因究明,拡大防止に努める。

(a) 保健所への通知

食中毒患者(疑いを含む)を診察した医師は,24時間以内に文書,電話または口頭によって最寄りの保健所長への届出が義務付けられている(食品衛生法第58条および食品衛生法施行規則第72条)。また,腸管出血性大腸菌感染症などの場合も保健所長への届出が義務付けられている(感染症の予防及び感染症の患者に対する医療に関する法律第12条)。届出をしたこの段階で食中毒と確定される。

(b) 対応方法

・食中毒・感染症対策会議の招集
・保健所へ通知
・教育委員会(学校の場合),市町村などの所管部局(高齢者介護施設の場合)へ通知
・調理室へ原因究明のための措置依頼

③ 食中毒・感染症であると確定した段階

食中毒が確定してからの対応の流れは以下のとおりである。保健所の立ち入り調査では,以下のさまざまな書類を準備する必要がある。また,給食業務停止命令が下された場合には,代替食や配膳業務などの人員確保などの検討が必要になる。

(a) 保健所の立ち入り調査

食品衛生監視員による立ち入り調査が行われる。下記の書類提出を求められるとともに,調理室内の拭き取り検査,調理従事者の健康状態調査や手指の拭き取り検査などを実施する。

(b) 食中毒発生時の提出書類

・保存食の保管状況(2週間分)
・食中毒発生前の献立表(2週間分),調理操作過程および調理担当者表
・食材の納入状況(検収簿),保管状況
・食品の温度管理表,調理時刻,喫食時刻
・給食従事者による衛生点検表
・給食従事者の健康診断表,検便結果
・48時間以内の喫食状況調査表
・納入業者一覧表
・給食日誌など,食中毒発生日の施設の状況記録表

Column 給食経営管理の現場から

食中毒予防：ノロウイルス保菌者発生時の対応

　特定給食施設では食中毒発生の未然防止のため，調理従事者・給食管理担当者の就業前の健康状態・衛生点検と定期的な細菌検査を実施している．

　調理作業者や給食管理者に下痢や嘔吐などの消化器症状が認められた場合や消化器症状が疑われる場合は，ノロウイルスなどの感染の危険があるため，ただちに受診し検査・治療を行う．検便検査が陽性の場合は，症状が緩和されても便からウイルスが消失するまで就業を禁止する．また，汚染拡大予防のため，専用トイレ，サニタリー室，調理室内，配膳車・下膳車，専用エレベータ，休憩室の，とくに扉やドアノブを，次亜塩素酸ナトリウム・消毒用アルコールによって念入りに消毒する．感染者以外の調理従事者についても健康状態の確認・検便検査を実施する．

　調理従事者の家族に下痢や嘔吐などの消化器症状が認められた場合も職場に報告し，家族の受診・治療を行い，調理従事者本人の就業を停止し検便検査を実施する．この場合も便からウイルスが消失するまで就業を禁止する．

　病院では感染者の入院もある．患者の症状に適した食事の提供も必要になる一方で，喫食後はビニール袋に食器や残食を入れ密封し一般の下膳と区別している．下膳後は消毒液に漬けて処理を行う．

●大池教子（独立行政法人国立病院機構南和歌山医療センター，管理栄養士）

(c) 最終見解の公表

　培養検査結果と疫学調査から最終見解が出る．保健所が最終見解をマスコミに発表する．

(d) 施設消毒

　保健所の立ち入り調査時，調理室使用中止（全面使用中止または部分的使用中止は食中毒発生の程度により異なる）の指示を受ける．その後，保健所の指導に従い，給食施設の消毒を行う．

(e) 給食業務の停止処分

　給食業務停止命令が下される．

(f) 防止対策

　業務停止期間中は，再発防止策の検討・職員教育を実施する．

(g) 代行保証制度

　協力施設や給食会社との**代行保証契約**の準備を行う．他施設での調理や代替の調理室について検討する．

(h) 損害賠償

　食中毒発症患者に対し，PL法（製造物責任法）による損害賠償が必要になる場合がある．

「社会福祉施設等における感染症等発生時に係る報告について」

（平成17年2月22日付け老発第0222001号厚生労働省老健局計画課長通知）により，下記の場合は，迅速に市町村などの主管部局に報告するとともに保健所に対応を相談する．

ア　同一の感染症若しくは食中毒による又はそれによると疑われる死亡者又は重篤患者が1週間内に2名以上発生した場合

イ　同一の感染症若しくは食中毒の患者又はそれらが疑われるものが10名以上又は全利用者の半数以上発生した場合

ウ　ア及びイに該当しない場合であっても，通常の発生動向を上回る感染症等の発生が疑われ，特に施設長が報告を必要と認めた場合

代行保証制度
火災，食中毒，労働争議などが生じ，給食業務の遂行が困難となった場合に，給食業務を代行する制度．

ライフライン
水，電気，ガス，通信，情報など，日常生活を営むうえで必要なもの

国家試験ワンポイントアドバイス
「地域における行政栄養士による健康づくり及び栄養・食生活の改善の基本指針について」（平成25年3月29日，厚生労働省）において，健康危機管理への対応が示されている．

災害時の食事提供マニュアル
〈参考〉「災害時の栄養・食生活支援マニュアル」（平成23年4月）
https://www.dietitian.or.jp/data/manual/h23evacuation5.pdf

オーダリングシステム
第7章を参照．

食数
第1章を参照．

国家試験ワンポイントアドバイス
災害時の献立や備蓄食品に関する問題が出題される．以下のポイントをおさえておこう．
- 災害時献立を準備することで，備蓄食品の使用方法が明らかになり，適切な配食ができる．
- ライフラインの復旧や支援物資の到着には3日かかるといわれているため，3日以上の備蓄が望ましい．
- 災害発生時の食料確保の方法には，ローリングストックとランニングストックがある．

2.3　災害時の給食の役割と対策の意義

　災害には，火事やガス爆発など人の不注意（ヒューマンエラー）などにより起こる**人為的災害（人災）**，地震・台風・洪水などの自然現象によって被る**自然災害（天災）**がある．1995（平成7）年の阪神・淡路大震災，2004（平成16）年の新潟県中越大地震，2011（平成23）年の東日本大震災と，大規模な災害が多発し，今後も大規模な災害の発生が予測される．最悪の事態を想定し，災害の被害を最小限にくい止め，迅速で効果的な対策を講じておかなければならない．

　給食施設のなかでも，1日3食の食事を提供している病院や高齢者福祉施設などは，**ライフライン**の寸断や給食施設の崩壊など，通常の給食提供が困難な状態でも，施設利用者の状況に応じた安全な食事の提供を継続しなければならない．通常の利用者の対応以外にも被災者などの避難場所や被災者を対象とした給食を提供する施設となる場合もあり，平常時以上の役割を期待される施設になる．そのため，市町村などの関係機関や食品納入業者，自治体ボランティア，栄養士会などとの連携体制を整備しておくことも重要である．また，「特定給食施設における栄養管理に関する指導及び支援」（平成25年3月29日，厚生労働省健康局がん対策・健康増進課長通知）では，県や市町村による公助に頼らず，自助を目的とした食品の備蓄，体制整備に努めることが重要であると，各給食施設に対して指導するよう明記されている．災害が発生した場合でも適切な食事を提供できる体制と，各給食施設に応じた「**災害時の食事提供マニュアル**」の整備をする必要がある．

2.4　災害時のための貯蔵と献立

　給食施設では，給食業務従事者も含め，3日間の食事提供ができるよう非常用の備蓄食品，飲料水，簡易調理機器，使い捨て食器を貯蔵しておく．災害発生時に給食の提供を迅速に行うためには，水や熱源の確保，食器や調理器具の洗浄や衛生面，献立など，さまざまな課題に対しての対策を検討し，整備しておく必要がある．配膳用エレベーター停止時の配膳方法，オーダリングシステム機能停止時の食数の把握方法など，**危機管理マニュアル**の作成や訓練を行い，細部まで確認することが重要である．

(1) 備蓄食品

　備蓄食品は，利用者の特性や施設の立地条件などを勘案したうえで，種類，量，保管方法，保管場所などを検討し，備蓄食品を活用した食事提供ができるように整備されている必要がある．

　備蓄の必要量は，「1人当たりの必要エネルギー量×食数×備蓄日数」で求めることができる．

　必要エネルギー量は，性別，年齢別で異なるが，活動量の少ない高齢者

Column

災害拠点病院

　災害発生時に災害医療を行う医療機関を支援する病院を災害拠点病院という．災害時に多発する重篤救急患者の救命医療を行うための高度の診療機能を有し，被災地からの重症傷病者の受入れ機能を有するとともに，傷病者などの受入れおよび搬出を行う広域搬送への対応機能，自己完結型の医療救護チームの派遣機能，地域の医療機関への応急用資器材の貸出し機能を有する病院である．各都道府県の二次医療圏ごとに原則1か所以上整備されている．

　災害拠点病院の指定要件として，以下の運営が可能であることが示されている〔厚生労働省医政局長「災害時における医療体制の充実強化について」（医政発0321第2号平成24年3月21日）〕．

① 24時間緊急対応し，災害発生時に被災地内の傷病者等の受入れ及び搬出を行うことが可能な体制を有すること．
② 災害発生時に，被災地からの傷病者の受入れ拠点にもなること．なお，「広域災害・救急医療情報システム（EMIS）」が機能していない場合には，被災地からとりあえずの重症傷病者の搬送先として傷病者を受け入れること．また，例えば，被災地の災害拠点病院と被災地外の災害拠点病院とのヘリコプターによる傷病者，医療物資等のピストン輸送を行える機能を有していること．
③ 災害派遣医療チーム（DMAT）を保有し，その派遣体制があること．また，災害発生時に他の医療機関のDMATや医療チームの支援を受け入れる際の待機場所や対応の担当者を定めておく等の体制を整えていること．
④ 救命救急センターもしくは第二次救急医療機関であること．
⑤ 地域の第二次救急医療機関とともに定期的な訓練を実施すること．また，災害時に地域の医療機関への支援を行うための体制を整えていること．
⑥ ヘリコプター搬送の際には，同乗する医師を派遣できることが望ましい．

・一次医療圏：身近な医療を提供する医療圏．市町村を単位として認定される．
・二次医療圏：特殊な医療を除く一般的な医療サービスを提供する医療圏．地理的条件などや交通事情などの社会的条件を考慮して，複数の市町村を一つの単位として認定される．
・三次医療圏：最先端，高度な技術を提供する特殊な医療を行う医療圏．都道府県の区域を単位として認定される．

では約1,200 kcal，成人では約2,000 kcalを目安とし，食数は利用者数に職員数を含めて算出する．最低3日間の食事の提供ができる量を備蓄する．災害時における医療救護活動の拠点となる災害拠点病院の指定要件においても，食料，飲料は3日分程度の備蓄が必要であるとしている．備蓄食品の確保方法としては，日常的に備蓄食品を消費し，消費した分を補充して備蓄していく**ローリングストック**と日常的に使用する食品の確保量を多くし，賞味期限が近い食品から消費し，消費と同時に新しい食品を補充する**ランニングストック（流通在庫備蓄方式）**がある．

(2) 加熱調理が不可能な場合

　ライフラインの切断を想定し，そのまま喫食できる乾パン，保存パン，

缶詰，レトルト食品などが有効である．常温で長期保存が可能，個別包装されたものが適している（表10.3）．被災時に3日間分以上を備蓄していた施設が東日本大震災を経験し，今後備蓄したいとした食料を表10.4に示す．

(3) 加熱調理が可能な場合

ライフラインの回復により水，熱源が確保される場合には，アルファ化米，フリーズドライ食品が活用できる．

表10.3 食料品の備蓄と調達・保管

乾パン	含水量が少なく保存性が高い．糖質補充や唾液を出しやすくするために，金平糖や氷砂糖が梱包されている．味覚面では，ほかに比べて劣り，水分補給も必要．
保存パン（パン缶詰）	保存期間が短いが，3〜5年保存可能なものもある．油脂成分を多く含み，フレーバーなどが加えられ，しっとりとした風味があるが，単価が高くコンパクトさに欠ける．
缶詰	多品種あり，業務用・個人向けと用途ごとに選択が可能．主食以外は，塩分の過剰摂取を防ぐため，最近は汎用性のある素材缶詰の備蓄が推奨されている．ただし，イージーオープン型でない場合は，缶切りがないと開缶できない欠点がある．
アルファ化米	米を加熱処理し，デンプンを消化・吸収しやすい形にして乾燥させたもの．調理の利用範囲も豊富，軽量で保存性もよい．レトルトパウチ容器のため，湯を注いで15〜20分，水でも1時間程度で食べられる．1食当たり110〜290 mLの水・湯が必要．
レトルトパウチ食品	気密性と遮光性をもった容器で密封し，加熱処理をした食品．「カレー」，「粥」，「レトルトご飯」などがその代表格．ボツリヌス菌など耐熱性のある細菌を殺菌できるが，高耐熱性細菌に対しては完全ではない．長期保存による風味の劣化がある．
フリーズドライ食品	あらかじめ加熱・調理された食品・料理を急速冷凍し，真空状態で乾燥させたもの．乾燥による形態の変化や栄養成分，風味の変化が少なく，水や湯を注いだときの溶解性や復元性が高い．軽量で保存性もよいため，25年保存可能なものもある．「みそ汁」，「スープ・シチュー類」，「粥・雑炊」，「丼物の具」などがある．

実践給食実務研究会編，『給食実務必携』第一出版（2013），p.225より．

表10.4 食材備蓄状況と今後備蓄したい食料

	No.	食材備蓄日数（日間）		今後備蓄したい食料
		被災前	適正備蓄[1]	
医療施設	5	3	7	【主食】アルファ化米，レトルトご飯，レトルト粥，缶詰パン，乾麺
	6	3	7	【主菜】魚缶詰，肉缶詰（鶏そぼろ・牛大和煮 等）
	7	3	7	【副菜】缶詰（煮物・サラダ・果物 等），レトルト惣菜，乾物食品
	8	5	5	【特殊食品】レトルトミキサー食，高栄養食品[2]，濃厚流動食，栄養補助食品，
介護系施設	13	3	5	栄養機能食品，とろみ剤，特殊ミルク，嚥下食用レトルト食品，微量栄養素
	14	7	7	補給食品，経口補水液
	15	3	4	【その他】レトルト食品（カレー・スープ類 等），缶詰（みそ汁，スープ，汁物），
	16	3	5	フリーズドライ食品（みそ汁，スープ，汁物，粉乳），ジュース類（果物・野菜），ペットボトルのお茶等

[1] 被災後に適正であると思われた備蓄日数．
[2] 高エネルギーゼリー等を含む．
※アンダーラインはこれまでは備蓄していなかったが，今後は備蓄する食材．

松月広恵ほか「中小規模の医療・介護系給食施設における災害時対策の課題」『日本災害食学会誌』1 (1)，13-20（2014）より．

(4) 飲料水

1人当たり3L/日が目安．生活用水を含めると1人当たり約6L/日が必要である．プールの水，河川を浄化するための機材，携帯用浄水器などを入手しておくとよい．

(5) 献立

災害時は心理的な負担から利用者の食欲不振や身体状況の変化などが起こることが想定される．利用者の身体状況の変化を適切に把握し，身体状況に合わせた内容で食事提供することが求められる．災害時の食事や栄養補給活動の流れを表10.5に示す．

(6) 常食で対応できない食品

アレルギー対応食品，経管経腸栄養，乳児用粉ミルク，嚥下障害者用な

表10.5 災害時の食事や栄養補給活動の流れ

フェイズ		フェイズ0 震災発生から24時間以内	フェイズ1 72時間以内	フェイズ2 4日目〜1か月	フェイズ3 1か月以降
栄養補給		高エネルギー食品の提供 ──────────→		たんぱく質不足への対応 ──────→	
				ビタミン，ミネラルの不足への対応	
被災者への対応		主食（パン類，おにぎり）を中心	炊き出し ────────────────→		
				弁当支給 ──────────→	
		水分補給 ──────────────────────→			
		※代替食の検討 ──────────────────→			
		・乳幼児			
		・高齢者（嚥下困難等）			
		・食事制限のある慢性疾患患者	巡回栄養相談 ──────────→		
		糖尿病，腎臓病，心臓病		栄養教育（食事づくりの指導等）──→	
		肝臓病，高血圧，アレルギー		仮設住宅入居前・入居後	
				被災住宅入居者	
場所	炊き出し	避難所	避難所，給食施設	避難所，給食施設	避難所，給食施設
	栄養相談		避難所，被災住宅	避難所，被災住宅	避難所，被災住宅，仮設住宅

独立行政法人国立健康・栄養研究所，社団法人日本栄養士会「災害時の栄養・食生活支援マニュアル」（平成23年4月）より．

どの特殊食品など，非常・災害時に提供できる食種や食形態などを食品の備蓄状況と合わせて整理しておくことが必要である．

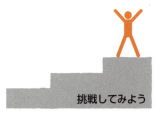

復習問題を解いてみよう
https://www.kagakudojin.co.jp

第11章 給食の施設・設備管理

この章で学ぶポイント

★衛生管理基準と施設設備の関連を理解しよう．
★特定給食施設における，基本的な厨房設備の配置と，大量調理機器の種類と特徴について学ぼう．
★オペレーションシステムに応じた設備の選択，作業動線の設定およびゾーニングと設備配置を理解しよう．
★快適で安全に喫食できる食堂設計のポイントを修得しよう．
★食事環境における給食の意義を理解しよう．

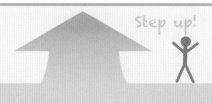

◆ちょっと学ぶ前に復習しておこう◆

作業区域
調理工程で食品の二次汚染を防ぐために，作業内容によって区分けをする．大量調理施設衛生管理マニュアルでは，汚染作業区域と非汚染作業区域に区分されている．

オペレーションシステム
給食の生産管理では，給食の運営業務全体を意味する．狭義には，調理操作，調理作業を指す．

食堂加算
入院時食事療養費の診療報酬加算の一つで1日ごとに算定できる．食堂加算の対象となる病床1床あたりの面積は，0.5 m²以上である．

第11章 給食の施設・設備管理

【関連のある給食経営管理論の項目】

- 栄養・食事管理（➡第4章）：栄養・食事計画，献立作成基準，栄養状態の評価，栄養教育，栄養情報の提供
- 品質管理（➡第5章）：標準化，品質評価
- 生産管理（➡第8章）：食材の保管，在庫管理，オペレーションシステム，作業計画，人員配置，配食，提供方法
- 給食の安全・衛生管理（➡第9章）：HACCPシステム，衛生教育，一般衛生管理プログラム，大量調理施設衛生管理マニュアル，作業区域

国家試験ワンポイントアドバイス
原材料の保管場は汚染作業区域，調理済み食品の保管場は清潔作業区域で保管する．

Point!
汚染作業区域と非汚染作業区域
第9章を参照．

ゾーニング計画
第8章を参照．

1 給食の施設・設備管理の意義と目的

特定給食施設では，各施設の目的に沿った給食提供が行われている．この給食を安全かつ効率的に生産し提供するためには，**施設・設備管理**が基盤となる．特定給食施設における施設・設備管理では，給食施設の設置場所や給食提供方法に適した施設の設計と設備・機器の選定，保守管理が計画的に行われている．施設・設備管理により，衛生管理の徹底，生産管理の効率化，生産性の向上と労務費の適正化のほか，調理作業の負担の軽減などが図られる．施設・設備管理は，給食の生産施設以外に，食堂などの食事環境についても対象とする．

2 施設・設備の関連法規

施設・設備管理にあたり関連法規の理解が必要である．**食品衛生法**には，給食施設・設備の全般について，営業施設の基準が示されており，各都道府県が条例によって規制している（表11.1）．**労働安全衛生規則**では，食堂の床面積を1人当たり1 m²以上と規定している．大量調理施設衛生管理マニュアルには，食中毒を予防するためにHACCPの概念に基づき施設設備の構造と管理基準が示されている（表11.2）．また，学校給食は，**学校給食衛生管理基準**で，「学校給食施設及び設備の整備及び管理にかかる衛生管理基準」において，給食施設の設置場所から各種設備と管理方法に至るまで，詳細に基準が示されている．そのほか関連する法規として，健康増進法，ガス事業法，電気用品安全法，建築基準法，下水道法，消防法，廃棄物の処理及び清掃に関する法律などがある（表11.3）．

3 作業区域と機器の設置

給食施設では，食材料の購入から調理・供食までの給食提供サービスにかかわる一連の作業を衛生的，能率的に行うために各種機器・設備と器具類の整備が重要となる．

3.1 作業区域の区分

調理場内は，汚染作業区域と非汚染作業区域（準清潔作業区域と清潔作業区域に区別する）を明確にし，食材料の搬入から食事提供，厨芥の排出までの流れを考慮したゾーニング計画に沿って，機器類の配置をし，十分な作業スペースや通路の確保が必要である．調理場での汚染された恐れのある食材の取り扱いや，より安全な作業をするためには，きちんとしたゾーニングが必要である．

表11.1 施設・設備基準（例）

施設の位置
- 集団給食施設（以下「施設という.」）は，清潔な場所に位置すること．ただし，衛生上の対策を講じている場合は，この限りでない．
- 施設の周囲は，清掃しやすい構造であって，雨水による水たまり及び塵埃の発生を防止するため，必要な措置が講じられていること．

ねずみ，昆虫等の侵入の防止
- 外部に開放される窓及び吸排気口には，金網等を設け，排水口には鉄格子を設けるなど，ねずみ，昆虫等の侵入を防止できる構造であること．
- 出入口は，自動閉鎖式の扉等を設けるなど，ねずみ，昆虫等の侵入を防止できる構造であること．

施設の構造・設備

◆調理施設全般
- 調理施設は，食品の調理等が衛生的に行われ，かつ，作業が能率的に行われるように検収場，原材料の保管場，前処理場，調理場，盛付け場，製品保管場，仕分け・搬出場，洗い場及び洗浄運搬器具保管場が適切に配置されていること．
- 調理施設の検収場等の各場所は，それぞれの作業及び清掃が支障なく行われるように，十分な広さを有し，かつ，必要に応じて隔壁等で区画されていること．特に，汚染作業区域（検収場，原材料の保管場及び前処理場），準清潔作業区域（調理場，仕分け・搬出場及び洗い場）及び清潔作業区域（盛付け場，製品保管場及び洗浄済運搬器具保管場）の各作業区域は，明確に区分してあること．なお，調理施設の広さとしては，その床面積が器具類等の設備の据え付け総面積の3.5倍以上であることが望ましいこと．
- 調理施設は，隔壁等により事務所などの食品の調理等に直接関係のない場所とは区画されていること．

◆床，側壁及び天井
- 調理施設の床面は，耐磨耗性で亀裂を生じにくく，平滑で清掃が容易な構造であること．特に，水を使用する場所にあっては，不浸透性の材料で，かつ，適当な勾配を有し，排水溝を設けるなど排水が容易に行える構造であること．
- 側壁は，不浸透性の材料又は板張りで平滑とすること．特に水を使用する場所にあっては，床面から少なくとも1m以上の所までは，不浸透性の材料が用いられているか，又は，不浸透性の材料で腰張りされていること．
- 天井は，平滑ですき間がなく，清掃が容易で明色であること．

◆採光，照明及び通風
- 調理施設には，採光のために十分な広さの窓を設け，採光が十分でない場合及び夜間のための照明設備を有すること．この場合，保管場を除く調理施設内の各作業面上の全ての点で100ルックス以上の照度が得られるようにすること．
- 調理施設には，換気を十分にできる設備が設けられているとともに，水蒸気，熱気，煤煙，臭気等の発生源の近くには，フード，ダクト及び換気扇で構成される強制排気装置が設けられていること．

◆洗浄設備及び手洗設備
- 調理施設の前処理場，洗い場等必要な場所には，原材料，器具類を洗浄するため，給湯設備を有する，流水式の洗浄設備が設けられていること．なお，洗浄設備は，ステンレス等の耐酸性，耐熱性を有する材質で作られ，かつ，取り扱う食品等の量に応じた大きさと，使用に便利な多槽式等の構造を有するものであること．
- 調理施設の洗い場等必要な場所には，洗浄した器具類を沸騰，蒸気，加熱，薬剤等により消毒できる設備が設けられていること．
- 調理施設には，使用に便利な位置に従事者の数に応じた規模の，給湯設備を有する，流水式の手洗設備が設けられており，かつ，これらの手洗設備には消毒装置が設置されていること．なお，手洗設備は，前処理場，調理場，盛付け場ごとにそれぞれ設けられていることが望ましいこと．

◆更衣室及び休憩場
- 調理施設に近接した場所に，従事者の数に応じた規模の更衣室，休憩場が設けられていること．

◆便所
- 衛生上支障のない適当な場所に，従事者の数に応じた規模の，専用の便所が設けられていること．この場合，便所は，水洗式が望ましいこと．
- 便所には，消毒装置を備えた流水式の手洗設備が設けられていること．

◆その他
- 調理施設以外の適当な場所に，清掃用具の保管設備を設け，施設の清掃に必要な清掃用具が備えられていること．

◆給水設備
- 使用水は，水道法に規定する水道水か，井戸又はその他の水で，公的機関又は厚生大臣の指定検査機関等の検査の結果，水道法第4条第1号，第4号，第5号及び第6号の規定に適合する水であって，かつ，十分な量を供給できる設備があること．
- 水道水以外の水を使用する場合には，その水源は，水質汚染のおそれのない位置にあって，閉鎖式の構造であり，かつ，給水設備には滅菌装置が設けられていること．
- 貯水槽は，不浸透性の材料を用い，密閉構造とし，内部は清掃が容易で，かつ，施錠できる構造であること．

岩手県「集団給食施設指導要領」を参考に作成．

表11.2 施設設備の構造と管理基準

(1) 施設設備の構造

① 隔壁等により，汚水溜，動物飼育場，廃棄物集積場等不潔な場所から完全に区別されていること．
② 施設の出入口及び窓は極力閉めておくとともに，外部に開放される部分には網戸，エアカーテン，自動ドア等を設置し，ねずみや昆虫の侵入を防止すること．
③ 食品の各調理過程ごとに，汚染作業区域（検収場，原材料の保管場，下処理場），非汚染作業区域（さらに準清潔作業区域（調理場）と清潔作業区域（放冷・調製場，製品の保管場）に区分される．）を明確に区別すること．なお，各区域を固定し，それぞれを壁で区画する，床面を色別する，境界にテープをはる等により明確に区画することが望ましい．
④ 手洗い設備，履き物の消毒設備（履き物の交換が困難な場合に限る．）は，各作業区域の入り口手前に設置すること．
なお，手洗い設備は，感知式の設備等で，コック，ハンドル等を直接手で操作しない構造のものが望ましい．
⑤ 器具，容器等は，作業動線を考慮し，予め適切な場所に適切な数を配置しておくこと．
⑥ 床面に水を使用する部分にあっては，適当な勾配（100分の2程度）及び排水溝（100分の2から4程度の勾配を有するもの）を設けるなど排水が容易に行える構造であること．
⑦ シンク等の排水口は排水が飛散しない構造であること．
⑧ 全ての移動性の器具，容器等を衛生的に保管するため，外部から汚染されない構造の保管設備を設けること．
⑨ 便所等
　ア　便所，休憩室及び更衣室は，隔壁により食品を取り扱う場所と必ず区分されていること．なお，調理場等から3m以上離れた場所に設けられていることが望ましい．
　イ　便所には，専用の手洗い設備，専用の履き物が備えられていること．また，便所は，調理従事者等専用のものが設けられていることが望ましい．
⑩ その他
　施設は，ドライシステム化を積極的に図ることが望ましい．

(2) 施設設備の管理

① 施設・設備は必要に応じて補修を行い，施設の床面（排水溝を含む．），内壁のうち床面から1mまでの部分及び手指の触れる場所は1日に1回以上，施設の天井及び内壁のうち床面から1m以上の部分は1月に1回以上清掃し，必要に応じて，洗浄・消毒を行うこと．施設の清掃は全ての食品が調理場内から完全に搬出された後に行うこと．
② 施設におけるねずみ，昆虫等の発生状況を1月に1回以上巡回点検するとともに，ねずみ，昆虫の駆除を半年に1回以上（発生を確認した時にはその都度）実施し，その実施記録を1年間保管すること．また，施設及びその周囲は，維持管理を適切に行うことにより，常に良好な状態に保ち，ねずみや昆虫の繁殖場所の排除に努めること．
なお，殺そ剤又は殺虫剤を使用する場合には，食品を汚染しないようその取扱いに十分注意すること．
③ 施設は，衛生的な管理に努め，みだりに部外者を立ち入らせたり，調理作業に不必要な物品等を置いたりしないこと．
④ 原材料を配送用包装のまま非汚染作業区域に持ち込まないこと．
⑤ 施設は十分な換気を行い，高温多湿を避けること．調理場は湿度80％以下，温度は25℃以下に保つことが望ましい．
⑥ 手洗い設備には，手洗いに適当な石けん，爪ブラシ，ペーパータオル，殺菌液等を定期的に補充し，常に使用できる状態にしておくこと．
⑦ 水道事業により供給される水以外の井戸水等の水を使用する場合には，公的検査機関，厚生労働大臣の登録検査機関等に依頼して，年2回以上水質検査を行うこと．検査の結果，飲用不適とされた場合は，直ちに保健所長の指示を受け，適切な措置を講じること．なお，検査結果は1年間保管すること．
⑧ 貯水槽は清潔を保持するため，専門の業者に委託して，年1回以上清掃すること．
なお，清掃した証明書は1年間保管すること．
⑨ 便所については，業務開始前，業務中及び業務終了後等定期的に清掃及び消毒剤による消毒を行って衛生的に保つこと[注]．
⑩ 施設（客席等の飲食施設，ロビー等の共用施設を含む．）において利用者等が嘔吐した場合には，消毒剤を用いて迅速かつ適切に嘔吐物の処理を行うこと[注]により，利用者及び調理従事者等へのノロウイルス感染及び施設の汚染防止に努めること．

注）厚生労働省「ノロウイルスに関するQ＆A」を参照のこと．
「大量調理施設衛生管理マニュアル」〔衛食第85号別添（平成9年3月24日），最終改正（平成28年10月6日），生食発1006第1号〕をもとに作成．

表 11.3　給食施設・設備に関する法規

食品衛生関係	① 食品衛生法	第51条：営業施設基準
	② 食品衛生法施行条例	第3条：営業施設の基準
	③ 食品衛生法施行細則	
	④ 大量調理施設衛生管理マニュアル	5.その他：（1）施設設備の構造 （2）施設設備の管理
	⑤ セントラルキッチン／カミサリー・システムの衛生規範	
	⑥ 総合衛生管理製造過程の承認とHACCPシステム	
建築および関連設備関係	① 建築基準法	第28条：居室の採光及び換気 第35条の2：特殊建造物の内装
	② 建築基準法施行令	第129の2の5：給排水 第129の2の6：換気設備
	③ 換気設備の構造方法を定める件	第3　調理室などに設ける換気設備
	④ 下水道法	
消防関係	① 消防法	
	② 消防法施行令	
	③ 火災予防条例	第3章4：厨房設備
	④ 火災予防条例運用基準	
	⑤ 火災予防条例施行規則	
	⑥ 火災予防施行規定	
労働関係	① 労働安全衛生法	
	② 労働安全衛生法施行令	
	③ 労働安全衛生規則	第627条：飲用に供する給水 第629条：作業場食堂の設備 第630条：食堂及び炊事場についての規定
医療関係	① 医療法	
	② 医療法施行規則	第20条：病院の施設等の基準
	③ 院外調理における衛生管理ガイドライン	
学校給食関係	① 学校給食法	
	② 学校給食実施基準	第5条：学校給食の実施に必要な施設 第6条：学校給食の実施に必要な設備 Ⅱ．学校給食施設・設備
	③ 学校給食衛生管理の基準	
その他	① ガス事業法施行令ほかガス関係法規	
	② 電気設備関係法令	
	③ 環境基本法	
	④ 大気汚染防止法，同法施行規則	
	⑤ 悪臭防止法，同法施行規則	
	⑥ 水質汚濁防止法，同法施行規則	
	⑦ 事業付属寄宿舎規程	
	⑧ 食品循環資源の再生利用等の促進に関する法律	

富岡和夫，冨田教代編著，『エッセンシャル給食経営管理論（第4版）』医歯薬出版（2016），p.223より．

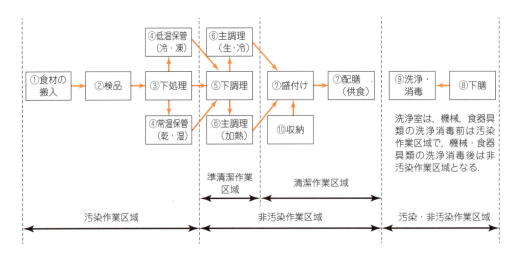

図 11.1　調理工程と各作業区域の関係

「厨房設備工学入門」編集委員会編,『厨房設備工学入門（第 5 版）—厨房設計・関連設備—』日本厨房工業会（2011）より改変.

3.2　作業動線

食材料の調理においては，調理場内での作業工程に配慮した機器・設備の配置の設計計画を行い，ワンウェイ（一方向の動線計画）を基本とする．

機器の設置場所は，作業動線が短くなるように決定し，食材料の衛生的な取り扱いができ，二次汚染や相互汚染を防ぐことができるよう配置する．

作業動線
第 8 章を参照.

4　生産施設・設備計画

生産施設・設備計画にあたり，レイアウトは，各施設の予算やオペレーションシステムに基づいて計画する．作業動線や機器類の選定や配置の検討は，給食生産量，提供方法，サービス形態，配膳・配食方法や提供時間などをふまえ，調理工程に適した作業動線となるように計画を立てる．

オペレーションシステム
第 8 章を参照.

4.1　生産施設の内装と設備

生産施設は，安全かつ効率的に給食を提供するために，内装や設備について備えるべき要件がある．表 11.4 に，給食施設に求められる内装と設備事項の例を示す．

4.2　調理機器の種類

給食施設には，各施設の目的に沿った給食提供の合理化や省力化のために各種の機器が導入されている．機器の選定にあたり，施設規模や食事回数と食数，給食の提供方式などにより，機種やサイズなどを検討し，数量を備える必要がある．調理用の機器や備品は，洗浄および消毒ができる材

表11.4　内装と設備事項例

● **湿度と温度**
適切な労働環境を保つために，給排気により換気を効率よく行い，高温多湿を避ける．25℃以下，湿度80％以下に保つ．

● **ドライシステム**
大量調理施設衛生管理マニュアルでもドライシステムが推奨されており，労働環境と衛生管理の向上につながる．
【ドライシステムの利点】
・長靴を使用して調理作業をする必要がない
・低湿環境を保つ
・ウエットシステムに比べて勾配注)が少ない
・水はねによる食材の二次汚染の軽減
・機器・設備の耐久性向上など

● **壁**
・内装の材料は，耐火，耐熱，耐水，防湿性に優れていること．内壁のうち床面から，1 mは1日に1回以上，天井および内壁のうち床面から1 m以上の部分は，1月に1回以上掃除することから，清掃性を考慮する必要がある．
・床と壁の境界には丸みをつけて清掃しやすくする．

● **調理室の形態**
作業動線を組みやすい形態は，1：1.5～2の長方形．

● **照明**
照明は，作業従事者の安全や作業能率にも影響することから，作業に適した照明設備が必要となる．JISでは，推奨照度を示している．

● **排水設備**
グリストラップは，油分を含んだ排水の油脂分を除去するための阻集器である．グリストラップ内のバスケットは，排水中に含まれる食品などの残渣物を取り除き，トラップが排水管からの臭気などを遮断する構造になっている．

注) 勾配は，水を使用する部分には，排水が容易にできるように100分の2程度とする．排水溝は，100分の2～4程度の勾配を要する．

国家試験ワンポイントアドバイス

給食施設に求められる内装と設備事項に関連する問題が出題される．大量調理施設衛生管理マニュアルの施設設備の構造や施設設備の管理の項目も含めて確認しておこう．

質・構造で，衛生的に保管できるものを揃える．**表11.5**におもな共用機器，**表11.6**に機能別のおもな調理機器を示す．

5　食事環境整備の意義と目的

　食事の提供は，栄養管理や衛生管理の徹底だけではなく，喫食する場の食事環境も重要である．食事をおいしく味わうための雰囲気やコミュニケーションが生まれやすい快適な環境は，利用者の満足度を高め，喫食率の向上につながる．給食施設において食堂の果たす役割は大きい．学校給食では，授業を行う教室ではなく食事を楽しむランチルーム，病院や高齢者施設給食ではベッド上ではなく食事をするための食堂，事業所給食では社員食堂が，利用者どうしのコミュニケーションやリラクゼーションの場として効果を上げている．

　食事環境整備の意義・目的として，① 喫食率を向上させて利用者の健

表11.5 おもな共用機器

● シンク

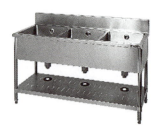

- 洗浄, 調理などをするための流し台.
- 用途別 (加熱調理用, 非加熱用利用, 器具の洗浄用など) に設置する.
- 水槽は, 施設規模により大きさが異なり, 用途によって水槽数や深さを決定する.
- その他の種類:一槽式, 二槽式, 三槽式, シャワーシンク, 水切り台付きなど.

● 台類

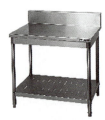

- 台類は用途別に, 作業台, 調理台, 盛り付け台, 配膳台などの呼び方がある.
- 下部をキャビネットや引き出しにして, 調理器具や食器を収納できるタイプもある.
- その他の種類:移動台, クリーンテーブル, ソイルドテーブル, 水切り台など.

● 消毒保管庫

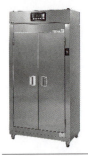

- 洗浄後の調理器具や食器を, 熱風で乾燥・消毒し, 保管する機器.
- 汚染作業区域の洗浄室と清潔作業区域の配膳室を隔てて設置し, 両側に扉が付いているパススルー式を利用する場合もある.

● 包丁・まな板殺菌庫

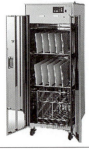

- 洗浄後の包丁やまな板などを紫外線ランプの照射によって殺菌する.
- 熱風による乾燥・消毒機能が付いているタイプもある.

● 冷蔵庫, 冷凍庫

- 各作業区域に必要に応じて, 食材保管用の冷蔵庫を設置し, 共用を避ける.
- 作業台の下部に冷蔵・冷凍庫の機能がついているコールドテーブルや, 卓上冷凍・冷蔵庫などもある.

● 戸棚・棚類

- 材質の多くは, ステンレススチール板で, 用途別 (食器用, 調味料用, 盛り付け用, 什器類用など) に設置する.
- 形態も各種あることから, 設備の構造に合わせて決定する. 台付き戸棚, 吊戸棚, ラック, 吊棚など.

写真提供:タニコー株式会社

5 食事環境整備の意義と目的

表 11.6 機能別のおもな調理機器

汚染作業区域		
検収	下処理室	下膳
・検食用冷蔵庫 ・検収台	・水圧洗米機 ・フードカッター ・フードスライサー	・連続洗浄機 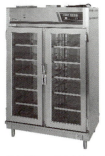　・ドア式洗浄機 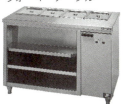

非汚染作業区域	
準清潔作業区域	清潔作業区域
・フライヤー 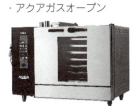	・温蔵庫
・立体炊飯器	熱と蒸気，またはヒーターによる熱伝導を利用し，出来上がった料理を適温で提供するために，加熱調理後から配食まで保温する機器．
・スチームコンベクションオーブン 熱と蒸気の対流を利用し，蒸す，焼く，煮る，炒めるなど，さまざまな調理方法に対応が可能な加熱調理機器．	・ウォーマーテーブル
・アクアガスオーブン	・温冷配膳車 ・食器ディスペンサー ・トレイディスペンサー

準清潔作業区域（続き）:
・回転釜 — 大量の汁物や煮物など，多目的に利用が可能．金型の回転用ハンドル付き加熱調理機器．
・ティルティングパン — 回転釜と同様に，おもに汁物や煮物に使用される．鍋の形状が，角形でなべ底が平らな加熱調理機器．
・ローレンジ
・ガスレンジ
・IH テーブル
・真空包装機
・ブラストチラー・タンブラーチラー

写真提供：タニコー株式会社

Column

給食経営管理の現場から

教室での衛生管理とランチルームの活用方法

　日本の学校給食は専用の食堂ではなく，教室で食べることがほとんどである．教室は多くの学習の場であるため，筆記用具はもちろん，画用紙，はさみなどたくさんの物が置いてある．異物混入が多いクラスは，教室環境が乱れていることが多く，日常から整理整頓を心がけるよう声がけが必要となる．また，飼っている小動物のにおいが気になるときもあるだろう．換気を含め，教室での衛生管理には細心の注意を払わなければならない．食前に配膳台や机を拭き，給食当番は体調を含めた衛生点検をしてから配膳に入る．

　ランチルーム給食は，普段と違う楽しさがある．いつもと違う場所で食べるということだけで，子どもたちは喜んで給食セットをもって教室から移動する．図書館などの通年使用の特別教室を利用するより，多目的室や空き教室の活用法として職員会議で提案するとよい．テーブルの配置に変化をつけたりテーブルクロスをかけたり，メニューやその日のワンポイントカードを立てたり，専用の食器を使うなどの小さな工夫で，レストラン気分になる．食事の望ましい環境づくりは，子どもたちの笑顔を増やし，食べ物の味さえおいしくする力がある．

●佐久間直緒美
（横浜市立大岡小学校栄養教諭，管理栄養士）

康の維持・増進に寄与する，② 給食を食べる場での情報提供（食堂内掲示ポスター，卓上メモなど）によって栄養教育的効果が上がる，③ 食事を媒介に利用者間の交流を図るコミュニケーションやリラクゼーションの要素をもつ，などが考えられる．

6 食事環境の設計

　利用者の食事に対する満足度は，食事の品質に加え，提供時のサービス方法や食事をする場の環境によって高まる．利用者が快適でリラックスできるように配慮された食事の場を整備する．病院においては，食堂加算があり，食事環境が評価の対象として重要視されている．

6.1 食堂の構成要素と動線

　食べる場を構成する要素には，① 食べる姿勢，② 食卓の形状，③ 食卓の配列形式，④ 配膳サービス形式などがあり，それぞれの要素を構成する軸となるのは，人の動線と食物の動線である．

(1) 提供サービス別による動線

① カウンターからのセルフサービス方式

　直線あるいはL字型，曲線のサービスカウンターで，料理を順次流れ

に沿って受け取り，最後に支払いをする**ライン方式**では，カウンターラインの流れが停滞しにくいカウンターの設計が必要になる（図11.2）．料理の配膳カウンターが数か所あり，自由に料理を選択して精算を行う**スクランブル方式**は，動線が随所で交差するが，短時間で多人数に食事を提供するのに適する（図11.3）．また，回転するカウンター上で各種料理を選び，精算場所を通過してテーブルに着席する**回転カウンター方式**は，移動の行為だけにしぼられた動線となり，円滑である（図11.4）．

② 配膳車（ワゴン）からのフルサービス方式

中央配膳方式により，厨房内で盛り付けられた料理を温冷配膳車に入れ，食堂で利用者に配食する場合，配膳車（ワゴン）を動かしながら食事を運ぶ動線と利用者の動線が単一通路に集約される（図11.5）．配膳車を移動させる従業員と利用者がともに動きやすいようテーブル周辺の寸法を考慮してテーブルを配置する（図11.5）．

(2) 食堂の設計

① 立地場所

眺望，採光がよく，利用者の出入りの便がよい場所にする．

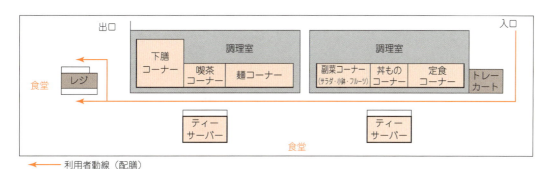

図11.2 ライン方式（レストラン）

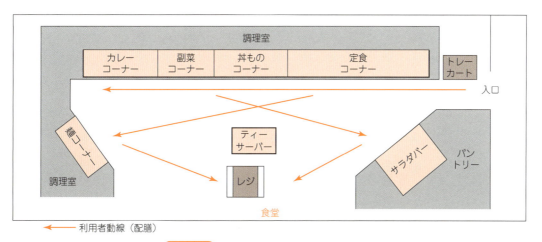

図11.3 スクランブル方式（社員食堂）

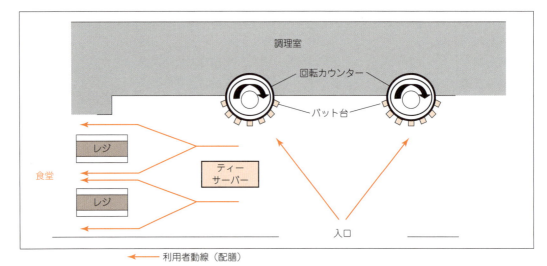

図 11.4　回転カウンター方式（社員食堂）

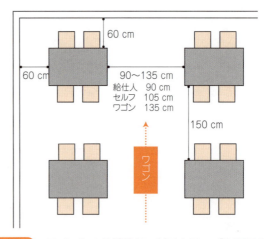

図 11.5　ワゴンによる給仕サービスとテーブル周辺の寸法
日本建築学会編『建築設計資料集成 3　単位空間 1』丸善（1980）を参考に作成．

② 床面積

　食堂の床面積は，労働安全衛生規則第 630 条により，1 人当たり 1 m² 以上と定められている．サービスの方法によってテーブル周辺の寸法（図 11.5，図 11.6 参照）を考慮する必要がある．テーブル間の通路は 90 cm 以上必要であり，行列ができそうな場所には十分なスペースをとる．サービス方法別におけるテーブル形式と 1 席当たりの床面積は図 11.7 のとおりである．およその食堂床面積を算出する場合，社員食堂などは，「1 席当たりの面積×利用者数÷席の利用回転数」，高齢者施設の食堂などは，「2 m² × 利用者数以上」で求められる．

国家試験ワンポイントアドバイス

- 事業所給食の食堂の床面積は，「労働安全衛生規則」第 630 条により，1 人について 1 m² 以上と規定されている．
- 食堂の通路は，人の可動域と動作により決める．
- テーブル面の大きさは，着席する人数のトレーの面積を考慮する．

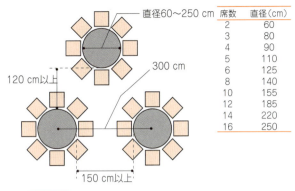

図11.6 円形テーブルの間隔および直径と席数

日本建築学会編『建築設計資料集成3 単位空間1』丸善（1980）を参考に作成．

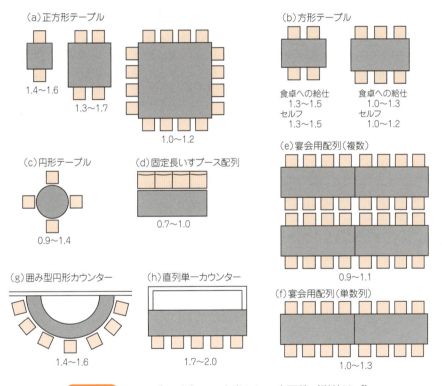

図11.7 テーブル形式と1席当たりの床面積（単位はm²）

社団法人日本建築学会編『建築設計資料集成3 単位空間1』丸善（1980）を参考に作成．

③ テーブルの大きさ・席数

　テーブル面の大きさは，トレーの面積を考慮し決定する．席数については，方形テーブルでは，テーブルの長辺にそれぞれ座る対向型とテーブルの四辺に座る囲み型で席数が変わり（図11.8），円形テーブルでは，テーブルの直径により席数が決まる（図11.6）．テーブルの席数の決定は，

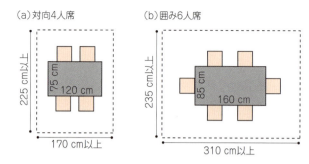

図 11.8 方形テーブルの席数と必要スペース

日本建築学会編『建築設計資料集成 3 単位空間 1』丸善（1980）を参考に作成．

席数より組数が重要であり，むやみに席数を増やすより，使い勝手のよい組数を増やさないと無駄に空席が増える．2人席，団体席などの必要な組数は，利用者の状況にあわせて検討する．テーブルを移動させていろいろな組数に対応できる仕様にしておくとよい．

④ テーブルの高さ

病院や高齢者施設においては，車いすで食事をすることも多いが，車いすでの食事の場合，通常のテーブルの高さより 7～10 cm 高くするのが適当である（図 11.9）．通常のテーブルで車いすを使う場合は，テーブル端部に補助テーブル板を固定して高さ調節をする．

⑤ 内装：色彩

天井，壁，床にはそれぞれ同系色を使い，カラー・コンディショニング（色彩調節）により，上（天井）は明るい色にし，下（床）にいくにつれて暗い色にすると自然に感じることができる．食堂の内装，テーブル，椅子などの色彩も料理の色彩と同様に人間の心理や生理に及ぼす影響は大きい．橙，赤，黄色は食欲を増進させ，黄緑や紫色は食欲を減退させる．色彩感情を利用して食欲の向上をはかる．

⑥ 食堂内装飾

行事食などのイベント食では室内装飾を行い，演出効果を上げる．植物の設置については，害虫の発生，感染，異物混入などの恐れがあるため，病院の食堂などでは禁止している．

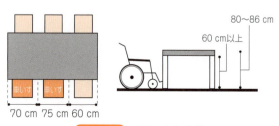

図 11.9 車いすの食卓

日本建築学会編『建築設計資料集成 3 単位空間 1』丸善（1980）を参考に作成．

6 食事環境の設計

表11.8 各施設における食堂などの照度基準

施　　設	照度（lx）
事務所	
調理室	500
食堂	300
学校（食堂，給食室）	300
保健医療施設（配膳室，食堂）	300
商業施設	
食堂，レストラン，軽飲食店	500
遊興飲食店	300
美術館，博物館	
食堂	300
喫茶室	100
宿泊施設（ホテル，旅館，その他宿泊施設）	
食堂	300
調理室，厨房	500
住宅（食堂）	
食卓	300
全般	50

日本工業規格 JIS Z 9110：2010 より作成．

⑦ 照明

料理が映える照度（表11.8）や照明の色などに配慮し，リラックスできる空間をつくる．

⑧ 音楽装置

BGM などにより気分を落ち着かせる．

⑨ 空調設備

空調の空気が直接人に当たることがないよう，空調の設置場所や調整に配慮する．

⑩ 情報提供

利用者の目にとまりやすい場所（食堂入口，食券購入場所，カウンター付近など）に献立表やポスターの掲示を行い，食堂テーブルには卓上メモを設置し，情報の提供を行う．

⑪ 受動喫煙の防止

健康増進法第25条では「受動喫煙の防止」について定められており，喫煙コーナーを別途設置するなど，受動喫煙の防止の措置を講じる．

色彩感情
色がもつイメージや人に抱かせる感情などの心理的効果のこと．

照度
光で照らされている面の明るさの度合い．単位は lx（ルクス）．JIS 照度基準により，部屋別，作業別などに照度の基準値が示されている．

国家試験ワンポイントアドバイス
食堂は，給食を提供する場所であると同時に給食を通して栄養教育を行う実践の場であることを覚えておこう．

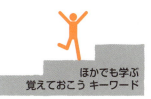

健康増進法
　➡公衆栄養学

受動喫煙
喫煙者の周囲にいる非喫煙者がタバコの煙を吸い込むこと．

第 11 章　給食の施設・設備管理

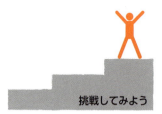

挑戦してみよう

復習問題を解いてみよう
https://www.kagakudojin.co.jp

参考文献・参考情報

第1章
富岡和夫，冨田教代編著，『エッセンシャル給食経営管理論―給食のトータルマネジメント　第4版』，医歯薬出版（2016）．
鈴木久乃，君羅満，石田裕美編集，『給食経営管理論　改訂第2版』〈健康・栄養科学シリーズ〉，南江堂（2012）．
「健康増進法」（平成14年8月2日法律第103号）．
厚生労働省，「健康日本21（第二次）」．
　　http://www.mhlw.go.jp/stf/seisakunitsuite/bunya/kenkou_iryou/kenkou/kenkounippon21.html
殿塚婦美子，山本五十六，『イラストでみるはじめての大量調理』，学建書院（2014）．
西川貴子，深津智惠美，清水典子，富永しのぶ，『Plan-Do-Check-Actにそった給食運営・経営管理実習のてびき　第5版』，医歯薬出版（2016）．

第3章
今野浩一郎，佐藤博樹，『人事管理入門―マネジメント・テキスト　第2版』，日本経済新聞出版社（2009）．
高橋潔，『人事評価の総合科学―努力と能力と行動の評価』，白桃書房（2010）．

第4章
「日本人の食事摂取基準」策定検討会，「日本人の食事摂取基準（2020年版）」策定検討会報告書．
富岡和夫，冨田教代編著，『エッセンシャル給食経営管理論―給食のトータルマネジメント　第4版』，医歯薬出版（2016）．
君羅満，岩井達，松崎政三編著，『給食経営管理論　第5版』〈Nブックス〉，建帛社（2015）．
宮原公子編著，『楽しく学ぶ献立の教材化の理論と実践』，東山書房（2014）．

第5章
鈴木久乃，太田和枝，定司哲夫編著，『給食マネジメント論　第8版』，第一出版（2014）．
（一社）全国栄養士養成施設協会，（公社）日本栄養士会監修，『給食経営管理論　第6版』〈サクセス管理栄養士養成講座〉，第一出版（2017）．
外山健二，幸林友男，曽川美佐子，神田知子編，『給食経営管理論　第3版』〈栄養科学シリーズNEXT〉，講談社サイエンティフィク（2012）．
医療情報科学研究所編集，『クエスチョン・バンク管理栄養士国家試験問題集2018』，メディックメディア（2017）．

第6章
N. R. Hudson著，山中克己，徳留裕子監訳，『管理栄養士のための経営管理―アメリカにおける考え方と実践を学ぶ』，東京教学社（2015）．

第7章
富岡和夫，冨田教代編著，『エッセンシャル給食経営管理論―給食のトータルマネジメント　第4版』，医歯薬出版（2016）．
鈴木久乃，君羅満，石田裕美編集，『給食経営管理論　改訂第2版』〈健康・栄養科学シリーズ〉，南江堂（2012）．
鈴木久乃，太田和枝，原正俊，中村丁次編，『給食用語辞典　第3版』，第一出版（2005）．

個人情報保護委員会,「個人情報保護法について」.
　https://www.ppc.go.jp/personal/legal/

第8章
厚生労働省,「『大量調理施設衛生管理マニュアル』の改正について」.
　http://www.mhlw.go.jp/file/06-Seisakujouhou-11130500-Shokuhinanzenbu/0000168026.pdf
文部科学省,「調理場における衛生管理&調理技術マニュアル」.
　http://www.mext.go.jp/a_menu/sports/syokuiku/1306690.htm
文部科学省,「学校給食調理従事者研修マニュアル」.
　http://www.mext.go.jp/a_menu/sports/syokuiku/1321861.htm
厚生労働省,「食品衛生管理の手引き」.
　http://www.mhlw.go.jp/file/06-Seisakujouhou-11130500-Shokuhinanzenbu/0000158724.pdf
文部科学省,「学校給食実施基準の一部改正について」.
　http://www.mext.go.jp/a_menu/sports/syokuiku/__icsFiles/afieldfile/2018/08/07/1407704_001.pdf

第9章
医療情報科学研究所編集,『クエスチョン・バンク管理栄養士国家試験問題解説2018』,メディックメディア（2017）.
厚生労働省,「感染症の範囲及び類型について」.
　http://www.mhlw.go.jp/file/05-Shingikai-10601000-Daijinkanboukouseikagakuka-Kouseikagakuka/0000040509.pdf
厚生労働省,「『大量調理施設衛生管理マニュアル』の改正について」
　http://www.mhlw.go.jp/file/06-Seisakujouhou-11130500-Shokuhinanzenbu/0000168026.pdf
厚生労働省「ノロウイルスに関するQ&A」
　http://www.mhlw.go.jp/stf/seisakunitsuite/bunya/kenkou_iryou/shokuhin/syokuchu/kanren/yobou/040204-1.html
中山玲子,小切間美保編,『給食経営管理論　第4版』〈新食品・栄養科学シリーズ〉,化学同人（2016）.

第10章
日本給食経営管理学会監修,『給食経営管理用語辞典　第2版』,第一出版（2015）.
藤原政嘉,田中俊治,赤尾正編,『新・実践　給食経営管理論—栄養・安全・経済面のマネジメント　第3版』,みらい（2015）.
三好恵子,山部秀子,平澤マキ編,『給食経営管理論　第2版』〈テキストブックシリーズ〉,第一出版（2017）.
（一社）全国栄養士養成施設協会,（公社）日本栄養士会監修,『給食経営管理論　第6版』〈サクセス管理栄養士養成講座〉,第一出版（2017）.
富岡和夫,冨田教代編著,『エッセンシャル給食経営管理論—給食のトータルマネジメント　第4版』,医歯薬出版（2016）.

巻末資料

化学同人のホームページに，各資料へのリンクがあります．

【資料①】栄養士法（昭和22年法律第245号　最終更新：平成29年4月1日）

第1条　この法律で栄養士とは，都道府県知事の免許を受けて，栄養士の名称を用いて栄養の指導に従事することを業とする者をいう．

② この法律で管理栄養士とは，厚生労働大臣の免許を受けて，管理栄養士の名称を用いて，傷病者に対する療養のため必要な栄養の指導，個人の身体の状況，栄養状態等に応じた高度の専門的知識及び技術を要する健康の保持増進のための栄養の指導並びに特定多数人に対して継続的に食事を供給する施設における利用者の身体の状況，栄養状態，利用の状況等に応じた特別の配慮を必要とする給食管理及びこれらの施設に対する栄養改善上必要な指導等を行うことを業とする者をいう．

第2条　栄養士の免許は，厚生労働大臣の指定した栄養士の養成施設（以下「養成施設」という．）において2年以上栄養士として必要な知識及び技能を修得した者に対して，都道府県知事が与える．

② 養成施設に入所することができる者は，学校教育法（昭和22年法律第26号）第90条に規定する者とする．

③ 管理栄養士の免許は，管理栄養士国家試験に合格した者に対して，厚生労働大臣が与える．

第3条　次の各号のいずれかに該当する者には，栄養士又は管理栄養士の免許を与えないことがある．

一　罰金以上の刑に処せられた者
二　前号に該当する者を除くほか，第1条に規定する業務に関し犯罪又は不正の行為があつた者

第3条の二　都道府県に栄養士名簿を備え，栄養士の免許に関する事項を登録する．

② 厚生労働省に管理栄養士名簿を備え，管理栄養士の免許に関する事項を登録する．

第4条　栄養士の免許は，都道府県知事が栄養士名簿に登録することによって行う．

② 都道府県知事は，栄養士の免許を与えたときは，栄養士免許証を交付する．

③ 管理栄養士の免許は，厚生労働大臣が管理栄養士名簿に登録することによって行う．

④ 厚生労働大臣は，管理栄養士の免許を与えたときは，管理栄養士免許証を交付する．

第5条　栄養士が第3条各号のいずれかに該当するに至つたときは，都道府県知事は，当該栄養士に対する免許を取り消し，又は1年以内の期間を定めて栄養士の名称の使用の停止を命ずることができる．

② 管理栄養士が第3条各号のいずれかに該当するに至つたときは，厚生労働大臣は，当該管理栄養士に対する免許を取り消し，又は1年以内の期間を定めて管理栄養士の名称の使用の停止を命ずることができる．

③ 都道府県知事は，第一項の規定により栄養士の免許を取り消し，又は栄養士の名称の使用の停止を命じたときは，速やかに，その旨を厚生労働大臣に通知しなければならない．

④ 厚生労働大臣は，第二項の規定により管理栄養士の免許を取り消し，又は管理栄養士の名称の使用の停止を命じたときは，速やかに，その旨を当該処分を受けた者が受けている栄養士の免許を与えた都道府県知事に通知しなければならない．

第5条の二　厚生労働大臣は，毎年少なくとも1回，管理栄養士として必要な知識及び技能について，管理栄養士国家試験を行う．

第5条の三　管理栄養士国家試験は，栄養士であって次の各号のいずれかに該当するものでなければ，受けることができない．

一　修業年限が2年である養成施設を卒業して栄養士の免許を受けた後厚生労働省令で定める施設において3年以上栄養の指導に従事した者
二　修業年限が3年である養成施設を卒業して栄養士の免許を受けた後厚生労働省令で定める施設において2年以上栄養の指導に従事した者
三　修業年限が4年である養成施設を卒業して栄養士の免許を受けた後厚生労働省令で定める施設において1年以上栄養の指導に従事した者
四　修業年限が4年である養成施設であって，学校（学校教育法第1条の学校並びに同条の学校の設置者が設置している同法第124条の専修学校及び同法第134条の各種学校をいう．以下この号において同じ．）であるものにあっては文部科学大臣及び厚生労働大臣が，学校以外のものにあっては厚生労働大臣が，政令で定める基準により指定したもの（以下「管理栄養士養成施設」という．）を卒業した者

第5条の四　管理栄養士国家試験に関して不正の行為があつた場合には，当該不正行為に関係のある者について，その受験を停止させ，又はその試験を無効とすることができる．この場合においては，なお，その者について，期間を定めて管理栄養士国家試験を受けることを許さないことができる．

第5条の五　管理栄養士は，傷病者に対する療養のため必要な栄養の指導を行うに当たっては，主治の医師の指導を受けなければならない．

第6条　栄養士でなければ，栄養士又はこれに類似する名称を用いて第1条第一項に規定する業務を行つてはならない．

② 管理栄養士でなければ，管理栄養士又はこれに類似する名称を用いて第1条第二項に規定する業務を行つてはならない．

第6条の二　管理栄養士国家試験に関する事務をつかさどらせるため，厚生労働省に管理栄養士国家試験委員を置く．

第6条の三　管理栄養士国家試験委員その他管理栄養士国家試験に関する事務をつかさどる者は，その事務の施行に当たって厳正を保持し，不正の行為がないようにしなければならない．

第6条の四　この法律に規定する厚生労働大臣の権限は，厚生労働省令で定めるところにより，地方厚生局長に委任することができる．

② 前項の規定により地方厚生局長に委任された権限は，厚生労働省令で定めるところにより，地方厚生支局長に委任することができる．
第7条 この法律に定めるもののほか，栄養士の免許及び免許証，養成施設，管理栄養士の免許及び免許証，管理栄養士養成施設，管理栄養士国家試験並びに管理栄養士国家試験委員に関し必要な事項は，政令でこれを定める．
第7条の二 第六条の三の規定に違反して，故意若しくは重大な過失により事前に試験問題を漏らし，又は故意に不正の採点をした者は，6月以下の懲役又は50万円以下の罰金に処する．
第8条 次の各号のいずれかに該当する者は，30万円以下の罰金に処する．
　一　第5条第一項の規定により栄養士の名称の使用の停止を命ぜられた者で，当該停止を命ぜられた期間中に，栄養士の名称を使用して第1条第一項に規定する業務を行つたもの
　二　第5条第二項の規定により管理栄養士の名称の使用の停止を命ぜられた者で，当該停止を命ぜられた期間中に，管理栄養士の名称を使用して第1条第二項に規定する業務を行つたもの
　三　第6条第一項の規定に違反して，栄養士又はこれに類似する名称を用いて第1条第一項に規定する業務を行つた者
　四　第6条第二項の規定に違反して，管理栄養士又はこれに類似する名称を用いて第1条第二項に規定する業務を行つた者
（略）

【資料②】健康増進法〔平成14年法律第103号　最終更新：平成29年5月31日公布（平成29年法律第41号）〕
第1章　総則
（目的）
第1条　この法律は，我が国における急速な高齢化の進展及び疾病構造の変化に伴い，国民の健康の増進の重要性が著しく増大していることにかんがみ，国民の健康の増進の総合的な推進に関し基本的な事項を定めるとともに，国民の栄養の改善その他の国民の健康の増進を図るための措置を講じ，もって国民保健の向上を図ることを目的とする．
（略）
（市町村による生活習慣相談等の実施）
第17条　市町村は，住民の健康の増進を図るため，医師，歯科医師，薬剤師，保健師，助産師，看護師，准看護師，管理栄養士，栄養士，歯科衛生士その他の職員に，栄養の改善その他の生活習慣の改善に関する事項につき住民からの相談に応じさせ，及び必要な栄養指導その他の保健指導を行わせ，並びにこれらに付随する業務を行わせるものとする．
2　市町村は，前項に規定する業務の一部について，健康保険法第63条第三項各号に掲げる病院又は診療所その他適当と認められるものに対し，その実施を委託することができる．
（都道府県による専門的な栄養指導その他の保健指導の実施）
第18条　都道府県，保健所を設置する市及び特別区は，次に掲げる業務を行うものとする．
　一　住民の健康の増進を図るために必要な栄養指導その他の保健指導のうち，特に専門的な知識及び技術を必要とするものを行うこと．
　二　特定かつ多数の者に対して継続的に食事を供給する施設に対し，栄養管理の実施について必要な指導及び助言を行うこと．
　三　前二号の業務に付随する業務を行うこと．
2　都道府県は，前条第一項の規定により市町村が行う業務の実施に関し，市町村相互間の連絡調整を行い，及び市町村の求めに応じ，その設置する保健所による技術的事項についての協力その他当該市町村に対する必要な援助を行うものとする．
（栄養指導員）
第19条　都道府県知事は，前条第一項に規定する業務（同項第一号及び第三号に掲げる業務については，栄養指導に係るものに限る．）を行う者として，医師又は管理栄養士の資格を有する都道府県，保健所を設置する市又は特別区の職員のうちから，栄養指導員を命ずるものとする．
（市町村による健康増進事業の実施）
第19条の二　市町村は，第17条第一項に規定する業務に係る事業以外の健康増進事業であって厚生労働省令で定めるものの実施に努めるものとする．
（都道府県による健康増進事業に対する技術的援助等の実施）
第19条の三　都道府県は，前条の規定により市町村が行う事業の実施に関し，市町村相互間の連絡調整を行い，及び市町村の求めに応じ，その設置する保健所による技術的事項についての協力その他当該市町村に対する必要な援助を行うものとする．
（報告の徴収）
第19条の四　厚生労働大臣又は都道府県知事は，市町村に対し，必要があると認めるときは，第17条第一項に規定する業務及び第19条の二に規定する事業の実施の状況に関する報告を求めることができる．
第5章　特定給食施設等
第1節　特定給食施設における栄養管理
（特定給食施設の届出）
第20条　特定給食施設（特定かつ多数の者に対して継続的に食事を供給する施設のうち栄養管理が必要なものとして厚生労働省令で定めるものをいう．以下同じ．）を設置した者は，その事業の開始の日から1月以内に，その施設の所在地の都道府県知事に，厚生労働省令で定める事項を届け出なければならない．
2　前項の規定による届出をした者は，同項の厚生労働省令で定める事項に変更を生じたときは，変更の日から1月以内に，その旨を当該都道府県知事に届け出なければならない．その事業を休止し，又は廃止したときも，同様とする．
（特定給食施設における栄養管理）
第21条　特定給食施設であって特別の栄養管理が必要なものとして厚生労働省令で定めるところにより都道府県知事が指定するものの設置者は，当該特定給食施設に管理栄養士を置かなければならない．
2　前項に規定する特定給食施設以外の特定給食施設の設置者は，厚生労働省令で定めるところにより，当該特定給食施設に栄養士又は管理栄養士を置くように努めなければならない．
3　特定給食施設の設置者は，前二項に定めるもののほか，厚生労働省令で定める基準に従って，適切な栄養管理を行わなければならない．
（指導及び助言）
第22条　都道府県知事は，特定給食施設の設置者に対し，前条第一項又は第三項の規定による栄養管理の実施を確保するため必要があると認めるときは，当該栄養管理の実施に関し必要な指導及び助言をすることができる．

(勧告及び命令)
第23条　都道府県知事は，第21条第一項の規定に違反して管理栄養士を置かず，若しくは同条第三項の規定に違反して適切な栄養管理を行わず，又は正当な理由がなくて前条の栄養管理をしない特定給食施設の設置者があるときは，当該特定給食施設の設置者に対し，管理栄養士を置き，又は適切な栄養管理を行うよう勧告をすることができる．
2　都道府県知事は，前項に規定する勧告を受けた特定給食施設の設置者が，正当な理由がなくてその勧告に係る措置をとらなかったときは，当該特定給食施設の設置者に対し，その勧告に係る措置をとるべきことを命ずることができる．

(立入検査等)
第24条　都道府県知事は，第21条第一項又は第三項の規定による栄養管理の実施を確保するため必要があると認めるときは，特定給食施設の設置者若しくは管理者に対し，その業務に関し報告をさせ，又は栄養指導員に，当該施設に立ち入り，業務の状況若しくは帳簿，書類その他の物件を検査させ，若しくは関係者に質問させることができる．
2　前項の規定により立入検査又は質問をする栄養指導員は，その身分を示す証明書を携帯し，関係者に提示しなければならない．
3　第一項の規定による権限は，犯罪捜査のために認められたものと解釈してはならない．

第2節　受動喫煙の防止
第25条　学校，体育館，病院，劇場，観覧場，集会場，展示場，百貨店，事務所，官公庁施設，飲食店その他の多数の者が利用する施設を管理する者は，これらを利用する者について，受動喫煙（室内又はこれに準ずる環境において，他人のたばこの煙を吸わされることをいう．）を防止するために必要な措置を講ずるように努めなければならない．

(略)
第37条　次の各号のいずれかに該当する者は，50万円以下の罰金に処する．
　一　第23条第二項の規定に基づく命令に違反した者
　二　第26条第一項の規定に違反した者
　三　第26条の十五第二項の規定による命令に違反した者

第37条の二　次に掲げる違反があった場合においては，その行為をした登録試験機関の代表者，代理人，使用人その他の従業者は，50万円以下の罰金に処する．
　一　第26条の九の規定による許可を受けないで，許可試験の業務を廃止したとき．
　二　第26条の十四の規定による帳簿の記載をせず，虚偽の記載をし，又は帳簿を保存しなかったとき．
　三　第26条の十六の規定による報告をせず，又は虚偽の報告をしたとき．
　四　第26条の十七第一項の規定による検査を拒み，妨げ，又は忌避したとき．

第38条　次の各号のいずれかに該当する者は，30万円以下の罰金に処する．
　一　第24条第一項の規定による報告をせず，若しくは虚偽の報告をし，又は同項の規定による検査を拒み，妨げ，若しくは忌避し，若しくは同項の規定による質問に対して答弁をせず，若しくは虚偽の答弁をした者
　二　第27条第一項（第29条第二項において準用する場合を含む．）の規定による検査又は収去を拒み，妨げ，又は忌避した者

(略)

【資料③】健康増進法施行規則（平成15年厚生労働省令第86号　最終更新　平成29年4月1日）

(特定給食施設)
第5条　法第20条第一項の厚生労働省令で定める施設は，継続的に1回100食以上又は1日250食以上の食事を供給する施設とする．

(特定給食施設の届出事項)
第6条　法第20条第一項の厚生労働省令で定める事項は，次のとおりとする．
　一　給食施設の名称及び所在地
　二　給食施設の設置者の氏名及び住所（法人にあっては，給食施設の設置者の名称，主たる事務所の所在地及び代表者の氏名）
　三　給食施設の種類
　四　給食の開始日又は開始予定日
　五　一日の予定給食数及び各食ごとの予定給食数
　六　管理栄養士及び栄養士の員数

(特別の栄養管理が必要な給食施設の指定)
第7条　法第21条第一項の規定により都道府県知事が指定する施設は，次のとおりとする．
　一　医学的な管理を必要とする者に食事を供給する特定給食施設であって，継続的に1回300食以上又は1日750食以上の食事を供給するもの
　二　前号に掲げる特定給食施設以外の管理栄養士による特別な栄養管理を必要とする特定給食施設であって，継続的に1回500食以上又は1日1500食以上の食事を供給するもの

(特定給食施設における栄養士等)
第8条　法第21条第二項の規定により栄養士又は管理栄養士を置くように努めなければならない特定給食施設のうち，1回300食又は1日750食以上の食事を供給するものの設置者は，当該施設に置かれる栄養士のうち少なくとも一人は管理栄養士であるように努めなければならない．

(栄養管理の基準)
第9条　法第21条第三項の厚生労働省令で定める基準は，次のとおりとする．
　一　当該特定給食施設を利用して食事の供給を受ける者（以下「利用者」という．）の身体の状況，栄養状態，生活習慣等（以下「身体の状況等」という．）を定期的に把握し，これらに基づき，適当な熱量及び栄養素の量を満たす食事の提供及びその品質管理を行うとともに，これらの評価を行うよう努めること．
　二　食事の献立は，身体の状況等のほか，利用者の日常の食事の摂取量，嗜好等に配慮して作成するよう努めること．
　三　献立表の掲示並びに熱量及びたんぱく質，脂質，食塩等の主な栄養成分の表示等により，利用者に対して，栄養に関する情報の提供を行うこと．
　四　献立表その他必要な帳簿等を適正に作成し，当該施設に備え付けること．
　五　衛生の管理については，食品衛生法（昭和22年法律第233号）その他関係法令の定めるところによること．

(略)

【資料④】入院時食事療養費に係る食事療養及び入院時生活療養の実施上の留意事項について〔平成18年3月6日保医発第0306009号，一部改正：保医発0304第5号（平成28年3月4日）〕

1　一般的事項
(1)　食事は医療の一環として提供されるべきものであり，

それぞれ患者の病状に応じて必要とする栄養量が与えられ，食事の質の向上と患者サービスの改善をめざして行われるべきものである．

また，生活療養の温度，照明及び給水に関する療養環境は医療の一環として形成されるべきものであり，それぞれの患者の病状に応じて適切に行われるべきものである．

(2) 食事の提供に関する業務は保険医療機関自らが行うことが望ましいが，保険医療機関の管理者が業務遂行上必要な注意を果たし得る体制と契約内容により，食事療養の質が確保される場合には，保険医療機関の最終的責任の下で第三者に委託することができる．なお，業務の委託にあたっては，医療法（昭和23年法律第205号）及び医療法施行規則（昭和23年厚生省令第50号）の規定による．食事提供業務の第三者への一部委託については「医療法の一部を改正する法律の一部の施行について」（平成5年2月15日健政発第98号厚生省健康政策局長通知）の第3及び「病院診療所等の業務委託について」（平成5年2月15日指第14号厚生省健康政策局指導課長通知）に基づき行うこと．

(3) 患者への食事提供については病棟関連部門と食事療養部門との連絡が十分とられていることが必要である．

(4) 入院患者の栄養補給量は，本来，性，年齢，体位，身体活動レベル，病状等によって個々に適正量が算定されるべき性質のものである．従って，一般食を提供している患者の栄養補給量についても，患者個々に算定された医師の食事せんによる栄養補給量は栄養管理計画に基づく栄養補給量を用いることを原則とするが，これらによらない場合には，次により算定するものとする．なお，医師の食事せんとは，医師の署名捺印がされたものを原則とするが，オーダリングシステム等により，医師本人の指示によるものであることが確認できるものについても認めるものとする．

　ア　一般食患者の推定エネルギー必要量及び栄養素（脂質，たんぱく質，ビタミンA，ビタミンB1，ビタミンB2，ビタミンC，カルシウム，鉄，ナトリウム（食塩）及び食物繊維）の食事摂取基準については，健康増進法（平成14年法律第103号）第16条の2に基づき定められた食事摂取基準の数値を適切に用いるものとすること．

　　なお，患者の体位，病状，身体活動レベル等を考慮すること．

　　また，推定エネルギー必要量は治療方針にそって身体活動レベルや体重の増減等を考慮して適宜増減することが望ましいこと．

　イ　アに示した食事摂取基準についてはあくまでも献立作成の目安であるが，食事の提供に際しては，病状，身体活動レベル，アレルギー等個々の患者の特性について十分考慮すること．

(5) 調理方法，味付け，盛り付け，配膳等について患者の嗜好を配慮した食事が提供されており，嗜好品以外の飲食物の摂取（補食）は原則として認められないこと．

　なお，果物類，菓子類等病状に影響しない程度の嗜好品を適当量摂取することは差し支えないこと．

(6) 当該保険医療機関における療養の実態，当該地域における日常の生活サイクル，患者の希望等を総合的に勘案し，適切な時刻に食事提供が行われていること．

(7) 適切な温度の食事が提供されていること．

(8) 食事療養に伴う衛生は，医療法及び医療法施行規則の基準並びに食品衛生法（昭和22年法律第233号）に定める基準以上のものであること．なお，食事の提供に使用する食器等の消毒も適正に行われていること．

(9) 食事療養の内容については，当該保険医療機関の医師を含む会議において検討が加えられていること．

(10) 入院時食事療養及び入院時生活療養の食事の提供たる療養は1食単位で評価するものであることから，食事提供数は，入院患者ごとに実際に提供された食数を記録していること．

(11) 患者から食事療養標準負担額又は生活療養標準負担額（入院時生活療養の食事の提供たる療養に係るものに限る．以下同じ．）を超える費用を徴収する場合は，あらかじめ食事の内容及び特別の料金が患者に説明され，患者の同意を得て行っていること．

(12) 実際に患者に食事を提供した場合に1食単位で，1日につき3食を限度として算定するものであること．

(13) 1日の必要量を数回に分けて提供した場合は，提供された回数に相当する食数として算定して差し支えないこと（ただし，食事時間外に提供されたおやつを除き，1日に3食を限度とする．）

2　入院時食事療養（Ⅰ）又は入院時生活療養（Ⅰ）

入院時食事療養（Ⅰ）又は入院時生活療養（Ⅰ））の届出を行っている保険医療機関においては，下記の点に留意する．

(1) 医師，管理栄養士又は栄養士による検食が毎食行われ，その所見が検食簿に記入されている．

(2) 普通食（常食）患者年齢構成表及び給与栄養目標量については，必要に応じて見直しを行っていること．

(3) 食事の提供に当たっては，喫食調査等を踏まえて，また必要に応じて食事せん，献立表，患者入退院簿及び食料消費日計表等の食事療養関係帳簿を使用して食事の質の向上に努めること．

(4) 患者の病状等により，特別食を必要とする患者については，医師の発行する食事せんに基づき，適切な特別食が提供されていること．

(5) 適時の食事の提供に関しては，実際に病棟で患者に夕食が配膳される時間が，原則として午後6時以降とする．ただし，病床数が概ね500床以上であって，かつ，当該保険医療機関の構造上，厨房から病棟への配膳車の移動にかなりの時間を要するなどの当該保険医療機関の構造上等の特別な理由により，やむを得ず午後6時以降の病棟配膳を厳守すると不都合が生じると認められる場合には，午後6時を中心として各病棟で若干のばらつきを生じることはやむを得ない．この場合においても，最初に病棟において患者に夕食が配膳される時間は午後5時30分より後である必要がある．また，全ての病棟で速やかに午後6時以降に配膳できる体制を整備するよう指導に努められたい．

(6) 保温食器等を用いた適温の食事の提供については，中央配膳に限らず，病棟において盛り付けを行っている場合であっても差しつかえない．

(7) 医師の指示の下，医療の一環として，患者に十分な栄養指導を行うこと．

3　特別食加算

(1) 特別食加算は，入院時食事療養（Ⅰ）又は入院時生活療養（Ⅰ）の届出を行った保険医療機関において，患者の病状等に対応して医師の発行する食事せんに基づき，「入院時食事療養及び入院時生活療養の食事の提供たる療養の基準等」（平成6年厚生省告示第238号）の第2号に示された特別食が提供された場合に，1食単位で1日3食を限度として算定する．なお，当該加算を行う場合は，特別食の献立表が作成されている必要がある．

(2) 加算の対象となる特別食は，疾病治療の直接手段として，医師の発行する食事せんに基づいて提供される患者の年齢，病状等に対応した栄養量及び内容を有する治療

食,無菌食及び特別な場合の検査食をいうものであり,治療乳を除く乳児の人工栄養のための調乳,離乳食,幼児食等並びに治療食のうちで単なる流動食及び軟食は除かれる.
(3) 治療食とは,腎臓食,肝臓食,糖尿食,胃潰瘍食,貧血食,膵臓食,脂質異常症食,痛風食,フェニールケトン尿症食,楓糖尿症食,ホモシスチン尿症食,ガラクトース血症食及び治療乳をいうが,胃潰瘍食については流動食を除くものである.また治療乳とは,いわゆる乳児栄養障害症(離乳を終らない者の栄養障害症)に対する酸乳,バター穀粉乳のように直接調製する治療乳をいい,治療乳既製品(プレミルク等)を用いる場合及び添加含水炭素の選定使用等は含まない.ここでは努めて一般的な名称を用いたが,各医療機関での呼称が異なっていてもその実質内容が告示したものと同等である場合は加算の対象となる.ただし,混乱を避けるため,できる限り告示の名称を用いることが望ましい.
(4) 心臓疾患,妊娠中毒症等に対して減塩食療法を行う場合は,腎臓食に準じて取り扱うことができるものである.なお,高血圧症に対して減塩食療法を行う場合は,このような取り扱いは認められない.
(5) 腎臓食に準じて取り扱うことができる心臓疾患,妊娠中毒症等の減塩食については,食塩相当量が総量(1日量)6g未満の減塩食をいう.(ただし,平成20年9月30日までの間は,なお従前の例によることができる.)
(6) 肝臓食とは,肝庇護食,肝炎食,肝硬変食,閉鎖性黄疸食(胆石症及び胆嚢炎による閉鎖性黄疸の場合も含む.)等をいう.
(7) 十二指腸潰瘍の場合も胃潰瘍食として取り扱って差し支えない.手術前後に与える高カロリー食は加算の対象としないが,侵襲の大きな消化管手術の術後において胃潰瘍食に準ずる食事を提供する場合は,特別食の加算が認められる.また,クローン病,潰瘍性大腸炎等により腸管の機能が低下している患者に対する低残渣食については,特別食として取り扱って差し支えない.
(8) 高度肥満症(肥満度が+70%以上又はBMIが35以上)に対して食事療法を行う場合は,脂質異常症食に準じて取り扱うことができる.
(9) 特別な場合の検査食とは,潜血食をいう.
(10) 大腸X線検査・大腸内視鏡検査のために特に残渣の少ない調理済食品を使用した場合は,「特別な場合の検査食」として取り扱って差し支えない.ただし,外来患者に提供した場合は,保険給付の対象外である.
(11) 特別食として提供される脂質異常症食の対象となる患者は,空腹時定常状態におけるLDL-コレステロール値が140mg/dL以上である者又はHDL-コレステロール値が40mg/dL未満である者若しくは中性脂肪値が150mg/dL以上である者である.
(12) 特別食として提供される貧血食の対象となる患者は,血中ヘモグロビン濃度が10g/dL以下であり,その原因が鉄分の欠乏に由来する患者である.
(13) 特別食として提供される無菌食の対象となる患者は,無菌治療室管理加算を算定している患者である.
(14) 経管栄養であっても,特別食加算の対象となる食事として提供される場合は,当該特別食に準じて算定することができる.

4 食堂加算

(1) 食堂加算は,入院時食事療養(Ⅰ)は入院時生活療養(Ⅰ)の届出を行っている保険医療機関であって,(2)の要件を満たす食堂を備えている病棟又は診療所に入院している患者(療養病棟に入院している患者を除く.)について,食事の提供が行われた時に1日につき,病棟又は診療所単位で算定する.
(2) 他の病棟に入院する患者との共用,談話室等との兼用は差し支えない.ただし,当該加算の算定に該当する食堂の床面積は,内法で当該食堂を利用する病棟又は診療所に係る病床1床当たり0.5平方メートル以上とする.
(3) 診療所療養病床療養環境加算1,精神療養病棟入院料等の食堂の設置が要件の一つとなっている点数を算定している場合は,食堂加算をあわせて算定することはできない.
(4) 食堂加算を算定する病棟を有する保険医療機関は,当該病棟に入院している患者のうち,食堂における食事が可能な患者については,食堂において食事を提供するように努めること.

5 鼻腔栄養との関係

(1) 患者が経口摂取不能のために鼻腔栄養を行った場合は下記のとおり算定する.
　ア　薬価基準に収載されている高カロリー薬を経鼻経管的に投与した場合は,診療報酬の算定方法(平成20年厚生労働省告示第59号)医科診療報酬点数表区分番号「J120」鼻腔栄養の手技料及び薬剤料を算定し,食事療養に係る費用又は生活療養の食事の提供たる療養に係る費用及び投薬料は別に算定しない.
　イ　薬価基準に収載されていない流動食を提供した場合は,区分番号「J120」鼻腔栄養の手技料及び食事療養に係る費用又は生活療養の食事の提供たる療養に係る費用を算定する.
　　イの場合において,特別食の算定要件を満たしているときは特別食の加算を算定して差し支えない.薬価基準に収載されている高カロリー薬及び薬価基準に収載されていない流動食を併せて投与及び提供した場合は,ア又はイのいずれかのみにより算定する.
(2) 食道癌を手術した後,胃瘻より流動食を点滴注入した場合は,鼻腔栄養に準じて取り扱う.

6 特別料金の支払を受けることによる食事の提供

入院患者に提供される食事に関して多様なニーズがあることに対応して,患者から特別の料金の支払を受ける特別メニューの食事(以下「特別メニューの食事」という.)を別に用意し,提供した場合は,下記の要件を満たした場合に妥当な範囲内の患者の負担は差し支えない.
(1) 特別メニューの食事の提供に際しては,患者への十分な情報提供を行い,患者の自由な選択と同意に基づいて行われる必要があり,患者の意に反して特別メニューの食事が提供されることのないようにしなければならないものであり,患者の同意がない場合は食事療養標準負担額及び生活療養標準負担額の支払を受けることによる食事(以下「標準食」という.)を提供しなければならない.また,あらかじめ提示した金額以上に患者から徴収してはならない.なお,同意書による同意の確認を行う場合の様式は,各医療機関で定めたもので差しつかえない.
(2) 患者の選択に資するために,各病棟内等の見やすい場所に特別メニューの食事のメニュー及び料金を掲示するとともに,文書を交付し,わかりやすく説明するなど,患者が自己の選択に基づき特定の日にあらかじめ特別のメニューの食事を選択できるようにする.
(3) 特別メニューの食事は,通常の入院時食事療養又は入院時生活療養の食事の提供たる療養の費用では提供が困難な高価な材料を使用し特別な調理を行う場合や標準食の材料と同程度の価格であるが,異なる材料を用いるため別途費用が掛かる場合などであって,その内容が入院時食事療養又は入院時生活療養の食事の提供たる療養の費用の額を超える特別の料金の支払を受けるのにふさわしいものでなければならない.また,特別メニューの食

事を提供する場合は，当該患者の療養上支障がないことについて，当該患者の診療を担う保険医の確認を得る必要がある．なお，複数メニューの選択については，あらかじめ決められた基本となるメニューと患者の選択により代替可能なメニューのうち，患者が後者を選択した場合に限り，基本メニュー以外のメニューを準備するためにかかる追加的な費用として，1食あたり17円を標準として社会的に妥当な額の支払を受けることができること．この場合においても，入院時食事療養又は入院時生活療養の食事の提供たる療養に当たる部分については，入院時食事療養費及び入院時生活療養費が支給されること．
(4) 当該保険医療機関は，特別メニューの食事を提供することにより，それ以外の食事の内容及び質を損なうことがないように配慮する．
(5) 栄養量については，当該保険医療機関においては，患者ごとに栄養記録を作成し，医師との連携の下に管理栄養士又は栄養士により個別的な医学的・栄養学的管理が行われることが望ましい．また，食堂の設置，食器への配慮等食事の提供を行う環境の整備についてもあわせて配慮がなされていることが望ましい．
(6) 特別メニューの食事の提供を行っている保険医療機関は，毎年7月1日現在で，その内容及び料金などを入院時食事療養及び入院時生活療養に関する報告とあわせて地方社会保険事務局長に報告する．

7 掲示
　特別のメニューの食事を提供している保険医療機関は，各々次に掲げる事項を病棟内等の患者に見えやすい場所に掲示するものとする．
(1) 当該保険医療機関においては毎日，又は予め定められた日に，予め患者に提示したメニューから，患者の自己負担により特別メニューの食事を患者の希望により選択できること．
(2) 特別メニューの食事の内容及び特別料金
　　具体的には，例えば1週間分の食事のメニューの一覧表（複数メニューを含む特別のメニューの食事については，基本メニューと区分して，特別料金を示したもの等）．あわせて，文書等を交付しわかりやすく説明すること．

8 その他
(1) 一般病床と療養病床を有する保険医療機関において，一般病床から療養病床に転床した日は，療養病棟入院基本料等を算定し，生活療養を受けることとなることから，転床前の食事も含め，全ての食事について入院時生活療養費（食事の提供たる療養に係るもの）が支給され，食事の提供たる療養に係る生活療養標準負担額（患者負担額）を徴収する．一方，療養病床から一般病床に転床した日は，転床前の食事も含め，全ての食事について入院時食事療養費が支給され，食事療養標準負担額（患者負担額）を徴収する．
(2) 医療療養病床と介護療養病床を有する保険医療機関において，介護療養病床から医療療養病床へ転床し生活療養を受ける場合においては，転床した日の転床後の食事は，医療保険における入院時生活療養費（食事の提供たる療養に係るもの）が支給され，食事の提供たる療養に係る生活療養標準負担額（患者負担額）を徴収する．一方，医療療養病床から介護療養病床へ転床した場合には，転床した日の転床前の食事は，医療保険における入院時生活療養費（食事の提供たる療養に係るもの）が支給され，食事の提供たる療養に係る生活療養標準負担額（患者負担額）を徴収する．
(3) 転床した場合の入院時生活療養に係る生活療養（温度，照明及び給水に関する適切な療養環境の提供たる療養に係るもの）の支給は次のとおりとする．
　ア　一般病床から療養病床へ転床した日は，療養病棟入院基本料等を算定することとなることから，入院時生活療養に係る生活療養（温度，照明及び給水に関する適切な療養環境の提供たる療養に係るもの）が支給され，温度，照明及び給水に関する適切な療養環境の提供たる療養に係る生活療養標準負担額（患者負担額）を徴収する．
　イ　療養病床から一般病床へ転床した日は，一般病棟入院基本料等を算定することとなることから，入院時生活療養に係る生活療養（温度，照明及び給水に関する適切な療養環境の提供たる療養に係るもの）は支給されず，温度，照明及び給水に関する適切な療養環境の提供たる療養に係る生活療養標準負担額（患者負担額）は徴収しない．
　ウ　医療療養病床から介護療養病床へ転床した日又は介護療養病床から医療療養病床へ転床した日は，療養病棟入院基本料等を算定することとなることから，入院時生活療養に係る生活療養（温度，照明及び給水に関する適切な療養環境の提供たる療養に係るもの）が支給され，温度，照明及び給水に関する適切な療養環境の提供たる療養に係る生活療養標準負担額（患者負担額）を徴収する．

【資料⑤】医療法の一部を改正する法律の一部の施行について（抄）（平成5年2月15日健政発第98号）
（略）
第三　業務委託に関する事項
（略）
4　患者等の食事の提供の業務（新省令第9条の10関係）
　(1) 患者等の食事の提供の業務の範囲及び委託方法に関する事項
　　ア　業務の範囲
　　(ア) 患者等給食業務の範囲
　　　新政令第4条の7第3号に規定する食事の提供（以下「患者等給食」という．）の業務は，食材の調達，調理，盛付け，配膳，下膳及び食器の洗浄並びにこれらの業務を行うために必要な構造設備の管理に加えて，食器の手配，食事の運搬等をいうものであること．
　　(イ) 病院が自ら実施しなければならない業務の範囲
　　　患者等給食業務のうち，病院が自ら行わなければならない業務は，別表のとおりとすること．なお，献立表の作成については，病院が定めた作成基準に基づき，病院又は患者等給食業者のいずれが作成しても差し支えないが，実際に調理作業に従事する者の意見を十分に聴取し，調理作業に無理や支障を来さないよう配慮する必要があること．
　　イ　委託の方法等
　　(ア) 院外調理
　　　これまでは病院内の給食施設を使用して調理を行う，いわゆる代行委託のみが認められていたが，今後は病院外の調理加工施設を使用して調理を行う，いわゆる院外調理も認められるものであること．ただし，喫食直前の再加熱については，病院内の給食施設において行うべきものであること．
　　(イ) 複数業者への委託
　　　患者等給食業務を病院が直接複数の業者に委託することも差し支えないものであること．
　　　また，業者は受託した業務のうち，食事の運搬，食器の洗浄等の一部の業務については，新省令第9条の10で定める基準を満たす者に再委託することも差し支えないものであること．

(ウ) 受託業務を行う場所
　　受託業務を行う場所とは，病院内の給食施設を使用して調理を行う場合にあっては，当該病院の給食施設のことであり，病院外の調理加工施設を使用して調理を行う場合にあっては，当該調理加工施設のことであること．
　　また，受託業務の内容によっては，業務を行う場所が複数箇所の場合もあり得ること．なお，業務を行う場所が複数箇所の場合には，主たる業務を行う場所に受託責任者を配置すること．
ウ　食品衛生法との関係
　病院外の調理加工施設を使用して患者等給食の調理を行う場合には，食品衛生法（昭和22年法律第233号）に基づく営業の許可の対象になること．したがって，これらの調理加工施設は食品衛生法等関係法令を遵守しなければならないものであること．
　なお，「大規模食中毒対策等について」（平成9年3月24日付け衛食第85号生活衛生局長通知）が通知されたところであるが，病院外の調理加工施設を使用して患者等給食の調理を行う場合については，通知に十分留意し，適切な衛生管理を行うこと．
　また，通知で定められた以外にも，必要に応じ重要管理点を定める場合には，HACCP（危害分析重要管理点）の概念に基づく適切な衛生管理を行うこと．
エ　調理方式
　病院外の調理加工施設を使用して調理を行う場合には，患者等給食の特殊性に鑑み，その調理加工方式として，クックチル，クックフリーズ，クックサーブ及び真空調理（真空パック）の四方式があるが，これらの調理方法には食味の面からそれぞれに適した食品があり，いずれか一つの調理方式に限定することは好ましいものではないこと．したがって，これらの調理方式を適切に組み合わせて，患者等給食業務を行うことが望ましいこと．
　ただし，いずれの調理方式であっても，HACCPの概念に基づく適切な衛生管理が行われている必要があること．
オ　食事の運搬方法
　病院外の調理加工施設から病院へ食事を運搬する場合には，患者等給食の特殊性に鑑み，原則として，冷蔵（3℃以下）若しくは冷凍（マイナス18℃以下）状態を保って運搬すること．
　ただし，調理・加工後の食品を，2時間以内に喫食する場合にあっては，65℃以上を保って運搬しても差し支えないものであること．この場合であっても，食中毒の発生等がないよう，衛生管理に十分配慮を行うこと．
　なお，缶詰め等常温での保存が可能な食品については，この限りではないこと．
カ　労働関係法令の遵守
　患者等給食業務の委託に際しては，病院，患者等給食業者双方とも，労働者派遣事業の適正な運営の確保及び派遣労働者の就業条件の整備等に関する法律（昭和60年法律第88号），職業安定法（昭和22年法律第141号），労働基準法（昭和22年法律第49号），労働安全衛生法（昭和47年法律第57号）等労働関係法令を遵守すること．特に，複数業者への委託や受託した業務の一部を再委託する場合には十分留意すること．
キ　食材
　患者等給食において使用される食材については，栄養面及び衛生面に留意して選択されたものであることが当然の前提であるが，食味についての配慮もなされたものであること．

(2) 人員に関する事項
ア　受託責任者
(ア) 受託責任者について
　　新省令第9条の10第1号に規定する相当の知識とは，次に掲げる事項に関する知識をいうものであること．
　① 病院の社会的役割，病院の組織，医療従事者の資格と業務
　② 病院の栄養部門の現状と病院内のその他の組織との連携
　③ 疾病の診療と患者等の食事の提供の役割及び治療食の必要性
　④ 栄養指導の重要性
　⑤ 病院における患者等に対するサービスの意義と食事の提供サービスの課題
　⑥ 栄養管理と食事の提供の評価
　⑦ 食品衛生と労働安全衛生
　⑧ HACCPに関する専門的知識
　　また，相当の経験とは，次に掲げるものをいうものであること．
　① 栄養士の資格を有する者にあっては，患者等給食業務に従事した経験
　② 調理師の資格を有する者にあっては，患者等給食業務に通算二年以上従事した経験
　③ 学校教育法に基づく高等学校卒業以上の学歴を有する者にあっては，患者等給食業務に通算三年以上従事した経験
　④ 前各号と同等以上の技能及び学歴を有すると認められること
(イ) 受託責任者の業務
　　受託責任者は，従事者の人事・労務管理，研修・訓練及び健康管理，業務の遂行管理，施設設備の衛生管理等の業務に責任を負う者であること．また，病院の管理者，担当者等と患者等給食業務の円滑な運営のために随時協議するとともに，必要な帳票を業務を行う場所に備え，開示できるように整えておくこと．
(ウ) 食品衛生責任者との関係
　　食品衛生責任者の配置が義務付けられている場合には，受託責任者は，これを兼務しているか，あるいは食品衛生責任者と密接に連携することができる者であること．
(エ) 複数の病院における患者等給食業務の兼務病院外の調理加工施設を使用して調理を行い，複数の病院から業務を受託する場合にあっては，受託責任者を調理加工施設に設置し，同一人が兼務することも差し支えないこと．
イ　指導助言者
　「医療法施行規則の一部を改正する省令」（平成8年厚生省令第13号）による改正後の医療法施行規則（以下「改正後の省令」という．）第9条の10第2号に規定する指導助言者が日常的に指導及び助言を行うことができる体制を整備しておくこと．特に，委託者である病院から食事の内容に関して必要な改善措置を求められた場合に対応することができる体制を整備しておくこと．
ウ　栄養士
　受託業務の責任者が栄養士である場合には，改正後の省令第9条の10第3号の規定を満たすものであること．
エ　従事者
　改正後の省令第9条の10第4号に規定する必要な知識及び技能とは，食中毒の予防等受託業務の衛生水準を確保するために必要な知識及び技能をいい，調理業務に従事する者は，常勤の調理師であることが望ましいこと．

(3) 施設，設備及び食器に関する事項
ア　施設，設備及び食器の衛生管理
　患者等給食に係る施設，設備及び食器については，病院内の給食施設及び病院外の調理加工施設いずれにおいても，HACCP の概念に基づく適切な衛生管理が行われ，衛生状態が常に良好に保たれている必要があること．
イ　必要な給食施設
　病院内の給食施設において調理のすべてを行う必要はないが，病院外の調理加工施設を使用して調理を行う場合であっても，加熱等の病院内での調理作業は残ると考えられるので，病院内の給食施設のすべてが不要となることはないと考えられること．
ウ　病院と老人保健施設等とを併設する場合における病院の給食施設
　病院と老人保健施設等とを併設する場合（同一敷地内にある場合又は公道を挟んで隣接している場合をいう．）においては，併設施設の給食施設を病院の給食施設として共用することが認められること．
　ただし，病院又は老人保健施設等のそれぞれの患者又は入所者等への食事の提供に支障を来すことがないよう十分に配慮されていなければならないこと．また，食事の運搬については，衛生管理に特段の留意が図られていること．
エ　食器の清潔保持
　食事を盛り付ける食器は洗浄後に消毒されたものを用いること．また，食器は食事の提供に支障を生じることがないよう必要数を備えていること．なお，食器を運搬する場合には，食器が細菌等に汚染されることがないよう専用の保管庫又は保管容器を用いること．
(4) 運営に関する事項
ア　業務案内書
　改正後の省令第 9 条の 10 第 9 号に規定する業務案内書には，次に掲げる事項が記載されていること．また，求めに応じて，常時開示することができるようにすること．
① 受託責任者，食品衛生責任者，栄養士，調理師の氏名，配置場所等
② 適切な時刻に適切な温度の食事を提供することの可否，患者がメニューを選択できる食事を提供すること

の可否並びにこれらが可能な場合にあっては，その具体的な内容及び方法
③ 衛生管理方法，従事者の研修，指導助言体制，緊急時の対処方法等の業務の管理体制
イ　患者等給食の継続的な提供
　患者等給食については，その業務の特殊性にかんがみ，継続的な提供が特に重要であることから，病院及び患者等給食業者は患者等給食の継続的かつ安定的な提供に最大限の努力を行う必要があること．したがって，何らかの事由により患者等給食業者が当該業務を遂行することが困難となった場合に備えて，患者等給食が滞ることがないよう必要な措置を講じておくこと．なお，必要な措置としては，複数の調理加工施設を有する患者等給食業者と業務委託契約を結ぶこと，複数の患者等給食業者と業務委託契約を結ぶこと，あらかじめ代行業者を定めて代行契約を結ぶこと，病院が自ら調理を行うことができる施設及び人員を確保しておくこと等が考えられること．
　また，患者等給食業務においては厳に衛生管理を徹底すべきであり，食中毒の発生により，患者等給食業務の遂行が困難になるということはあってはならないものであること．
(5) 従事者の健康管理及び研修に関する事項
ア　従事者の健康管理
　改正後の省令第 9 条の 10 第 12 号に規定する健康管理とは，従事者に対する健康教育の実施によって，従事者の日常的な健康の自己管理を促し，食中毒の発生と感染症の流行を予防することをいうものであること．
イ　従事者の研修
　改正後の省令第 9 条の 10 第 13 号に規定する研修は，患者等給食業務を適切に行うために必要な知識及び技能を修得することを目的としたものであり，次に掲げる事項を含むものであること．
① 標準作業書の記載事項
② 患者の秘密の保持
③ 食中毒と感染症の予防に関する基礎知識
④ 従事者の日常的な健康の自己管理
（略）

別表　病院が自ら実施すべき業務

区分	業務内容	備考
栄養管理	病院給食運営の総括	
	栄養管理委員会の開催，運営	受託責任者等等の参加を求めること．
	院内関係部門との連絡・調整	
	献立表作成基準の作成	治療食等を含む．
	献立表の確認	
	食数の注文・管理	
	食事せんの管理	
	嗜好調査・喫食調査等の企画・実施	受託責任者等の参加を求めること．
	検食の実施・評価	
	関係官庁等に提出する給食関係の書類等の確認・提出・保管管理	
調理管理	作業仕様書の確認	治療食の調理に対する指示を含む．
	作業実施状況の確認	
	管理点検記録の確認	

区分	業務内容	備考
材料管理	食材の点検 食材の使用状況の確認	病院外の調理加工施設を用いて調理する場合を除く.
施設等管理	調理加工施設,主要な設備の設置・改修 使用食器の確認	病院内の施設,設備に限る.
業務管理	業務分担・従事者配置表の確認	
衛生管理	衛生面の遵守事項の作成 衛生管理簿の点検・確認 緊急対応を要する場合の指示	
労働衛生管理	健康診断実施状況等の確認	

【資料⑥】 **学校給食法**（昭和29年法律第160号） 最終更新 平成27年6月24日公布（平成27年法律第46号）

（この法律の目的）
第1条 この法律は,学校給食が児童及び生徒の心身の健全な発達に資するものであり,かつ,児童及び生徒の食に関する正しい理解と適切な判断力を養う上で重要な役割を果たすものであることにかんがみ,学校給食及び学校給食を活用した食に関する指導の実施に関し必要な事項を定め,もつて学校給食の普及充実及び学校における食育の推進を図ることを目的とする.

（学校給食の目標）
第2条 学校給食を実施するに当たつては,義務教育諸学校における教育の目的を実現するために,次に掲げる目標が達成されるよう努めなければならない.
　一 適切な栄養の摂取による健康の保持増進を図ること.
　二 日常生活における食事について正しい理解を深め,健全な食生活を営むことができる判断力を培い,及び望ましい食習慣を養うこと.
　三 学校生活を豊かにし,明るい社交性及び協同の精神を養うこと.
　四 食生活が自然の恩恵の上に成り立つものであることについての理解を深め,生命及び自然を尊重する精神並びに環境の保全に寄与する態度を養うこと.
　五 食生活が食にかかわる人々の様々な活動に支えられていることについての理解を深め,勤労を重んずる態度を養うこと.
　六 我が国や各地域の優れた伝統的な食文化についての理解を深めること.
　七 食料の生産,流通及び消費について,正しい理解に導くこと.

（定義）
第3条 この法律で「学校給食」とは,前条各号に掲げる目標を達成するために,義務教育諸学校において,その児童又は生徒に対し実施される給食をいう.
2 この法律で「義務教育諸学校」とは,学校教育法（昭和22年法律第26号）に規定する小学校,中学校,義務教育学校,中等教育学校の前期課程又は特別支援学校の小学部若しくは中学部をいう.

（義務教育諸学校の設置者の任務）
第4条 義務教育諸学校の設置者は,当該義務教育諸学校において学校給食が実施されるように努めなければならない.

（国及び地方公共団体の任務）
第5条 国及び地方公共団体は,学校給食の普及と健全な発達を図るように努めなければならない.

第2章 学校給食の実施に関する基本的な事項
（二以上の義務教育諸学校の学校給食の実施に必要な施設）
第6条 義務教育諸学校の設置者は,その設置する義務教育諸学校の学校給食を実施するための施設として,二以上の義務教育諸学校の学校給食の実施に必要な施設（以下「共同調理場」という.）を設けることができる.

（学校給食栄養管理者）
第7条 義務教育諸学校又は共同調理場において学校給食の栄養に関する専門的事項をつかさどる職員（第10条第三項において「学校給食栄養管理者」という.）は,教育職員免許法（昭和24年法律第147号）第4条第二項に規定する栄養教諭の免許状を有する者又は栄養士法（昭和22年法律第245号）第2条第一項の規定による栄養士の免許を有する者で学校給食の実施に必要な知識若しくは経験を有するものでなければならない.

（学校給食実施基準）
第8条 文部科学大臣は,児童又は生徒に必要な栄養量その他の学校給食の内容及び学校給食を適切に実施するために必要な事項（次条第一項に規定する事項を除く.）について維持されることが望ましい基準（次項において「学校給食実施基準」という.）を定めるものとする.
2 学校給食を実施する義務教育諸学校の設置者は,学校給食実施基準に照らして適切な学校給食の実施に努めるものとする.

（学校給食衛生管理基準）
第9条 文部科学大臣は,学校給食の実施に必要な施設及び設備の整備及び管理,調理の過程における衛生管理その他の学校給食の適切な衛生管理を図る上で必要な事項について維持されることが望ましい基準（以下この条において「学校給食衛生管理基準」という.）を定めるものとする.
2 学校給食を実施する義務教育諸学校の設置者は,学校給食衛生管理基準に照らして適切な衛生管理に努めるものとする.
3 義務教育諸学校の校長又は共同調理場の長は,学校給食衛生管理基準に照らし,衛生管理上適正を欠く事項があると認めた場合には,遅滞なく,その改善のために必要な措置を講じ,又は当該措置を講ずることができないときは,当該義務教育諸学校若しくは共同調理場の設置者に対し,その旨を申し出るものとする.

第3章 学校給食を活用した食に関する指導
第10条 栄養教諭は,児童又は生徒が健全な食生活を自ら営むことができる知識及び態度を養うため,学校給食において摂取する食品と健康の保持増進との関連性についての指導,食に関して特別の配慮を必要とする児童又は生徒に対する個別的な指導その他の学校給食を活用し

た食に関する実践的な指導を行うものとする．この場合において，校長は，当該指導が効果的に行われるよう，学校給食と関連付けつつ当該義務教育諸学校における食に関する指導の全体的な計画を作成することその他の必要な措置を講ずるものとする．
2 栄養教諭が前項前段の指導を行うに当たっては，当該義務教育諸学校が所在する地域の産物を学校給食に活用することその他の創意工夫を地域の実情に応じて行い，当該地域の食文化，食に係る産業又は自然環境の恵沢に対する児童又は生徒の理解の増進を図るよう努めるものとする．
3 栄養教諭以外の学校給食栄養管理者は，栄養教諭に準じて，第一項前段の指導を行うよう努めるものとする．この場合においては，同項後段及び前項の規定を準用する．

第4章　雑則
(経費の負担)
第11条　学校給食の実施に必要な施設及び設備に要する経費並びに学校給食の運営に要する経費のうち政令で定めるものは，義務教育諸学校の設置者の負担とする．
2 前項に規定する経費以外の学校給食に要する経費(以下「学校給食費」という.)は，学校給食を受ける児童又は生徒の学校教育法第16条に規定する保護者の負担とする．
(国の補助)
第12条　国は，私立の義務教育諸学校の設置者に対し，政令で定めるところにより，予算の範囲内において，学校給食の開設に必要な施設又は設備に要する経費の一部を補助することができる．
2 国は，公立の小学校，中学校，義務教育学校又は中等教育学校の設置者が，学校給食を受ける児童又は生徒の学校教育法第十六条に規定する保護者(以下この項において「保護者」という.)で生活保護法(昭和25年法律第144号)第6条第二項に規定する要保護者(その児童又は生徒について，同法第13条の規定による教育扶助で学校給食費に関するものが行われている場合の保護者である者を除く.)であるものに対して，学校給食費の全部又は一部を補助する場合には，当該設置者に対し，当分の間，政令で定めるところにより，予算の範囲内において，これに要する経費の一部を補助することができる．
(略)

【資料⑦】　学校給食法施行規則（昭和29年文部省令第24号　最終更新　平成29年4月1日）
(学校給食の開設等の届出)
第1条　学校給食法施行令(以下「令」という.)第1条に規定する学校給食の開設の届出は，学校ごとに次の各号に掲げる事項を記載した届出書をもつてしなければならない．
　一　学校給食の実施人員
　二　完全給食，補食給食又はミルク給食の別(以下「学校給食の区分」という.)及び毎週の実施回数
　三　学校給食の運営のための職員組織
　四　学校給食の運営に要する経費及び維持の方法
　五　学校給食の開設の時期
2 完全給食とは，給食内容がパン又は米飯(これらに準ずる小麦粉食品，米加工食品その他の食品を含む.)，ミルク及びおかずである給食をいう．
3 補食給食とは，完全給食以外の給食で，給食内容がミルク及びおかず等である給食をいう．
4 ミルク給食とは，給食内容がミルクのみである給食をいう．

5 第一項各号に掲げる事項を変更しようとするときは，当該変更が軽微なものである場合を除き，変更の事由及び時期を記載した書類を添えて，その旨を都道府県の教育委員会に届け出なければならない．
6 都道府県の教育委員会は，第一項及び第五項に規定する届出に関し，届出書の様式その他必要な事項を定めることができる．

【資料⑧】　学校給食実施基準（平成21年3月31日文部科学省告示第61号）
(学校給食の実施の対象)
第1条　学校給食(学校給食法第3条第一項に規定する「学校給食」をいう．以下同じ.)は，これを実施する学校においては，当該学校に在学するすべての児童又は生徒に対し実施されるものとする．
(学校給食の実施回数等)
第2条　学校給食は，年間を通じ，原則として毎週5回，授業日の昼食時に実施されるものとする．
(児童生徒の個別の健康状態への配慮)
第3条　学校給食の実施に当たっては，児童又は生徒の個々の健康及び生活活動等の実態並びに地域の実情等に配慮するものとする．
(学校給食に供する食物の栄養内容)
第4条　学校給食に供する食物の栄養内容の基準は，別表に掲げる児童又は生徒1人1回当たりの学校給食摂取基準とする．

【資料⑨】　公立義務教育諸学校の学級編制及び教職員定数の標準に関する法律〔昭和33年法律第116号　最終更新：平成29年5月17日公布（平成29年法律第29号）〕
(略)
第8条の二　栄養の指導及び管理をつかさどる主幹教諭，栄養教諭並びに学校栄養職員（以下「栄養教諭等」という.）の数は，次に定めるところにより算定した数を合計した数とする．
一　学校給食（給食内容がミルクのみである給食を除く．第13条の二において同じ.）を実施する小学校（義務教育学校の前期課程を含む.）若しくは中学校（義務教育学校の後期課程を含む.）又は中等教育学校の前期課程で専ら当該学校又は当該課程の学校給食を実施するために必要な施設を置くもの（以下この号において「単独実施校」という.）のうち児童又は生徒の数が550人以上のもの（次号において「550人以上単独実施校」という.）の数の合計数に1を乗じて得た数と単独実施校のうち児童又は生徒の数が549人以下のもの（以下この号及び次号において「549人以下単独実施校」という.）の数の合計数から同号に該当する市町村の設置する549人以下単独実施校の数の合計数を減じて得た数に4分の1を乗じて得た数との合計数
二　550人以上単独実施校又は共同調理場（学校給食法第六条に規定する施設をいう．以下同じ.）を設置する市町村以外の市町村で当該市町村の設置する549人以下単独実施校の数の合計数が1以上3以下の市町村の数に1を乗じて得た数
三　次の表の上欄に掲げる共同調理場に係る小学校，中学校及び義務教育学校並びに中等教育学校の前期課程の児童及び生徒（給食内容がミルクのみである給食を受ける者を除く．以下この号において同じ.）の数の区分ごとの共同調理場の数に当該区分に応ずる同表の下欄に掲げる数を乗じて得た数の合計数

共同調理場に係る小学校，中学校及び義務教育学校並びに中等教育学校の前期課程の児童及び生徒の数	乗ずる数
1500人以下	1
1501人から6000人まで	2
6001人以上	3

(略)

【資料⑩】学校給食実施基準の一部改正について（30文科初第643号　平成30年7月31日）

1　学校給食摂取基準の概要

(1)「学校給食摂取基準」については，別表にそれぞれ掲げる基準によること．

(2)「学校給食摂取基準」については，厚生労働省が策定した「日本人の食事摂取基準（以下「食事摂取基準」という.）(2015年版)」を参考とし，その考え方を踏まえるとともに，厚生労働科学研究費補助金により行われた循環器疾患・糖尿病等生活習慣病対策総合研究事業「食事摂取基準を用いた食生活改善に資するエビデンスの構築に関する研究」（以下「食事状況調査」という.）及び「食事状況調査」の調査結果より算出した，小学3年生，5年生及び中学2年生が昼食である学校給食において摂取することが期待される栄養量（以下「昼食必要摂取量」という.）等を勘案し，児童又は生徒（以下「児童生徒」という.）の健康の増進及び食育の推進を図るために望ましい栄養量を算出したものである．したがって，本基準は児童生徒の1人1回当たりの全国的な平均値を示したものであるから，適用に当たっては，児童生徒の個々の健康及び生活活動等の実態並びに地域の実情等に十分配慮し，弾力的に運用すること．

(3)「学校給食摂取基準」についての基本的な考え方は次のとおりである．
　なお，各基準値等の単位及び表示方法は，「食事摂取基準」と同様とした．

① エネルギー
　「学校給食摂取基準」の推定エネルギー必要量の算定に当たっては，文部科学省が毎年度実施する学校保健統計調査の平均身長から求めた標準体重と食事摂取基準で用いている身体活動レベルのレベルⅡ（ふつう）により算出した1日の必要量の3分の1を基準値とした．

② たんぱく質
　「食事摂取基準」の目標量を用いることとし，学校給食による摂取エネルギー全体の13％〜20％を基準値とした．

③ 脂質
　「食事摂取基準」の目標量を用いることとし，学校給食による摂取エネルギー全体の20％〜30％を基準値とした．

④ ナトリウム（食塩相当量）
　「昼食必要摂取量」を算出すると，小学生は0.1g未満，中学生は0.2g未満であり，これに基づくと献立作成上味付けが困難となることから，「食事摂取基準」の目標量の3分の1未満を基準値とした．

⑤ カルシウム
　「昼食必要摂取量」を算出すると，「食事摂取基準」の推奨量の50％を超えているが，献立作成の実情に鑑み，「食事摂取基準」の推奨量の50％を基準値とした．

⑥ マグネシウム
　「昼食必要摂取量」を算出すると，小学生は「食事摂取基準」の推奨量の3分の1以下であるが，中学生は約40％である．このため，児童については，「食事摂取基準」の推奨量の3分の1程度を，生徒については40％を基準値とした．
　なお，従来の「学校給食摂取基準」においては，配慮すべき値として表の注に規定していたが，中学生において不足している現状が見られることから，「学校給食摂取基準」の表中の基準値とした．

⑦ 鉄
　「昼食必要摂取量」を算出すると，「食事摂取基準」の推奨量の40％を超えているが，献立作成の実情に鑑み，「食事摂取基準」の推奨量の40％程度とし，生徒は3分の1程度を基準値とした．

⑧ ビタミンA
　「昼食必要摂取量」を算出すると，「食事摂取基準」の推奨量の40％を超えているが，献立作成の実情に鑑み，「食事摂取基準」の推奨量の40％を基準値とした．

⑨ ビタミンB_1
　「昼食必要摂取量」を算出すると，「食事摂取基準」の推奨量の約40％であることから，「食事摂取基準」の推奨量の40％を基準値とした．

⑩ ビタミンB_2
　「昼食必要摂取量」を算出すると，「食事摂取基準」の推奨量の約40％であることから，「食事摂取基準」の推奨量の40％を基準値とした．

⑪ ビタミンC
　「昼食必要摂取量」を算出すると，「食事摂取基準」の推奨量の3分の1以下であるが，望ましい献立としての栄養バランスの観点から，「食事摂取基準」の推奨量の3分の1を基準値とした．

⑫ 食物繊維
　「昼食必要摂取量」を算出すると，小学3年生は「食事摂取基準」の目標量の約40％，小学5年生は約3分の1であることから，「食事摂取基準」の目標量の40％以上を基準値とし，中学生は40％を超えているが，献立作成の実情に鑑み，「食事摂取基準」の目標量の40％以上を基準値とした．

⑬ 亜鉛
　「昼食必要摂取量」を算出すると，「食事摂取基準」の推奨量の3分の1以下であるが，望ましい献立としての栄養バランスの観点から，「食事摂取基準」の推奨量の3分の1を学校給食において配慮すべき値とした．

2　学校給食における食品構成について

　食品構成については，「学校給食摂取基準」を踏まえ，多様な食品を適切に組み合わせて，児童生徒が各栄養素をバランス良く摂取しつつ，様々な食に触れることができるようにすること．また，これらを活用した食に関する指導や食事内容の充実を図ること．なお，多様な食品とは，食品群であれば，例えば，穀類，野菜類，豆類，果実類，きのこ類，藻類，魚介類，肉類，卵類及び乳類などであり，また，食品名であれば，例えば穀類については，精白米，食パン，コッペパン，うどん，中華めんなどである．

　また，各地域の実情や家庭における食生活の実態把握の上，日本型食生活の実践，我が国の伝統的な食文化の継承について十分配慮すること．

　さらに，「食事状況調査」の結果によれば，学校給食のない日はカルシウム不足が顕著であり，カルシウム摂取に効果的である牛乳等についての使用に配慮すること．なお，家庭の食事においてカルシウムの摂取が不足している地域にあっては，積極的に牛乳，調理用牛乳，乳製品，小魚等についての使用に配慮すること．

3　学校給食の食事内容の充実等について
(1) 学校給食の食事内容については，学校における食育の推進を図る観点から，学級担任や教科担任と栄養教諭等とが連携しつつ，給食時間はもとより，各教科等において，学校給食を活用した食に関する指導を効果的に行えるよう配慮すること．

　　また，食に関する指導の全体計画と各教科等の年間指導計画等とを関連付けながら，指導が行われるよう留意すること．
　① 献立に使用する食品や献立のねらいを明確にした献立計画を示すこと．
　② 各教科等の食に関する指導と意図的に関連させた献立作成とすること．
　③ 地場産物や郷土に伝わる料理を積極的に取り入れ，児童生徒が郷土に関心を寄せる心を育むとともに，地域の食文化の継承につながるよう配慮すること．
　④ 児童生徒が学校給食を通して，日常又は将来の食事作りにつなげることができるよう，献立名や食品名が明確な献立作成に努めること．
　⑤ 食物アレルギー等のある児童生徒に対しては，校内において校長，学級担任，栄養教諭，学校栄養職員，養護教諭，学校医等による指導体制を整備し，保護者や主治医との連携を図りつつ，可能な限り，個々の児童生徒の状況に応じた対応に努めること．なお，実施に当たっては，公益財団法人日本学校保健会で取りまとめられた「学校生活管理指導表（アレルギー疾患用）」及び「学校のアレルギー疾患に対する取り組みガイドライン」並びに文部科学省が作成した「学校給食における食物アレルギー対応指針」を参考とすること．
(2) 献立作成に当たっては，常に食品の組合せ，調理方法等の改善を図るとともに，児童生徒のし好の偏りをなくすよう配慮すること．
　① 魅力あるおいしい給食となるよう，調理技術の向上に努めること．
　② 食事は調理後できるだけ短時間に適温で提供すること．調理に当たっては，衛生・安全に十分配慮すること．
　③ 家庭における日常の食生活の指標になるように配慮すること．
(3) 学校給食に使用する食品については，食品衛生法（昭和22年法律第233号）第11条第1項に基づく食品中の放射性物質の規格基準に適合していること．
(4) 食器具については，安全性が確保されたものであること．また，児童生徒の望ましい食習慣の形成に資するため，料理形態に即した食器具の使用に配慮するとともに，食文化の継承や地元で生産される食器具の使用に配慮すること．
(5) 喫食の場所については，食事にふさわしいものとなるよう改善工夫を行うこと．
(6) 望ましい生活習慣を形成するため，適度な運動，調和のとれた食事，十分な休養・睡眠という生活習慣全体を視野に入れた指導に配慮すること．また，ナトリウム（食塩相当量）の摂取過剰や鉄の摂取不足など，学校給食における対応のみでは限界がある栄養素もあるため，望ましい栄養バランスについて，児童生徒への食に関する指導のみならず，家庭への情報発信を行うことにより，児童生徒の食生活全体の改善を促すことが望まれること．

4　特別支援学校における食事内容の改善について
(1) 特別支援学校の児童生徒については，障害の種類と程度が多様であり，身体活動レベルも様々であることから，「学校給食摂取基準」の適用に当たっては，児童生徒の個々の健康や生活活動等の実態並びに地域の実情等に十分配慮し，弾力的に運用するとともに次の点に留意すること．
　① 障害のある児童生徒が無理なく食べられるような献立及び調理について十分配慮すること．
　② 食に関する指導の教材として，学校給食が障害に応じた効果的な教材となるよう創意工夫に努めること．
(2) 特別支援学校における児童生徒に対する食事の管理については，家庭や寄宿舎における食生活や病院における食事と密接に関連していることから，学級担任，栄養教諭，学校栄養職員，養護教諭，学校医，主治医及び保護者等の関係者が連携し，共通理解を図りながら，児童生徒の生活習慣全体を視野に入れた食事管理に努めること．

5　その他
　本基準の一部改正に先立ち，文部科学省に「学校給食摂取基準策定に関する調査研究協力者会議」を設置し，「学校給食摂取基準の策定について（報告）」（平成30年3月）をとりまとめたので参考とされたいこと．

6　従前の通知の廃止
　「学校給食実施基準の一部改正について（通知）」（平成25年1月30日付け24文科ス第494号）については，廃止すること．

【資料⑪】学校給食衛生管理基準（文部科学省告示第64号　平成21年4月1日施行）

第1　総則
1　学校給食を実施する都道府県教育委員会及び市区町村教育委員会（以下「教育委員会」という．），附属学校を設置する国立大学法人及び私立学校の設置者（以下「教育委員会等」という．）は，自らの責任において，必要に応じて，保健所の協力，助言及び援助（食品衛生法（昭和22年法律第233号）に定める食品衛生監視員による監視指導を含む．）を受けつつ，HACCP（コーデックス委員会（国連食糧農業機関／世界保健機関合同食品規格委員会）総会において採択された「危害分析・重要管理点方式とその適用に関するガイドライン」に規定されたHACCP（Hazard Analysis and Critical Control Point：危害分析・重要管理点）をいう．）の考え方に基づき単独調理場，共同調理場（調理等の委託を行う場合を含む．以下「学校給食調理場」という．）並びに共同調理場の受配校の施設及び設備，食品の取扱い，調理作業，衛生管理体制等について実態把握に努め，衛生管理上の問題がある場合には，学校医又は学校薬剤師の協力を得て速やかに改善措置を図ること．

第2　学校給食施設及び設備の整備及び管理にかかる衛生管理基準
1　学校給食施設及び設備の整備及び管理にかかる衛生管理基準は，次の各号に掲げる項目ごとに，次のとおりとする．
(1) 学校給食施設
① 共通事項
一　学校給食施設は，衛生的な場所に設置し，食数に適した広さとすること．また，随時施設の点検を行い，その実態の把握に努めるとともに，施設の新増築，改築，修理その他の必要な措置を講じること．
二　学校給食施設は，別添の「学校給食施設の区分」に従い区分することとし，調理場（学校給食調理員が調理又は休憩等を行う場所であって，別添中区分の欄に示す「調理場」をいう．以下同じ．）は，二次汚染防止の観点から，汚染作業区域，非汚染作業区域及びその他の区域（それぞれ別添中区分の欄に示す「汚染作業区域」，「非汚染作業区域」及び「その他の区域（事

務室等を除く.)」をいう．以下同じ．)に部屋単位で区分すること．ただし，洗浄室は，使用状況に応じて汚染作業区域又は非汚染作業区域に区分することが適当であることから，別途区分すること．また，検収，保管，下処理，調理及び配膳の各作業区域並びに更衣休憩にあてる区域及び前室に区分するよう努めること．
　三　ドライシステムを導入するよう努めること．また，ドライシステムを導入していない調理場においてもドライ運用を図ること．
　四　作業区域（別添中区分の欄に示す「作業区域」をいう．以下同じ．)の外部に開放される箇所にはエアカーテンを備えるよう努めること．
　五　学校給食施設は，設計段階において保健所及び学校薬剤師等の助言を受けるとともに，栄養教諭又は学校栄養職員（以下「栄養教諭等」という．)その他の関係者の意見を取り入れ整備すること．
② 作業区域内の施設
　一　食品を取り扱う場所（作業区域のうち洗浄室を除く部分をいう．以下同じ．)は，内部の温度及び湿度管理が適切に行える空調等を備えた構造とするよう努めること．
　二　食品の保管室は，専用であること．また，衛生面に配慮した構造とし，食品の搬入及び搬出に当たって，調理室を経由しない構造及び配置とすること．
　三　外部からの汚染を受けないような構造の検収室を設けること．
　四　排水溝は，詰まり又は逆流がおきにくく，かつ排水が飛散しない構造及び配置とすること．
　五　釜周りの排水が床面に流れない構造とすること．
　六　配膳室は，外部からの異物の混入を防ぐため，廊下等と明確に区分すること．また，その出入口には，原則として施錠設備を設けること．
③ その他の区域の施設
　一　廃棄物（調理場内で生じた廃棄物及び返却された残菜をいう．以下同じ．)の保管場所は，調理場外の適切な場所に設けること．
　二　学校給食従事者専用の便所は，食品を取り扱う場所及び洗浄室から直接出入りできない構造とすること．また，食品を取り扱う場所及び洗浄室から3m以上離れた場所に設けるよう努めること．さらに，便所の個室の前に調理衣を着脱できる場所を設けるよう努めること．
(2) 学校給食設備
① 共通事項
　一　機械及び機器については，可動式にするなど，調理過程にあった作業動線となるよう配慮した配置であること．
　二　全ての移動性の器具及び容器は，衛生的に保管するため，外部から汚染されない構造の保管設備を設けること．
　三　給水給湯設備は，必要な数を使用に便利な位置に設置し，給水栓は，直接手指を触れることのないよう，肘等で操作できるレバー式等であること．
　四　共同調理場においては，調理した食品を調理後2時間以内に給食できるようにするための配送車を必要台数確保すること．
② 調理用の機械，機器，器具及び容器
　一　食肉類，魚介類，卵，野菜類，果実類等食品の種類ごとに，それぞれ専用に調理用の器具及び容器を備えること．また，それぞれの調理用の器具及び容器は，下処理用，調理用，加熱調理済食品用等調理の過程ご

とに区別すること．
　二　調理用の機械，機器，器具及び容器は，洗浄及び消毒ができる材質，構造であり，衛生的に保管できるものであること．また，食数に適した大きさと数量を備えること．
　三　献立及び調理内容に応じて，調理作業の合理化により衛生管理を充実するため，焼き物機，揚げ物機，真空冷却機，中心温度管理機能付き調理機等の調理用の機械及び機器を備えるよう努めること．
③ シンク
　一　シンクは，食数に応じてゆとりのある大きさ，深さであること．また，下処理室における加熱調理用食品，非加熱調理用食品及び器具の洗浄に用いるシンクは別々に設置するとともに，三槽式構造とすること．さらに，調理室においては，食品用及び器具等の洗浄用のシンクを共用しないこと．あわせて，その他の用途用のシンクについても相互汚染しないよう努めること．
④ 冷蔵及び冷凍設備
　一　冷蔵及び冷凍設備は，食数に応じた広さがあるものを原材料用及び調理用等に整備し，共用を避けること．
⑤ 温度計及び湿度計
　一　調理場内の適切な温度及び湿度の管理のために，適切な場所に正確な温度計及び湿度計を備えること．また，冷蔵庫・冷凍庫の内部及び食器消毒庫その他のために，適切な場所に正確な温度計を備えること．
⑥ 廃棄物容器等
　一　ふた付きの廃棄物専用の容器を廃棄物の保管場所に備えること．
　二　調理場には，ふた付きの残菜入れを備えること．
⑦ 学校給食従事者専用手洗い設備等
　一　学校給食従事者の専用手洗い設備は，前室，便所の個室に設置するとともに，作業区分ごとに使用しやすい位置に設置すること．
　二　肘まで洗える大きさの洗面台を設置するとともに，給水栓は，直接手指を触れることのないよう，肘等で操作できるレバー式，足踏み式又は自動式等の温水に対応した方式であること．
　三　学校食堂等に，児童生徒等の手洗い設備を設けること．
(3) 学校給食施設及び設備の衛生管理
　一　学校給食施設及び設備は，清潔で衛生的であること．
　二　冷蔵庫，冷凍庫及び食品の保管室は，整理整頓すること．また，調理室には，調理作業に不必要な物品等を置かないこと．
　三　調理場は，換気を行い，温度は25℃以下，湿度は80％以下に保つよう努めること．また，調理室及び食品の保管室の温度及び湿度並びに冷蔵庫及び冷凍庫内部の温度を適切に保ち，これらの温度及び湿度は毎日記録すること．
　四　調理場内の温度計及び湿度計は，定期的に検査を行うこと．
　五　調理場の吸水，排水，採光，換気等の状態を適正に保つこと．また，夏期の直射日光を避ける設備を整備すること．
　六　学校給食施設及び設備は，ねずみ及びはえ，ごきぶり等衛生害虫の侵入及び発生を防止するため，侵入防止措置を講じること．また，ねずみ及び衛生害虫の発生状況を1ヶ月に1回以上点検し，発生を確認したときには，その都度駆除をすることとし，必要な場合には，補修，整理整頓，清掃，清拭，消毒等を行い，その結果を記録すること．なお，殺そ剤又は殺虫剤を使

用する場合は，食品を汚染しないようその取扱いに十分注意すること．さらに，学校給食従事者専用の便所については，特に衛生害虫に注意すること．
七 学校給食従事者専用の便所には，専用の履物を備えること．また，定期的に清掃及び消毒を行うこと．
八 学校給食従事者専用の手洗い設備は，衛生的に管理するとともに，石けん液，消毒用アルコール及びペーパータオル等衛生器具を常備すること．また，布タオルの使用は避けること．前室の手洗い設備には個人用爪ブラシを常備すること．
九 食器具，容器及び調理用の器具は，使用後，でん粉及び脂肪等が残留しないよう，確実に洗浄するとともに，損傷がないように確認し，熱風保管庫等により適切に保管すること．また，フードカッター，野菜切り機等調理用の機械及び機器は，使用後に分解して洗浄及び消毒した後，乾燥させること．さらに，下処理室及び調理室内における機械，容器等の使用後の洗浄及び消毒は，全ての食品が下処理室及び調理室から搬出された後に行うよう努めること．
十 天井の水滴を防ぐとともに，かびの発生の防止に努めること．
十一 床は破損個所がないよう管理すること．
十二 清掃用具は，整理整頓し，所定の場所に保管すること．また，汚染作業区域と非汚染作業区域の共用を避けること．
2 学校薬剤師等の協力を得て（1）の各号に掲げる事項について，毎学年1回定期に，（2）及び（3）の各号に掲げる事項については，毎学年3回定期に，検査を行い，その実施記録を保管すること．
第3 調理の過程等における衛生管理に係る衛生管理基準
1 調理の過程等における衛生管理に係る衛生管理基準は，次の各号に掲げる項目ごとに，次のとおりとする．
（1）献立作成
一 献立作成は，学校給食施設及び設備並びに人員等の能力に応じたものとするとともに，衛生的な作業工程及び作業動線となるよう配慮すること．
二 高温多湿の時期は，なまもの，和えもの等については，細菌の増殖等が起こらないように配慮すること．
三 保健所等から情報を収集し，地域における感染症，食中毒の発生状況に配慮すること．
四 献立作成委員会を設ける等により，栄養教諭等，保護者その他の関係者の意見を尊重すること．
五 統一献立（複数の学校で共通して使用する献立をいう．）を作成するに当たっては，食品の品質管理又は確実な検収を行う上で支障を来すことがないよう，一定の地域別又は学校種別等の単位に分けること等により適正な規模での作成に努めること．
（2）学校給食用食品の購入
① 共通事項
一 学校給食用食品（以下「食品」という．）の購入に当たっては，食品選定のための委員会等を設ける等により，栄養教諭等，保護者その他の関係者の意見を尊重すること．また，必要に応じて衛生管理に関する専門家の助言及び協力を受けられるような仕組みを整えること．
二 食品の製造を委託する場合には，衛生上信用のおける製造業者を選定すること．また，製造業者の有する設備，人員等から見た能力に応じた委託とすることとし，委託者において，随時点検を行い，記録を残し，事故発生の防止に努めること．
② 食品納入業者
一 保健所等の協力を得て，施設の衛生面及び食品の取り扱いが良好で衛生上信用のおける食品納入業者を選定すること．
二 食品納入業者又は納入業者の団体等との間に連絡会を設け，学校給食の意義，役割及び衛生管理の在り方について定期的な意見交換を行う等により，食品納入業者の衛生管理の啓発に努めること．
三 売買契約に当たって，衛生管理に関する事項を取り決める等により，業者の検便，衛生環境の整備等について，食品納入業者に自主的な取組を促すこと．
四 必要に応じて，食品納入業者の衛生管理の状況を確認すること．
五 原材料及び加工食品について，製造業者若しくは食品納入業者等が定期的に実施する微生物及び理化学検査の結果，又は生産履歴等を提出させること．また，検査等の結果については，保健所等への相談等により，原材料として不適と判断した場合には，食品納入業者の変更等適切な措置を講じること．さらに，検査結果を保管すること．
③ 食品の選定
一 食品は，過度に加工したものは避け，鮮度の良い衛生的なものを選定するよう配慮すること．また，有害なもの又はその疑いのあるものは避けること．
二 有害若しくは不必要な着色料，保存料，漂白剤，発色剤その他の食品添加物が添加された食品，又は内容表示，消費期限及び賞味期限並びに製造業者，販売業者等の名称及び所在地，使用原材料及び保存方法が明らかでない食品については使用しないこと．また，可能な限り，使用原材料の原産国についての記述がある食品を選定すること．
三 保健所等から情報提供を受け，地域における感染症，食中毒の発生状況に応じて，食品の購入を考慮すること．
（3）食品の検収・保管等
一 検収は，あらかじめ定めた検収責任者が，食品の納入に立会し，品名，数量，納品時間，納入業者名，製造業者名および所在地，生産地，品質，鮮度，箱，袋の汚れ，破れその他の包装容器等の状況，異物混入及び異臭の有無，消費期限又は賞味期限，製造年月日，品温（納入業者が運搬の際，適切な温度管理を行っていたかどうかを含む．），年月日表示，ロット（一の製造期間内に一連の製造工程により均質性を有するように製造された製品の一群をいう．以下同じ．）番号その他のロットに関する情報について，毎日，点検を行い，記録すること．また，納入業者から直接納入する食品の検収は，共同調理場及び受配校において適切に分担し実施するとともに，その結果を記録すること．
二 検収のために必要な場合には，検収責任者の勤務時間を納入時間に合わせて割り振ること．
三 食肉類，魚介類等生鮮食品は，原則として，当日搬入するとともに，一回で使いきる量を購入すること．また，当日搬入できない場合には，冷蔵庫等で適切に温度管理するなど衛生管理に留意すること．
四 納入業者から食品を納入させるに当たっては，検収室において食品の受け渡しを行い，下処理室及び調理室に立ち入らせないこと．
五 食品は，検収室において，専用の容器に移し替え，下処理室及び食品の保管室に段ボール等を持ち込まないこと．また，検収室内に食品が直接床面に接触しないよう床面から60cm以上の高さの置台を設けること．
六 食品を保管する必要がある場合には，食肉類，魚介類，野菜類等食品の分類ごとに区分して専用の容器で

保管する等により，原材料の相互汚染を防ぎ，衛生的な管理を行うこと．また，別紙「学校給食用食品の原材料，製品等の保存基準」に従い，棚又は冷蔵冷凍設備に保管すること．
七　牛乳については，専用の保冷庫等により適切な温度管理を行い，新鮮かつ良好なものが飲用に供されるよう品質の保持に努めること．
八　泥つきの根菜類等の処理は，検収室で行い，下処理室を清潔に保つこと．
(4)　調理過程
① 共通事項
一　給食の食品は，原則として，前日調理を行わず，全てその日に学校給食調理場で調理し，生で食用する野菜類，果実類等を除き，加熱処理したものを給食すること．また，加熱処理する食品については，中心部温度計を用いるなどにより，中心部が75℃で1分間以上（二枚貝等ノロウイルス汚染の恐れのある食品の場合は85℃で1分間以上）又はこれと同等以上の温度まで加熱されていることを確認し，その温度と時間を記録すること．さらに，中心温度計については，定期的に検査を行い，正確な機器を使用すること．
二　野菜類の使用については，二次汚染防止の観点から，原則として加熱調理すること．また，教育委員会等において，生野菜の使用に当たっては，食中毒の発生状況，施設及び設備の状況，調理過程における二次汚染防止のための措置，学校給食調理員の研修の実施，管理運営体制の整備等の衛生管理体制の実態，並びに生野菜の食生活に果たす役割等を踏まえ，安全性を確認しつつ，加熱調理の有無を判断すること．さらに，生野菜の使用に当たっては，流水で十分洗浄し，必要に応じて，消毒するとともに，消毒剤が完全に洗い落とされるまで流水で水洗いすること．
三　和えもの，サラダ等の料理の混ぜ合わせ，料理の配食及び盛りつけに際しては，清潔な場所で，清潔な器具を使用し，料理に直接手を触れないよう調理すること．
四　和えもの，サラダ等については，各食品を調理後速やかに冷却機等で冷却を行った上で，冷却後の二次汚染に注意し，冷蔵庫等で保管するなど適切な温度管理を行うこと．また，やむを得ず水で冷却する場合は，直前に使用水の遊離残留塩素が0.1mg/L以上であることを確認し，確認した数値及び時間を記録すること．さらに，和える時間を配食の直前にするなど給食までの時間の短縮を図り，調理終了時に温度及び時間を記録すること．
五　マヨネーズは，つくらないこと．
六　缶詰は，缶の状態，内壁塗装の状態等を注意すること．
② 使用水の安全確保
一　使用水は，学校環境衛生基準（平成21年文部科学省告示第60号）に定める基準を満たす飲料水を使用すること．また，毎日，調理開始前に十分流水した後及び調理終了後に遊離残留塩素が0.1mg/L以上であること並びに外観，臭気，味等について水質検査を実施し，その結果を記録すること．
二　使用水について使用に不適な場合は，給食を中止し速やかに改善措置を講じること．また，再検査の結果使用した場合は，使用した水1Lを保存食用の冷凍庫に－20℃以下で2週間以上保存すること．
三　貯水槽を設けている場合は，専門の業者に委託する等により，年1回以上清掃すること．また，清掃した証明書等の記録は1年間保管すること．

③ 二次汚染の防止
一　献立ごとに調理作業の手順，時間及び担当者を示した調理作業工程表並びに食品の動線を示した作業動線図を作成すること．また，調理作業工程表及び作業動線図を作業前に確認し，作業に当たること．
二　調理場における食品及び調理用の器具及び容器は，床面から60cm以上の高さの置台の上に置くこと．
三　食肉，魚介類及び卵は，専用の容器，調理用の機器及び器具を使用し，他の食品への二次汚染を防止すること．
四　調理作業中の食品並びに調理用の機械，機器，器具及び容器の汚染の防止の徹底を図ること．また，包丁及びまな板類については食品別及び処理別の使い分けの徹底を図ること．
五　下処理後の加熱を行わない食品及び加熱調理後冷却する必要のある食品の保管には，原材料用冷蔵庫は使用しないこと．
六　加熱調理した食品を一時保存する場合又は調理終了後の食品については，衛生的な容器にふたをして保存するなど，衛生的な取扱いを行い，他からの二次汚染を防止すること．
七　調理終了後の食品は，素手でさわらないこと．
八　調理作業時には，ふきんは使用しないこと．
九　エプロン，履物等は，色分けする等により明確に作業区分ごとに使い分けること．また，保管の際は，作業区分ごとに洗浄及び消毒し，翌日までに乾燥させ，区分して保管すること．また，衛生管理に配慮すること．
④ 食品の適切な温度管理等
一　調理作業時においては，調理室内の温度及び湿度を確認し，その記録を行うこと．また，換気を行うこと．
二　原材料の適切な温度管理を行い，鮮度を保つこと．また，冷蔵保管及び冷凍保管する必要のある食品は常温放置しないこと．
三　加熱調理後冷却する必要のある食品については，冷却機等を用いて温度を下げ，調理用冷蔵庫で保管し，食中毒菌等の発育至適温度帯の時間を可能な限り短くすること．また，加熱終了時，冷却開始時及び冷却終了時の温度及び時間を記録すること．
四　配送及び配食に当たっては，必要に応じて保温食缶及び保冷食缶若しくは蓄冷材等を使用し，温度管理を行うこと．
五　調理後の食品は，適切な温度管理を行い，調理後2時間以内に給食できるよう努めること．また，配食の時間を毎日記録すること．さらに，共同調理場においては，調理場搬出時及び受配校搬入時の時間を毎日記録するとともに，温度を定期的に記録すること．
六　加熱調理食品にトッピングする非加熱調理食品は衛生的に保管し，トッピングする時期は給食までの時間が極力短くなるようにすること．
⑤ 廃棄物処理
一　廃棄物は，分別し，衛生的に処理すること．
二　廃棄物は，汚臭，汚液がもれないように管理すること．また，廃棄物のための容器は，作業終了後速やかに清掃し，衛生上支障がないように保持すること．
三　返却された残菜は，非汚染作業区域に持ち込まないこと．
四　廃棄物は，作業区域内に放置しないこと．
五　廃棄物の保管場所は，廃棄物の搬出後清掃するなど，環境に悪影響を及ぼさないよう管理すること．
(5)　配送及び配食
① 配送
一　共同調理場においては，容器，運搬車の設備の整備

に努め，運搬途中の塵埃等による調理済食品等の汚染を防止すること．また，調理済食品等が給食されるまでの温度の管理及び時間の短縮に努めること．
② 配食等
一 配膳室の衛生管理に努めること．
二 食品を運搬する場合は，容器にふたをすること．
三 パンの容器，牛乳等の瓶その他の容器等の汚染に注意すること．
四 はし等を児童生徒の家庭から持参させる場合は，不衛生にならないよう指導すること．
五 給食当番等配食を行う児童生徒及び教職員については，毎日，下痢，発熱，腹痛等の有無その他の健康状態及び衛生的な服装であることを確認すること．また，配食前，用便後の手洗いを励行させ，清潔な手指で食器及び食品を扱うようにすること．
六 教職員は，児童生徒の嘔吐物のため汚れた食器具の消毒を行うなど衛生的に処理し，調理室に返却するに当たっては，その旨を明示し，その食器具を返却すること．また，嘔吐物は，調理室には返却しないこと．
(6) 検食及び保存食等
① 検食
一 検食は，学校給食調理場及び共同調理場の受配校において，あらかじめ責任者を定めて児童生徒の摂食開始時間の30分前までに行うこと．また，異常があった場合には，給食を中止するとともに，共同調理場の受配校においては，速やかに共同調理場に連絡すること．
二 検食に当たっては，食品の中に人体に有害と思われる異物の混入がないか，調理過程において加熱及び冷却処理が適切に行われているか，食品の異味，異臭その他の異常がないか，一食分としてそれぞれの食品の量が適当か，味付け，香り，色彩並びに形態等が適切か，及び，児童生徒の嗜好との関連はどのように配慮されているか確認すること．
三 検食を行った時間，検食者の意見等検食の結果を記録すること．
② 保存食
一 保存食は，毎日，原材料，加工食品及び調理済食品を食品ごとに50g程度ずつビニール袋等清潔な容器に密封して入れ，専用冷凍庫に－20℃以下で2週間以上保存すること．また，納入された食品の製造年月日若しくはロットが違う場合又は複数の釜で調理した場合は，それぞれ保存すること．
二 原材料は，洗浄，消毒等を行わず，購入した状態で保存すること．ただし，卵については，全て割卵し，混合したものから50g程度採取し保存すること．
三 保存食については，原材料，加工食品及び調理済食品がすべて保管されているか並びに廃棄した日時を記録すること．
四 共同調理場の受配校に直接搬入される食品についても共同調理場で保存すること．また，複数の業者から搬入される食品については，各業者ごとに保存すること．
五 児童生徒の栄養指導及び盛りつけの目安とする展示食を保存食と兼用しないこと．
③ 残食及び残品
一 パン等残食の児童生徒の持ち帰りは，衛生上の見地から，禁止することが望ましい．
二 パン，牛乳，おかず等の残品は，全てその日のうちに処分し，翌日に繰り越して使用しないこと．
2 学校薬剤師等の協力を得て1の各号に掲げる事項について，毎学年1回（(3)，(4) ②及び(6) ①，②にあっては毎学年3回），定期に検査を行い，その実施記録を保管すること．

第4 衛生管理体制に係る衛生管理基準
1 衛生管理体制に係る衛生管理基準は，次の各号に掲げる項目ごとに，次のとおりとする．
(1) 衛生管理体制
一 学校給食調理場においては，栄養教諭等を衛生管理責任者として定めること．ただし，栄養教諭等が現にいない場合は，調理師資格を有する学校給食調理員等を衛生管理責任者として定めること．
二 衛生管理責任者は，施設及び設備の衛生，食品の衛生及び学校給食調理員の衛生の日常管理等に当たること．また，調理過程における下処理，調理，配送等の作業工程を分析し，各工程において清潔かつ迅速に加熱及び冷却調理が適切に行われているかを確認し，その結果を記録すること．
三 校長又は共同調理場の長（以下「校長等」という．）は，学校給食の衛生管理について注意を払い，学校給食関係者に対し，衛生管理の徹底を図るよう注意を促し，学校給食の安全な実施に配慮すること．
四 校長等は，学校保健委員会等を活用するなどにより，栄養教諭等，保健主事，養護教諭等の教職員，学校医，学校歯科医，学校薬剤師，保健所長等の専門家及び保護者が連携した学校給食の衛生管理を徹底するための体制を整備し，その適切な運用を図ること．
五 校長等は，食品の検収等の日常点検の結果，異常の発生が認められる場合，食品の返品，献立の一部又は全部の削除，調理済食品の回収等必要な措置を講じること．
六 校長等は，施設及び設備等の日常点検の結果，改善が必要と認められる場合，必要な応急措置を講じること．また，改善に時間を要する場合，計画的な改善を行うこと．
七 校長等は，栄養教諭等の指導及び助言が円滑に実施されるよう，関係職員の意思疎通等に配慮すること．
八 教育委員会等は，栄養教諭等の衛生管理に関する専門性の向上を図るため，新規採用時及び経験年数に応じた研修その他の研修の機会が確保されるよう努めること．
九 教育委員会等は，学校給食調理員を対象とした研修の機会が確保されるよう努めること．また，非常勤職員等も含め可能な限り全員が等しく研修を受講できるよう配慮すること．
十 教育委員会等は，設置する学校について，計画を立て，登録検査機関（食品衛生法（昭和22年法律第233号）第4条第9項に規定する「登録検査機関」をいう．）等に委託するなどにより，定期的に原材料及び加工食品について，微生物検査，理化学検査を行うこと．
十一 調理に直接関係のない者を調理室に入れないこと．調理及び点検に従事しない者が，やむを得ず，調理室内に立ち入る場合には，食品及び器具等には触らせず(3)三に規定する学校給食従事者の健康状態等を点検し，その状態を記録すること．また，専用の清潔な調理衣，マスク，帽子及び履物を着用させること．さらに，調理作業後の調理室等は施錠するなど適切な管理を行うこと．
(2) 学校給食従事者の衛生管理
一 学校給食従事者は，身体，衣服を清潔に保つこと．
二 調理及び配食に当たっては，せき，くしゃみ，髪の毛等が食器，食品等につかないよう専用で清潔な調理衣，エプロン，マスク，帽子，履物等を着用すること．

三　作業区域用の調理衣等及び履物を着用したまま便所に入らないこと．
四　作業開始前，用便後，汚染作業区域から非汚染作業区域に移動する前，食品に直接触れる作業の開始直前及び生の食肉類，魚介類，卵，調理前の野菜類等に触れ，他の食品及び器具等に触れる前に，手指の洗浄及び消毒を行うこと．
(3) 学校給食従事者の健康管理
一　学校給食従事者については，日常的な健康状態の点検を行うとともに，年1回健康診断を行うこと．また，当該健康診断を含め年3回定期に健康状態を把握することが望ましい．
二　検便は，赤痢菌，サルモネラ属菌，腸管出血性大腸菌血清型O157その他必要な細菌等について，毎月2回以上実施すること．
三　学校給食従事者の下痢，発熱，腹痛，嘔吐，化膿性疾患及び手指等の外傷等の有無等健康状態を，毎日，個人ごとに把握するとともに，本人若しくは同居人に，感染症予防及び感染症の患者に対する医療に関する法律（平成10年法律114号．以下「感染症予防法」という．）に規定する感染症又はその疑いがあるかどうか毎日点検し，これらを記録すること．また，下痢，発熱，腹痛，嘔吐をしており，感染症予防法に規定する感染症又はその疑いがある場合には，医療機関に受診させ感染性疾患の有無を確認し，その指示を励行させること．さらに，化膿性疾患が手指にある場合には，調理作業への従事を禁止すること．
四　ノロウイルスを原因とする感染性疾患による症状と診断された学校給食従事者は，高感度の検便検査においてノロウイルスを保有していないことが確認されるまでの間，食品に直接触れる調理作業を控えさせるなど適切な処置をとること．また，ノロウイルスにより発症した学校給食従事者と一緒に食事を喫食する，又は，ノロウイルスによる発症者が家族にいるなど，同一の感染機会があった可能性がある調理従事者について速やかに高感度の検便検査を実施し，検査の結果ノロウイルスを保有していないことが確認されるまでの間，調理に直接従事することを控えさせる等の手段を講じるよう努めること．
(4) 食中毒の集団発生の際の措置
一　教育委員会等，学校医，保健所等に連絡するとともに，患者の措置に万全を期すこと．また，二次感染の防止に努めること．
二　学校医及び保健所等と相談の上，医療機関を受診させるとともに，給食停止，当該児童生徒の出席停止及び必要に応じて臨時休業，消毒その他の事後措置の計画を立て，これに基づいて食中毒の拡大防止の措置を講じること．
三　校長の指導のもと養護教諭等が児童生徒の症状の把握に努める等関係職員の役割を明確にし，校内組織等に基づいて学校内外の取組体制を整備すること．
四　保護者に対しては，できるだけ速やかに患者の集団発生の状況を周知させ，協力を求めること．その際，プライバシー等人権の侵害がないよう配慮すること．
五　食中毒の発生原因については，保健所等に協力し，速やかに明らかとなるように努め，その原因の除去，予防に努めること．
2　1の(1)に掲げる事項については，毎学年1回，(2)及び(3)に掲げる事項については，毎学年3回定期に検査を行い，その実施記録を保管すること．

第5　日常及び臨時の衛生検査
1　学校給食衛生管理の維持改善を図るため，次に掲げる項目について，毎日点検を行うものとする．
(1) 学校給食の施設及び設備は，清潔で衛生的であること．また，調理室及び食品の保管室の温度及び湿度，冷蔵庫及び冷凍庫内部の温度を適切に保ち，これらの温度及び湿度が記録されていること．
(2) 食器具，容器及び調理用器具は，使用後，でん粉及び脂肪等が残留しないよう，確実に洗浄するとともに，損傷がないように確認し，熱風保管庫等により適切に保管されていること．また，フードカッター，ミキサー等調理用の機械及び機器は，使用後に分解して洗浄及び消毒した後，乾燥されていること．
(3) 使用水に関しては，調理開始前に十分流水した後及び調理終了後に遊離残留塩素が0.1mg/L以上であること並びに外観，臭気，味等について水質検査が実施され，記録されていること．
(4) 調理室には，調理作業に不必要な物品等を置いていないこと．
(5) 食品については，品質，鮮度，箱，袋の汚れ，破れその他の包装容器等の状況，異物混入及び異臭の有無，消費期限，賞味期限の異常の有無等を点検するための検収が適切に行われていること．また，それらが記録されていること．
(6) 食品等は，清潔な場所に食品の分類ごとに区分され衛生的な状態で保管されていること．
(7) 下処理，調理，配食は，作業区分ごとに衛生的に行われていること．
(8) 生食する野菜類及び果実類等は流水で十分洗浄されていること．また，必要に応じて消毒されていること．
(9) 加熱，冷却が適切に行われていること．また，加熱すべき食品は加熱されていること．さらに，その温度と時間が記録されていること．
(10) 調理に伴う廃棄物は，分別し，衛生的に処理されていること．
(11) 給食当番等配食を行う児童生徒及び教職員の健康状態は良好であり，服装は衛生的であること．
(12) 調理終了後速やかに給食されるよう配送及び配食され，その時刻が記録されていること．さらに，給食前に責任者を定めて検食が行われていること．
(13) 保存食は，適切な方法で，2週間以上保存され，かつ記録されていること．
(14) 学校給食従事者の服装及び身体が清潔であること．また，作業開始前，用便後，汚染作業区域から非汚染作業区域に移動する前，食品に直接触れる作業の開始直前及び生の食肉類，魚介類，卵，調理前の野菜類等に触れ，他の食品及び器具等に触れる前に手指の洗浄及び消毒が行われていること．
(15) 学校給食従事者の下痢，発熱，腹痛，嘔吐，化膿性疾患及び手指等の外傷等の有無等健康状態を，毎日，個人ごとに把握するとともに，本人若しくは同居人に感染症予防法に規定する感染症又は，その疑いがあるかどうか毎日点検し，これらが記録されていること．また，下痢，発熱，腹痛，嘔吐をしており，感染症予防法に規定する感染症又はその疑いがある場合には，医療機関に受診させ感染性疾患の有無を確認し，その指示が励行されていること．さらに，化膿性疾患が手指にある場合には，調理作業への従事が禁止されていること．
2　学校給食衛生管理の維持改善を図るため，次のような場合，必要があるときは臨時衛生検査を行うものとする．
① 感染症・食中毒の発生のおそれがあり，また，発生したとき．
② 風水害等により環境が不潔になり，又は汚染され，

感染症の発生のおそれがあるとき．
　　③　その他必要なとき．
　また，臨時衛生検査は，その目的に即して必要な検査項目を設定し，その検査項目の実施に当たっては，定期的に行う衛生検査に準じて行うこと．
第6　雑則
1　本基準に基づく記録は，1年間保存すること．
2　クックチル方式により学校給食を提供する場合には，教育委員会等の責任において，クックチル専用の施設設備の整備，二次汚染防止のための措置，学校給食従事者の研修の実施，衛生管理体制の整備等衛生管理のための必要な措置を講じたうえで実施すること．
（略）

【資料⑫】**大量調理施設衛生管理マニュアル**（平成9年3月24日付け衛食第85号別添　最終改正　平成29年6月16日付け生食発0616第1号）
Ⅰ　趣　旨
　本マニュアルは，集団給食施設等における食中毒を予防するために，HACCPの概念に基づき，調理過程における重要管理事項として，
　　①　原材料受入れ及び下処理段階における管理を徹底すること．
　　②　加熱調理食品については，中心部まで十分加熱し，食中毒菌等（ウイルスを含む．以下同じ．）を死滅させること．
　　③　加熱調理後の食品及び非加熱調理食品の二次汚染防止を徹底すること．
　　④　食中毒菌が付着した場合に菌の増殖を防ぐため，原材料及び調理後の食品の温度管理を徹底すること．
等を示したものである．
　集団給食施設等においては，衛生管理体制を確立し，これらの重要管理事項について，点検・記録を行うとともに，必要な改善措置を講じる必要がある．また，これを遵守するため，更なる衛生知識の普及啓発に努める必要がある．
　なお，本マニュアルは同一メニューを1回300食以上又は1日750食以上を提供する調理施設に適用する．
Ⅱ　重要管理事項
1．原材料の受入れ・下処理段階における管理
（1）原材料については，品名，仕入れ元の名称及び所在地，生産者（製造又は加工者を含む．）の名称及び所在地，ロットが確認可能な情報（年月日表示またはロット番号）並びに仕入れ年月日を記録し，1年間保管すること．
（2）原材料について納入業者が定期的に実施する微生物及び理化学検査の結果を提出させること．その結果については，保健所に相談するなどして，原材料として不適と判断した場合には，納入業者の変更等適切な措置を講じること．検査結果については，1年間保管すること．
（3）加熱せずに喫食する食品（牛乳，発酵乳，プリン等容器包装に入れられ，かつ，殺菌された食品を除く．）については，乾物や摂取量が少ない食品も含め，製造加工業者の衛生管理の体制について保健所の監視票，食品等事業者の自主管理記録票等により確認するとともに，製造加工業者が従事者の健康状態の確認等ノロウイルス対策を適切に行っているかを確認すること．
（4）原材料の納入に際しては調理従事者等が必ず立ち合い，検収場で品質，鮮度，品温（納入業者が運搬の際，別添1に従い，適切な温度管理を行っていたかどうかを含む．），異物の混入等につき，点検を行い，その結果を記録すること．
（5）原材料の納入に際しては，缶詰，乾物，調味料等常温保存可能なものを除き，食肉類，魚介類，野菜類等の生鮮食品については1回で使い切る量を調理当日に仕入れるようにすること．
（6）野菜及び果物を加熱せずに供する場合には，別添2に従い，流水（食品製造用水[注1]として用いるもの．以下同じ．）で十分洗浄し，必要に応じて次亜塩素酸ナトリウム等で殺菌[注2]した後，流水で十分すすぎ洗いを行うこと．特に高齢者，若齢者及び抵抗力の弱い者を対象とした食事を提供する施設で，加熱せずに供する場合（表皮を除去する場合を除く．）には，殺菌を行うこと．
　注1：従前の「飲用適の水」に同じ．（「食品，添加物等の規格基準」（昭和34年　厚生省告示第370号）の改正により用語のみ読み替えたもの．定義については同告示の「第1　食品　B　食品一般の製造，加工及び調理基準」を参照のこと．）
　注2：次亜塩素酸ナトリウム溶液又はこれと同等の効果を有する亜塩素酸水（きのこ類を除く．），亜塩素酸ナトリウム溶液（生食用野菜に限る．），過酢酸製剤，次亜塩素酸水並びに食品添加物として使用できる有機酸溶液．これらを使用する場合，食品衛生法で規定する「食品，添加物等の規格基準」を遵守すること．
2．加熱調理食品の加熱温度管理
　加熱調理食品は，別添2に従い，中心部温度計を用いるなどにより，中心部が75℃で1分間以上（二枚貝等ノロウイルス汚染のおそれのある食品の場合は85～90℃で90秒間以上）又はこれと同等以上まで加熱されていることを確認するとともに，温度と時間の記録を行うこと．
3．二次汚染の防止
（1）調理従事者等（食品の盛付け・配膳等，食品に接触する可能性のある者及び臨時職員を含む．以下同じ．）は，次に定める場合には，別添2に従い，必ず流水・石けんによる手洗いによりしっかりと2回（その他の時には丁寧に1回）手指の洗浄及び消毒を行うこと．なお，使い捨て手袋を使用する場合にも，原則として次に定める場合に交換を行うこと．
　①　作業開始前及び用便後
　②　汚染作業区域から非汚染作業区域に移動する場合
　③　食品に直接触れる作業にあたる直前
　④　生の食肉類，魚介類，卵殻等微生物の汚染源となるおそれのある食品等に触れた後，他の食品や器具等に触れる場合
　⑤　配膳の前
（2）原材料は，隔壁等で他の場所から区分された専用の保管場に保管設備を設け，食肉類，魚介類，野菜類等，食材の分類ごとに区分して保管すること．
　この場合，専用の衛生的なふた付き容器に入れ替えるなどにより，原材料の包装の汚染を保管設備に持ち込まないようにするとともに，原材料の相互汚染を防ぐこと．
（3）下処理は汚染作業区域で確実に行い，非汚染作業区域を汚染しないようにすること．
（4）包丁，まな板などの器具，容器等は用途別及び食品別（下処理用にあっては，魚介類用，食肉類用，野菜類用の別，調理用にあっては，加熱調理済み食品用，生食野菜用，生食魚介類用の別）にそれぞれ専用のものを用意し，混同しないようにして使用すること．
（5）器具，容器等の使用後は，別添2に従い，全面を流水で洗浄し，さらに80℃，5分間以上の加熱又はこれと同等の効果を有する方法[注3]で十分殺菌した後，乾燥させ，清潔な保管庫を用いるなどして衛生的に保管すること．
　なお，調理場内における器具，容器等の使用後の洗浄・殺菌は，原則としてすべての食品が調理場から搬出された後に行うこと．
　また，器具，容器等の使用中も必要に応じ，同様の方

法で熱湯殺菌を行うなど，衛生的に使用すること．この場合，洗浄水等が飛散しないように行うこと．なお，原材料用に使用した器具，容器等をそのまま調理後の食品用に使用するようなことは，けっして行わないこと．
(6) まな板，ざる，木製の器具は汚染が残存する可能性が高いので，特に十分な殺菌[注4]に留意すること．なお，木製の器具は極力使用を控えることが望ましい．
(7) フードカッター，野菜切り機等の調理機械は，最低1日1回以上，分解して洗浄・殺菌[注5]した後，乾燥させること．
(8) シンクは原則として用途別に相互汚染しないように設置すること．特に，加熱調理用食材，非加熱調理用食材，器具の洗浄等に用いるシンクを必ず別に設置すること．また，二次汚染を防止するため，洗浄・殺菌[注5]し，清潔に保つこと．
(9) 食品並びに移動性の器具及び容器の取り扱いは，床面からの跳ね水等による汚染を防止するため，床面から60cm以上の場所で行うこと．ただし，跳ね水等からの直接汚染が防止できる食缶等で食品を取り扱う場合には，30cm以上の台にのせて行うこと．
(10) 加熱調理後の食品の冷却，非加熱調理食品の下処理後における調理場等での一時保管等は，他からの二次汚染を防止するため，清潔な場所で行うこと．
(11) 調理終了後の食品は衛生的な容器にふたをして保存し，他からの二次汚染を防止すること．
(12) 使用水は食品製造用水を用いること．また，使用水は，色，濁り，におい，異物のほか，貯水槽を設置している場合や井戸水等を殺菌・ろ過して使用する場合には，遊離残留塩素が0.1mg/L以上であることを始業前及び調理作業終了後に毎日検査し，記録すること．
注3：塩素系消毒剤（次亜塩素酸ナトリウム，亜塩素酸水，次亜塩素酸水等）やエタノール系消毒剤には，ノロウイルスに対する不活化効果を期待できるものがある．使用する場合，濃度・方法等，製品の指示を守って使用すること．浸漬により使用することが望ましいが，浸漬が困難な場合にあっては，不織布等に十分浸み込ませて清拭すること．(参考文献)「平成27年度ノロウイルスの不活化条件に関する調査報告書」(http://www.mhlw.go.jp/file/06-Seisakujouhou-11130500-Shokuhinanzenbu/0000125854.pdf)
注4：大型のまな板やざる等，十分な洗浄が困難な器具については，亜塩素酸水又は次亜塩素酸ナトリウム等の塩素系消毒剤に浸漬するなどして消毒を行うこと．
注5：80℃で5分間以上の加熱またはこれと同等の効果を有する方法（注3参照）

4．原材料および調理済み食品の温度管理

(1) 原材料は，別添1に従い，戸棚，冷凍又は冷蔵設備に適切な温度で保存すること．また，原材料搬入時の時刻，室温及び冷凍又は冷蔵設備内温度を記録すること．
(2) 冷凍又は冷蔵設備から出した原材料は，速やかに下処理，調理を行うこと．非加熱で供される食品については，下処理後速やかに調理に移行すること．
(3) 調理後直ちに提供される食品以外の食品は，食中毒菌の増殖を抑制するために，10℃以下又は65℃以上で管理することが必要である．（別添3参照）
　① 加熱調理後，食品を冷却する場合には，食中毒菌の発育至適温度帯（約20℃～50℃）の時間を可能な限り短くするため，冷却機を用いたり，清潔な場所で衛生的な容器に小分けするなどして，30分以内に中心温度を20℃付近（又は60分以内に中心温度を10℃付近）まで下げるよう工夫すること．
　② 調理が終了した食品は速やかに提供できるよう工夫すること．

調理終了後30分以内に提供できるものについては，調理終了時刻を記録すること．また，調理終了後提供まで30分以上を要する場合は次のア及びイによること．
　ア 温かい状態で提供される食品については，調理終了後速やかに保温食缶等に移し保存すること．この場合，食缶等へ移し替えた時刻を記録すること．
　イ その他の食品については，調理終了後提供まで10℃以下で保存すること．この場合，保冷設備への搬入時刻，保冷設備内温度及び保冷設備からの搬出時刻を記録すること．
　③ 配送過程においては保冷又は保温設備のある運搬車を用いるなど，10℃以下又は65℃以上の適切な温度管理を行い配送し，配送時刻の記録を行うこと．
また，65℃以上で提供される食品以外の食品については，保冷設備への搬入時刻及び保冷設備内温度の記録を行うこと．
　④ 共同調理施設等で調理された食品を受け入れ，提供する施設においても，温かい状態で提供される食品以外の食品であって，提供まで30分以上を要する場合は提供まで10℃以下で保存すること．
この場合，保冷設備への搬入時刻，保冷設備内温度及び保冷設備からの搬出時刻を記録すること．
(4) 調理後の食品は，調理終了後から2時間以内に喫食することが望ましい．

5．その他
(1) 施設設備の構造
　① 隔壁等により，汚水溜，動物飼育場，廃棄物集積場等不潔な場所から完全に区別されていること．
　② 施設の出入口及び窓は極力閉めておくとともに，外部に開放される部分には網戸，エアカーテン，自動ドア等を設置し，ねずみや昆虫の侵入を防止すること．
　③ 食品の各調理過程ごとに，汚染作業区域（検収場，原材料の保管場，下処理場），非汚染作業区域（さらに準清潔作業区域（調理場）と清潔作業区域（放冷・調製場，製品の保管場）に区分される．）を明確に区別すること．なお，各区域を固定し，それぞれを壁で区画する，床面を色別する，境界にテープをはる等により明確に区画することが望ましい．
　④ 手洗い設備，履物の消毒設備（履物の交換が困難な場合に限る．）は，各作業区域の入り口手前に設置すること．
なお，手洗い設備は，感知式の設備等で，コック，ハンドル等を直接手で操作しない構造のものが望ましい．
　⑤ 器具，容器等は，作業動線を考慮し，予め適切な場所に適切な数を配置しておくこと．
　⑥ 床面に水を使用する部分にあっては，適当な勾配（100分の2程度）及び排水溝（100分の2から4程度の勾配を有するもの）を設けるなど排水が容易に行える構造であること．
　⑦ シンク等の排水口は排水が飛散しない構造であること．
　⑧ 全ての移動性の器具，容器等を衛生的に保管するため，外部から汚染されない構造の保管設備を設けること．
　⑨ 便所等
　　ア 便所，休憩室及び更衣室は，隔壁により食品を取り扱う場所と必ず区分されていること．なお，調理場等から3m以上離れた場所に設けられていることが望ましい．
　　イ 便所には，専用の手洗い設備，専用の履き物が備えられていること．また，便所は，調理従事者等専

用のものが設けられていることが望ましい．
(2) 施設設備の管理
① 施設・設備は必要に応じて補修を行い，施設の床面（排水溝を含む．），内壁のうち床面から1mまでの部分及び手指の触れる場所は1日に1回以上，施設の天井及び内壁のうち床面から1m以上の部分は1月に1回以上清掃し，必要に応じて，洗浄・消毒を行うこと．施設の清掃はすべての食品が調理場内から完全に搬出された後に行うこと．
② 施設におけるねずみ，昆虫等の発生状況を1月に1回以上巡回点検するとともに，ねずみ，昆虫の駆除を半年に1回以上（発生を確認したときにはその都度）実施し，その実施記録を1年間保管すること．また，施設及びその周囲は，維持管理を適切に行うことにより，常に良好な状態に保ち，ねずみや昆虫の繁殖場所の排除に努めること．

　なお，殺そ剤又は殺虫剤を使用する場合には，食品を汚染しないようその取扱いに十分注意すること．
③ 施設は，衛生的な管理に努め，みだりに部外者を立ち入らせたり，調理作業に不必要な物品等を置いたりしないこと．
④ 原材料を配送用包装のまま非汚染作業区域に持ち込まないこと．
⑤ 施設は十分な換気を行い，高温多湿を避けること．調理場は湿度80％以下，温度は25℃以下に保つことが望ましい．
⑥ 手洗い設備には，手洗いに適当な石けん，爪ブラシ，ペーパータオル，殺菌液等を定期的に補充し，常に使用できる状態にしておくこと．
⑦ 水道事業により供給される水以外の井戸水等の水を使用する場合には，公的検査機関，厚生労働大臣の登録検査機関等に依頼して，年2回以上水質検査を行うこと．検査の結果，飲用不適とされた場合は，直ちに保健所長の指示を受け，適切な措置を講じること．なお，検査結果は1年間保管すること．
⑧ 貯水槽は清潔を保持するため，専門の業者に委託して，年1回以上清掃すること．

　なお，清掃した証明書は1年間保管すること．
⑨ 便所については，業務開始前，業務中及び業務終了後等定期的に清掃及び消毒剤による消毒を行って衛生的に保つこと[注6]．
⑩ 施設（客席等の飲食施設，ロビー等の共用施設を含む．）において利用者等が嘔吐した場合には，消毒剤を用いて迅速かつ適切に嘔吐物の処理を行うこと[注6]により，利用者及び調理従事者等へのノロウイルス感染及び施設の汚染防止に努めること．

　注6：「ノロウイルスに関するQ＆A」（厚生労働省）を参照のこと．

(3) 検食の保存
　検食は，原材料及び調理済み食品を食品ごとに50g程度ずつ清潔な容器（ビニール袋等）に入れ，密封し，−20℃以下で2週間以上保存すること．

　なお，原材料は，特に，洗浄・殺菌等を行わず，購入した状態で，調理済み食品は配膳後の状態で保存すること．

(4) 調理従事者等の衛生管理
① 調理従事者等は，便所及び風呂等における衛生的な生活環境を確保すること．また，ノロウイルスの流行期には十分に加熱された食品を摂取する等により感染防止に努め，徹底した手洗いの励行を行うなど自らが施設や食品の汚染の原因とならないように措置するとともに，体調に留意し，健康な状態を保つように努めること．

② 調理従事者等は，毎日作業開始前に，自らの健康状態を衛生管理者に報告し，衛生管理者はその結果を記録すること．
③ 調理従事者等は臨時職員も含め，定期的な健康診断および月に1回以上の検便を受けること．検便検査[注7]には，腸管出血性大腸菌の検査を含めることとし，10月から3月までの間には月に1回以上又は必要に応じて[注8]ノロウイルスの検便検査に努めること．
④ ノロウイルスの無症状病原体保有者であることが判明した調理従事者等は，検便検査においてノロウイルスを保有していないことが確認されるまでの間，食品に直接触れる調理作業を控えるなど適切な措置をとることが望ましいこと．
⑤ 調理従事者等は下痢，嘔吐，発熱などの症状があった時，手指等に化膿創があった時は調理作業に従事しないこと．
⑥ 下痢又は嘔吐等の症状がある調理従事者等については，直ちに医療機関を受診し，感染性疾患の有無を確認すること．ノロウイルスを原因とする感染性疾患による症状と診断された調理従事者等は，検便検査においてノロウイルスを保有していないことが確認されるまでの間，食品に直接触れる調理作業を控えるなど適切な処置をとることが望ましいこと．
⑦ 調理従事者等が着用する帽子，外衣は毎日専用で清潔なものに交換すること．
⑧ 下処理場から調理場への移動の際には，外衣，履き物の交換等を行うこと．（履き物の交換が困難な場合には履き物の消毒を必ず行うこと．）
⑨ 便所には，調理作業時に着用する外衣，帽子，履き物のまま入らないこと．
⑩ 調理，点検に従事しない者が，やむを得ず，調理施設に立ち入る場合には，専用の清潔な帽子，外衣及び履き物を着用させ，手洗い及び手指の消毒を行わせること．
⑪ 食中毒が発生したときの原因究明を確実に行うため，原則として，調理従事者等は当該施設で調理された食品を喫食しないこと．

　ただし，原因究明に支障を来さないための措置が講じられている場合はこの限りでない．（試食担当者を限定すること等）

　注7：ノロウイルスの検査に当たっては，遺伝子型によらず，概ね便1g当たり10^5オーダーのノロウイルスを検出できる検査法を用いることが望ましい．ただし，検査結果が陰性であっても検査感度よりノロウイルスを保有している可能性を踏まえた衛生管理が必要である．

　注8：ノロウイルスの検便検査の実施に当たっては，調理従事者の健康確認の補完手段とする場合，家族等に感染性胃腸炎が疑われる有症者がいる場合，病原微生物検出情報においてノロウイルスの検出状況が増加している場合などの各食品等事業者の事情に応じ判断すること．

(5) その他
① 加熱調理食品にトッピングする非加熱調理食品は，直接喫食する非加熱調理食品と同様の衛生管理を行い，トッピングする時期は提供までの時間が極力短くなるようにすること．
② 廃棄物（調理施設内で生じた廃棄物及び返却された残渣をいう．）の管理は，次のように行うこと．
　ア　廃棄物容器は，汚臭，汚液がもれないように管理するとともに，作業終了後は速やかに清掃し，衛生上支障のないように保持すること．
　イ　返却された残渣は非汚染作業区域に持ち込まないこと．

ウ 廃棄物は，適宜集積場に搬出し，作業場に放置しないこと．
エ 廃棄物集積場は，廃棄物の搬出後清掃するなど，周囲の環境に悪影響を及ぼさないよう管理すること．

III 衛生管理体制

1. 衛生管理体制の確立

(1) 調理施設の経営者又は学校長等施設の運営管理責任者（以下「責任者」という．）は，施設の衛生管理に関する責任者（以下「衛生管理者」という．）を指名すること．
なお，共同調理施設等で調理した食品を受け入れ，提供する施設においても，衛生管理者を指名すること．

(2) 責任者は，日頃から食材の納入業者についての情報の収集に努め，品質管理の確かな業者から食材を購入すること．また，継続的に購入する場合は，配送中の保存温度の徹底を指示するほか，納入業者が定期的に行う原材料の微生物検査等の結果の提出を求めること．

(3) 責任者は，衛生管理者に別紙点検票に基づく点検作業を行わせるとともに，そのつど点検結果を報告させ，適切に点検が行われたことを確認すること．点検結果については，1年間保管すること．

(4) 責任者は，点検の結果，衛生管理者から改善不能な異常の発生の報告を受けた場合，食材の返品，メニューの一部削除，調理済み食品の回収等必要な措置を講ずること．

(5) 責任者は，点検の結果，改善に時間を要する事態が生じた場合，必要な応急処置を講じるとともに，計画的に改善を行うこと．

(6) 責任者は，衛生管理者及び調理従事者等に対して衛生管理及び食中毒防止に関する研修に参加させるなど必要な知識・技術の周知徹底を図ること．

(7) 責任者は，調理従事者等を含め職員の健康管理及び健康状態の確認を組織的・継続的に行い，調理従事者等の感染及び調理従事者等からの施設汚染の防止に努めること．

(8) 責任者は，衛生管理者に毎日作業開始前に，各調理従事者等の健康状態を確認させ，その結果を記録させること．

(9) 責任者は，調理従事者等に定期的な健康診断および月に1回以上の検便を受けさせること．検便検査には，腸管出血性大腸菌の検査を含めることとし，10月から3月の間には月に1回以上又は必要に応じてノロウイルスの検便検査を受けさせるよう努めること．

(10) 責任者は，ノロウイルスの無症状病原体保有者であることが判明した調理従事者等を，検便検査においてノロウイルスを保有していないことが確認されるまでの間，食品に直接触れる調理作業を控えさせるなど適切な措置を取ることが望ましいこと．

(11) 責任者は，調理従事者等が下痢，嘔吐，発熱などの症状があった時，手指等に化膿創があった時は調理作業に従事させないこと．

(12) 責任者は，下痢又は嘔吐等の症状がある調理従事者等について，直ちに医療機関を受診させ，感染性疾患の有無を確認すること．ノロウイルスを原因とする感染性疾患による症状と診断された調理従事者等は，検便検査においてノロウイルスを保有していないことが確認されるまでの間，食品に直接触れる調理作業を控えさせるなど適切な処置をとることが望ましいこと．

(13) 責任者は，調理従事者等について，ノロウイルスにより発症した調理従事者等と一緒に感染の原因と考えられる食事を喫食するなど，同一の感染機会があった可能性がある調理従事者等について速やかにノロウイルスの検便検査を実施し，検査の結果ノロウイルスを保有していないことが確認されるまでの間，調理に直接従事することを控えさせる等の手段を講ずることが望ましいこと．

(14) 献立の作成に当たっては，施設の人員等の能力に余裕を持った献立作成を行うこと．

(15) 献立ごとの調理工程表の作成に当たっては，次の事項に留意すること．
ア 調理従事者等の汚染作業区域から非汚染作業区域への移動を極力行わないようにすること．
イ 調理従事者等の一日ごとの作業の分業化を図ることが望ましいこと．
ウ 調理終了後速やかに喫食されるよう工夫すること．
また，衛生管理者は調理工程表に基づき，調理従事者等と作業分担等について事前に十分な打合せを行うこと．

(16) 施設の衛生管理全般について，専門的な知識を有する者から定期的な指導，助言を受けることが望ましい．また，従事者の健康管理については，労働安全衛生法等関係法令に基づき産業医等から定期的な指導，助言を受けること．

(17) 高齢者や乳幼児が利用する施設等においては，平常時から施設長を責任者とする危機管理体制を整備し，感染拡大防止のための組織対応を文書化するとともに，具体的な対応訓練を行っておくことが望ましいこと．また，従業員あるいは利用者において下痢・嘔吐等の発生を迅速に把握するために，定常的に有症状者数を調査・監視することが望ましいこと．

（別添1）原材料，製品等の保存温度

食品名	保存温度
穀類加工品（小麦粉，デンプン）	室温
砂糖	室温
食肉・鯨肉	10℃以下
細切した食肉・鯨肉を凍結したものを容器包装に入れたもの	−15℃以下
食肉製品	10℃以下
鯨肉製品	10℃以下
冷凍食肉製品	−15℃以下
冷凍鯨肉製品	−15℃以下
ゆでだこ	10℃以下
冷凍ゆでだこ	−15℃以下
生食用かき	10℃以下
生食用冷凍かき	−15℃以下
冷凍食品	−15℃以下
魚肉ソーセージ，魚肉ハム及び特殊包装かまぼこ	10℃以下
冷凍魚肉ねり製品	−15℃以下
液状油脂	室温
固形油脂（ラード，マーガリン，ショートニング，カカオ脂）	10℃以下
殻付卵	10℃以下
液卵	8℃以下

食品名	保存温度
凍結卵	－18℃以下
乾燥卵	室温
ナッツ類	15℃以下
チョコレート	15℃以下
生鮮果実・野菜	10℃前後
生鮮魚介類（生食用鮮魚介類を含む．）	5℃以下
乳・濃縮乳	10℃以下
脱脂乳	10℃以下
クリーム	10℃以下
バター	15℃以下
チーズ	15℃以下
練乳	15℃以下
清涼飲料水（食品衛生法の食品，添加物等の規格基準に規定のあるものについては，当該保存基準に従うこと．）	室温

（別添2）標準作業書
（手洗いマニュアル）
1. 水で手をぬらし石けんをつける．
2. 指，腕を洗う．特に，指の間，指先をよく洗う．（30秒程度）
3. 石けんをよく洗い流す．（20秒程度）
4. 使い捨てペーパータオル等でふく．（タオル等の共用はしないこと．）
5. 消毒用のアルコールをかけて手指によくすりこむ．
（本文のⅡ3（1）で定める場合には，1から3までの手順を2回実施する．）

（器具等の洗浄・殺菌マニュアル）
1. 調理機械
   ① 機械本体・部品を分解する．なお，分解した部品は床にじか置きしないようにする．
   ② 食品製造用水（40℃程度の微温水が望ましい．）で3回水洗いする．
   ③ スポンジタワシに中性洗剤又は弱アルカリ性洗剤をつけてよく洗浄する．
   ④ 食品製造用水（40℃程度の微温水が望ましい．）でよく洗剤を洗い流す．
   ⑤ 部品は80℃で5分間以上の加熱又はこれと同等の効果を有する方法[注1]で殺菌を行う．
   ⑥ よく乾燥させる．
   ⑦ 機械本体・部品を組み立てる．
   ⑧ 作業開始前に70％アルコール噴霧又はこれと同等の効果を有する方法で殺菌を行う．
2. 調理台
   ① 調理台周辺の片づけを行う．
   ② 食品製造用水（40℃程度の微温水が望ましい．）で3回水洗いする．
   ③ スポンジタワシに中性洗剤または弱アルカリ性洗剤をつけてよく洗浄する．
   ④ 食品製造用水（40℃程度の微温水が望ましい．）でよく洗剤を洗い流す．
   ⑤ よく乾燥させる．
   ⑥ 70％アルコール噴霧又はこれと同等の効果を有する方法[注1]で殺菌を行う．
   ⑦ 作業開始前に⑥と同様の方法で殺菌を行う．

3. まな板，包丁，へら等
   ① 食品製造用水（40℃程度の微温水が望ましい．）で3回水洗いする．
   ② スポンジタワシに中性洗剤または弱アルカリ性洗剤をつけてよく洗浄する．
   ③ 食品製造用水（40℃程度の微温水が望ましい．）でよく洗剤を洗い流す．
   ④ 80℃で5分間以上の加熱又はこれと同等の効果を有する方法[注2]で殺菌を行う．
   ⑤ よく乾燥させる．
   ⑥ 清潔な保管庫にて保管する．
4. ふきん，タオル等
   ① 食品製造用水（40℃程度の微温水が望ましい．）で3回水洗いする．
   ② 中性洗剤または弱アルカリ性洗剤をつけてよく洗浄する．
   ③ 食品製造用水（40℃程度の微温水が望ましい．）でよく洗剤を洗い流す．
   ④ 100℃で5分間以上煮沸殺菌を行う．
   ⑤ 清潔な場所で乾燥，保管する．

   注1：塩素系消毒剤（次亜塩素酸ナトリウム，亜塩素酸水，次亜塩素酸水等）やエタノール系消毒剤には，ノロウイルスに対する不活化効果を期待できるものがある．使用する場合，濃度・方法等，製品の指示を守って使用すること．浸漬により使用することが望ましいが，浸漬が困難な場合にあっては，不織布等に十分浸み込ませて清拭すること．（参考文献）「平成27年度ノロウイルスの不活化条件に関する調査報告書」(http://www.mhlw.go.jp/file/06-Seisakujouhou-11130500-Shokuhinanzenbu/0000125854.pdf)
   注2：大型のまな板やざる等，十分な洗浄が困難な器具については，亜塩素酸水又は次亜塩素酸ナトリウム等の塩素系消毒剤に浸漬するなどして消毒を行うこと．

（原材料等の保管管理マニュアル）
1. 野菜・果物[注3]
   ① 衛生害虫，異物混入，腐敗，異臭等がないか点検する．異常品は返品又は使用禁止とする．
   ② 各材料ごとに，50g程度ずつ清潔な容器（ビニール袋等）に密封して入れ，－20℃以下で2週間以上保存する．（検食用）
   ③ 専用の清潔な容器に入れ替えるなどして，10℃前後で保存する．（冷凍野菜は－15℃以下）
   ④ 流水で3回以上水洗いする．
   ⑤ 中性洗剤で洗う．
   ⑥ 流水で十分すすぎ洗いする．
   ⑦ 必要に応じて，次亜塩素酸ナトリウム等[注4]で殺菌[注5]した後，流水で十分すすぎ洗いする．
   ⑧ 水切りする．
   ⑨ 専用のまな板，包丁でカットする．
   ⑩ 清潔な容器に入れる．
   ⑪ 清潔なシートで覆い（容器がふた付きの場合を除く），調理まで30分以上を要する場合には，10℃以下で冷蔵保存する．

   注3：表面の汚れが除去され，分割・細切されずに皮付きで提供されるみかん等の果物にあっては，③から⑧までを省略して差し支えない．
   注4：次亜塩素酸ナトリウム溶液（200mg/Lで5分間又は100mg/Lで10分間）又はこれと同等の効果を有する亜塩素酸水（きのこ類を除く．），亜塩素酸ナトリウム溶液（生食用野菜に限る．），過酢酸製剤，次亜塩素酸水並びに食品添加物として使用できる有機酸溶液．これらを使用する場合，食品衛生法で規定する「食品，添加物等の

注5：高齢者, 若齢者及び抵抗力の弱い者を対象とした食事を提供する施設で, 加熱せずに供する場合（表皮を除去する場合を除く.）には, 殺菌を行うこと.

2. 魚介類, 食肉類
　① 衛生害虫, 異物混入, 腐敗・異臭等がないか点検する. 異常品は返品又は使用禁止とする.
　② 各材料ごとに, 50g 程度ずつ清潔な容器（ビニール袋等に密封して入れ, −20℃以下で2週間以上保存する（検食用）.
　③ 専用の清潔な容器に入れ替えるなどして, 食肉類については10℃以下, 魚介類については5℃以下で保存する（冷凍で保存する者は−15℃以下）.
　④ 必要に応じて, 次亜塩素酸ナトリウム等[注6]で殺菌した後, 流水で十分すすぎ洗いする.
　⑤ 専用のまな板, 包丁でカットする.
　⑥ 速やかに調理へ移行させる.
　注6：次亜塩素酸ナトリウム溶液（200mg/Lで5分間又は100mg/Lで10分間）又はこれと同等の効果を有する亜塩素酸水, 亜塩素酸ナトリウム溶液（魚介類を除く.）, 過酢酸製剤（魚介類を除く.）, 次亜塩素酸水, 次亜臭素酸水（魚介類を除く.）並びに食品添加物として使用できる有機酸溶液. これらを使用する場合, 食品衛生法で規定する「食品, 添加物等の規格基準」を遵守すること.

（加熱調理食品の中心温度及び加熱時間の記録マニュアル）

1. 揚げ物
　① 油温が設定した温度以上になったことを確認する.
　② 調理を開始した時間を記録する.
　③ 調理の途中で適当な時間を見はからって食品の中心温度を校正された温度計で3点以上測定し, 全ての点において75℃以上に達していた場合には, それぞれの中心温度を記録するとともに, その時点からさらに1分以上加熱を続ける（二枚貝等ノロウイルス汚染のおそれのある食品の場合は85～90℃で90秒間以上）.
　④ 最終的な加熱処理時間を記録する.
　⑤ なお, 複数回同一の作業を繰り返す場合には, 油温が設定した温度以上であることを確認・記録し, ①～④で設定した条件に基づき, 加熱処理を行う. 油温が設定した温度以上に達していない場合には, 油温を上昇させるため必要な措置を講ずる.

2. 焼き物及び蒸し物
　① 調理を開始した時間を記録する.
　② 調理の途中で適当な時間を見はからって食品の中心温度を校正された温度計で3点以上測定し, 全ての点において75℃以上に達していた場合には, それぞれの中心温度を記録するとともに, その時点からさらに1分以上加熱を続ける（二枚貝等ノロウイルス汚染のおそれのある食品の場合は85～90℃で90秒間以上）.
　③ 最終的な加熱処理時間を記録する.
　④ なお, 複数回同一の作業を繰り返す場合には, ①～③で設定した条件に基づき, 加熱処理を行う. この場合, 中心温度の測定は最も熱が通りにくいと考えられる場所の一点のみでもよい.

3. 煮物及び炒め物
　調理の順序は食肉類の加熱を優先すること. 食肉類, 魚介類, 野菜類の冷凍品を使用する場合には, 十分解凍してから調理を行うこと.
　① 調理の途中で適当な時間を見はからって, もっとも熱が通りにくい具材を選び, 食品の中心温度を校正された温度計で3点以上（煮物の場合は1点以上）測定し, 全ての点において75℃以上に達していた場合には, それぞれの中心温度を記録するとともに, その時点からさらに1分以上加熱を続ける（二枚貝等ノロウイルス汚染の恐れのある食品の場合は85～90℃で90秒間以上）.
　　なお, 中心温度を測定できるような具材がない場合には, 調理釜の中心付近の温度を3点以上（煮物の場合は1点以上）測定する.
　② 複数回同一の作業を繰り返す場合にも, 同様に点検・記録を行う.

（別添3）調理後の食品の温度管理にかかる記録の取り方について
（調理終了後提供まで30分以上を要する場合）

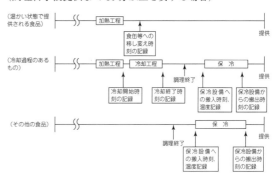

（別紙）
・調理施設の点検表
・従事者等の衛生管理点検表
・原材料の取扱い等点検表
・検収の記録簿
・調理器具等及び使用水の点検表
・調理等における点検表
・食品保管時の記録簿
・食品の加熱加工の記録簿

索引

数字

3M	40
4M	102
4P	31
5S	131
6W1H1B	27

欧文

ABC分析	35, 79
action	21
AI	54
BMI	54
check	21
DG	54
do	21
EAR	54
EER	54
HACCP	93, 125
ISO14001/9001	93
IT	87
JAS法	93
MEM	35
MRM	137
n-3系脂肪酸	60
n-6系脂肪酸	60
OFF-JT	41
OJT	40
PDCAサイクル	5, 21
plan	21
PL法	137
PPM	33
PPMマトリックス	34
QC	70
QOL	14, 48
quality of life	14
RDA	54
UL	54

あ

アウトソーシング	27
安全管理体制	137
一般的衛生管理プログラム	125
医療安全委員会	137
院外調理	12
院内感染予防委員会	137
ウイルス性食中毒	113
ウォンツ	20
売上総利益	81
営業活動	81

営業給食	26
営業利益	81
衛生管理者	112
衛生管理責任者	112
栄養管理計画書	52
栄養教育	48
栄養教諭	16
栄養ケア計画	48
栄養・食事アセスメント	53
栄養・食事管理	48
栄養出納表	66
栄養治療計画	48
栄養補給	48
汚染作業区域	103
オペレーションシステム	99
オペレーター	29

か

会計管理	78
外食産業市場	25
改善	21
回転カウンター方式	159
外部委託	27
化学性食中毒	113
学習指導要領	16
荷重平均食品成分表	59
カスタマー	29
学校給食衛生管理基準	16, 73, 109, 150
学校給食栄養報告	66
学校給食法	16
カミサリー方式	94
間接費	82
感染型	113
感染症	117
感染症法	117
感染症等予防委員会	137
管理会計	81
危害分析	125
危害分析重要管理点	125
危機管理	120, 136
危機管理対策	120
危機管理マニュアル	144
機器設備	102
キザミ食	63
寄生虫	113
キャッシュフロー計算書	81
給食	2
給食委員会	44
給食原価	82
給食システム	4
給食施設	2

給食費	80
給与栄養目標量	53
行事食	62
郷土食	62
クックチルシステム	100
クックフリーズシステム	100
クライアント	29
経営	20
経営管理	20
経営資源	20, 26
計画	21
経験曲線効果	34
経口栄養法	63
経静脈栄養法	63
経常利益	81
経腸栄養法	63
経費	82
契約方式	95
決算報告書	81
原価	78, 82
原価管理	42, 78
原価計算	81
原価統制	82
健康増進法	2, 93
健康増進法施行規則	2
健康日本21	2
検収	98
検証	21
検食	109
検食簿	109
工程管理	99
購入計画	96
顧客満足度	31
穀類摂取エネルギー量	59
個人情報	89
個人情報保護法	89
固定資産	81
コールドチェーン	93
献立	52
献立計画	52, 60
献立作成	52, 61
献立表	61
コントラクター	29
コンプライアンス	93
コンペ	29
コンベンショナルシステム	100

さ

災害時の食事提供マニュアル	144
細菌性食中毒	113
財務会計	80

財務活動	81	食品衛生法	93, 150	炭水化物	58
財務三表	81	食品構成表	59	たんぱく質	57
財務諸表	81	食品の分類	59	中央配膳	109
材料費	82	食品表示法	65, 93	注文書	97
先入れ先出し	98	植物性たんぱく質量	60	調整	21
作業工程	74	人為的災害	144	帳票	86
作業者	102	真空調理システム	100	調理管理	92
作業動線図	103	人件費	82	調理工程	74
下膳	109	人災	144	調理作業計画	99
サテライトキッチン	100	人事管理	40	調理作業工程計画	103
サブシステム	5	人事考課	41	直接原価計算	82
差別化と強み	31	人的資源	26	直接購入	94
残食調査	67	推奨量	54	直接費	82
残食量	67	推定エネルギー必要量	54	低温管理	93
支援システム	5	推定平均必要量	54	低温障害	98
指揮	21	スクランブル方式	159	低温流通機構	93
事業所給食	16, 44	スチームコンベクションオーブン	102	適合品質	70
事業部制組織	44	生活の質	14, 48	天災	144
自己啓発	41	正規職員	40	当期利益	81
自己資金	81	清潔作業区域	103	投資活動	81
資産	81	生産管理	92	統制	21
指示	43	生産管理システム	100	動物性たんぱく質量	60
脂質	58	生産性	106	トータルシステム	5
システム	4	清掃	110	毒素型	113
施設・設備管理	150	製造原価	82	特定給食施設	2
自然災害	144	生体内毒素型	113	特定給食施設栄養管理報告書	66
自然毒食中毒	113	税引き前当期利益	81	トップダウン	43
実際原価計算	82	セグメンテーション	31	トップマネジメント	20, 22
実施	21	設計品質	70	トレーサビリティ	129
実施献立	66	摂取量調査	67	トレーサビリティシステム	93
実働システム	5	ゼリー食	63		
児童福祉施設	14	セントラルキッチン	100	**な・は**	
資本	81	総原価	82		
事務管理	86	総合品質	70	ニーズ	20
借金	81	総脂質摂取量	60	日本食品標準成分表	59
集団給食	26	ゾーニング計画	103	日本人の食事摂取基準(2025年版)	
重点分析	79	組織	20, 21, 22, 42		54, 73
重要管理点	125	組織形態	23, 45	日本農林規格法	93
主菜	61	組織編成の原則	22	入院時食事療養費	10
主食	61	ソフト食	63	入院時生活療養費	10
主体作業	107	損益計算書	81	廃棄物	110
準清潔作業区域	103	損益分岐点	79	配食	109
上意下達方式	43			配膳	109
障害者福祉施設	15	**た**		ハインリッヒの法則	120
消毒	110			発注	96
情報倫理	89	ターゲティング	31	発注係数(倉出し係数)	97
食育	48	代行保証契約	143	非汚染作業区域	103
食材	102	貸借対照表	81	非正規職員	40
食材料管理	92	耐容上限量	54	微生物食中毒	113
食事計画	56	大量調理施設衛生管理マニュアル		備蓄食品	144
食中毒	113		73, 126	病院給食	10
食に関する指導の手引き	16	棚卸し	98	標準化	73

標準原価計算	82
標準書	74
費用分析	79
品質管理	70
ファンクショナル組織	44
副菜	61
負債	81
付帯作業	107
ブラストチラー	100
プロジェクト組織	44
プロダクト・ポートフォリオ・マネジメント	33
分散配膳	109
ベネフィット	31
変動費	27
報告	43
方法	102
飽和脂肪酸	60
保管	98
ポジショニング	31
保証システム	73
本洗浄	109

ま

マーケティングミックス	31
マーケティングリサーチ	33
マズローの欲求階層説	24
マトリックス組織	44
マニュアル化	74
マネジメント	20, 46
マネジメントサイクル	5, 21
満足度調査	67
ミキサー食	63
ミドルマネジメント	22
無形資源	26
命令	21, 43
メニュー	61
メニューエンジニアリングマトリックス	35
目安量	54
目標量	54

や・ら・わ

湯煎器	102
予備洗浄	109
ライフライン	144
ラインアンドスタッフ組織	43
ライン組織	43
ライン方式	159
ランニングストック	145

リーダー	23
リーダーシップ	24, 46
リスク・マネジメント	120
流通在庫備蓄方式	145
流動資産	81
レシピ	61
レディフードシステム	100
連絡	43
労働安全衛生規則	150
労働生産性	108
ローリングストック	145
ローワーマネジメント	22
ワーカー	22

●執筆者略歴●

岩崎由香里（いわさき　ゆかり）
岡山大学大学院保健学研究科修了
現在　山陽学園短期大学健康栄養学科教授
専門　栄養教育，学校栄養教育
修士（保健学）

植松　節子（うえまつ　せつこ）
筑波大学大学院修了
現在　東京聖栄大学健康栄養学部管理栄養学科准教授
専門　臨床栄養カウンセリング，給食経営管理論
保健学修士

風見　公子（かざみ　きみこ）
女子栄養大学大学院修了
現在　東京聖栄大学健康栄養学部管理栄養学科教授
専門　給食経営管理，スポーツ栄養，食行動抑制の研究
栄養学修士

國本あゆみ（くにもと　あゆみ）
岡山県立大学大学院保健福祉学研究科修了
現在　沖縄大学健康栄養学部管理栄養学科講師
専門　基礎栄養学，応用栄養学
博士（栄養学）

佐川　敦子（さがわ　あつこ）
昭和女子大学大学院生活機構研究科修了
現在　昭和女子大学生活科学部管理栄養学科専任講師
専門　食生活学（大量調理，調理科学）
博士（学術）

田淵　満子（たぶち　みつこ）
倉敷芸術科学大学大学院修了
前　くらしき作陽大学食文化学部栄養学科准教授
専門　給食経営管理，学校栄養教育
修士（学術）

西村　一弘（にしむら　かずひろ）
新潟医療福祉大学大学院修了
現在　駒沢女子大学人間健康学部健康栄養学科教授／社会福祉法人緑風会緑風荘病院運営顧問
専門　健康栄養学分野
修士（健康科学）

藤原　恵子（ふじわら　けいこ）
二葉栄養専門学校栄養士科卒業
現在　社会福祉法人緑風会緑風荘病院栄養室
専門　臨床栄養，給食管理，介護予防

細山田洋子（ほそやまだ　ようこ）
国際医療福祉大学大学院博士課程単位取得後退学
現在　関東学院大学栄養学部管理栄養学科教授
専門　給食経営管理，健康科学
博士（医療福祉経営学）

松井佳津子（まつい　かつこ）
倉敷芸術科学大学大学院修了
現在　山陽学園短期大学食物栄養学科講師
専門　給食経営管理
修士（学術）

宮原　公子（みやはら　きみこ）
岡山大学大学院医歯薬学総合研究科修了
前　桐生大学医療保健学部栄養学科教授
専門　栄養教育，給食経営管理
博士（医学）

森本　恭子（もりもと　きょうこ）
美作大学大学院修了
現在　美作大学生活科学部食物学科准教授
専門　給食経営管理
修士（学術）

（五十音順）

ステップアップ栄養・健康科学シリーズ 14
給食経営管理論　給食のマネジメントを総合的に理解するために

| 第1版　第1刷　2018年3月31日 | 編　　者　宮原　公子 |
| 第8刷　2025年2月10日 | 細山田洋子 |

発　行　者　曽根　良介
発　行　所　㈱化学同人

検印廃止

〒600-8074　京都市下京区仏光寺通柳馬場西入ル
編　集　部　TEL 075-352-3711　FAX 075-352-0371
企画販売部　TEL 075-352-3373　FAX 075-351-8301
振　替　01010-7-5702
e-mail　webmaster@kagakudojin.co.jp
URL　https://www.kagakudojin.co.jp
印刷・製本　西濃印刷株式会社

JCOPY 〈出版者著作権管理機構委託出版物〉
本書の無断複写は著作権法上での例外を除き禁じられています．複写される場合は，そのつど事前に，出版者著作権管理機構（電話 03-5244-5088, FAX 03-5244-5089, e-mail: info@jcopy.or.jp）の許諾を得てください．

本書のコピー，スキャン，デジタル化などの無断複製は著作権法上での例外を除き禁じられています．本書を代行業者などの第三者に依頼してスキャンやデジタル化することは，たとえ個人や家庭内の利用でも著作権法違反です．

Printed in Japan　Ⓒ K. Miyahara, Y. Hosoyamada 2018　無断転載・複製を禁ず　ISBN978-4-7598-1904-5
乱丁・落丁本は送料小社負担にてお取りかえいたします．

ステップアップ栄養・健康科学シリーズ

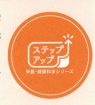

★ 高校で生物や化学を学んでいない学生でもわかりやすく記述され，やさしく学び始められます．管理栄養士国家試験受験に備えて，基礎の力がつく教科書シリーズです．
★ 各巻の各章についての復習問題はWEBサイトで解けます．PCやスマホで解けるので，気軽に挑戦できます．
★ 各巻　B5判　180〜280頁　2色刷　本体2300〜3200円

シリーズラインアップ

● 既刊　　○ 未完

① 社会・環境と健康
② 生化学
③ 解剖生理学
④ 食品学Ⅰ
　―食品成分とその機能を正しく理解するために
⑤ 食品学Ⅱ
　―食品の分類と特性・用途を正しく理解するために
⑥ 食品加工学
⑦ 調理学
　―食品の調理特性を正しく理解するために
⑧ 食品衛生学
⑨ 基礎栄養学
⑩ 応用栄養学
　―ライフステージ別の栄養ケア・マネジメントを正しく理解するために
⑪ 栄養教育論
⑫ 臨床栄養学
　―疾患別の栄養管理プロセスを正しく理解するために
⑬ 公衆栄養学
⑭ 給食経営管理論
　―給食のマネジメントを総合的に理解するために
⑮ スポーツ栄養学

★詳しくは化学同人ホームページをご覧下さい　https://www.kagakudojin.co.jp

● 好評の既刊書 ●

栄養士・管理栄養士をめざす人の 調理・献立作成の基礎
　　　　　　　坂本裕子・森美奈子【編】　B5判・112頁・2色刷　本体1500円

わかる統計学―健康・栄養を学ぶために
　　　　　　　松村康弘・浅川雅美【著】　B5判・176頁・2色刷　本体2200円

栄養カウンセリング論
　　　　　　　赤松利恵・永井成美【著】　B5判・140頁・2色刷　本体1800円

管理栄養士国家試験に合格するための カタカナ語辞典
　　　　　　　天野信子・山本良一【著】　A5判・256頁・2色刷　本体2200円

図解 栄養士・管理栄養士をめざす人の 文章術ハンドブック
　―ノート、レポート、手紙・メールから、履歴書・エントリーシート、卒論まで―
　　　　　　　西川真理子【著】　A5判・192頁・2色刷　本体1800円

臨地・校外実習のてびき（第2版）　木戸詔子・福井富穂【編】　B5判・136頁　本体1800円